ANDREAS WENDEROTH

EIN HALBER HELD

ANDREAS WENDEROTH

EIN HALBER HELD

MEIN VATER UND DAS VERGESSEN

BLESSING

Der Verlag weist ausdrücklich darauf hin, dass im Text enthaltene externe Links vom Verlag nur bis zum Zeitpunkt der Buchveröffentlichung eingesehen werden konnten. Auf spätere Veränderungen hat der Verlag keinerlei Einfluss. Eine Haftung des Verlags ist daher ausgeschlossen.

FSC www.fsc.org
MIX
Papier aus verantwortungsvollen Quellen
FSC® C014889

Verlagsgruppe Random House FSC® N001967

1. Auflage

in der Verlagsgruppe Random House GmbH,
Neumarkter Str. 28, 81673 München
Umschlaggestaltung: Geviert, Grafik & Typografie
unter Verwendung einer Fotografie von Andreas Wenderoth
Satz: Leingärtner, Nabburg
Druck und Einband: Pustet, Regensburg
Printed in Germany
ISBN: 978-3-89667-558-3

www.blessing-verlag.de

PROLOG

Was machst du hier den ganzen Tag?

Ich bin in dieses Zimmer gekommen. Na ja, sonst hab ich eigentlich nichts getan. Ich habe mich mit so'm Zettel da hinbegeben, wollte etwas notieren, nun ist es zehn nach vier. Ich hatte einiges vor, aber was es nun hauptsächlich war, das muss ich zugeben, entzieht sich meiner Kenntnis. In dieser Weise habe ich mir das noch nicht präzisiert. Da sind, wie ich es sehe, doch Überlegungen nötig.

Aber fangen wir von vorn an.

Mein Vater ist 50, bei bester Gesundheit, als er eines Abends mit großem schauspielerischen Talent in abgehackten Bewegungen, ungelenk wie ein Greis über das Stabparkett des Wohnzimmers schlurft, uns mit aufgerissenen Augen anstarrt und mit einer Stimme, die kraftlos an den Rändern zerfasert, sagt: »Erschreckend, nicht wahr?« Er will schon mal klarmachen, was auf uns zukommen wird, später. Wenn es so weit ist. Die Ouvertüre für eine dramatische Oper, die noch nicht komponiert, aber in ihren Grundzügen bereits angelegt ist. Damals lachen wir über die gespenstische Szene, die vom eigenartig-skurrilen Humor des Vaters kündet. Wie hätten wir ahnen sollen, wie recht er damit haben würde? 37 Jahre später.

Man schaut in den Himmel und weiß nicht, wie nah man ihm bereits ist. Alles kann anders kommen, jederzeit. Immer bleibt eine kleine Unwägbarkeit, eine Tür, die man geschlossen wähnt, die sich aber unverhofft öffnen kann und einen Sturm hineinlässt, der einem, schon eingerichtet in der relativen Stille des Alters, die Beine wegreißt. Oder das gesamte Leben. Man denkt, mit 87 hat man alles überstanden, was soll einen noch schrecken, wenn man es bis hierhin geschafft hat? Die ganze Holperstrecke: Herz-OPs, nach denen das Herz besser schlug als zuvor, Herausforderungen im Beruf, Bedrohungen der Ehe. Stürze, nach denen man wieder stand, Tränen, die einen nicht stärker gemacht haben, aber doch ein Stück lebensweiser. Manchmal jedenfalls.

Aber dann greift jemand nach einem und reißt den Kern dieses Lebens einfach heraus. Seine Erfahrungen. Das Wissen, dass man vorangegangene Krisen aushielt und überstand, dass das Glück zwar nicht immer dann zurückkehrte, wenn man es brauchte, aber meist irgendwann. Dies alles verschwindet seit einiger Zeit in meinem Vater wie in einem Loch, das man nicht stopfen kann. Er befindet sich in einer Odyssee durch Raum und Zeit. Im Bermudadreieck seiner Gedanken drückt er auf viele Tasten, von denen er hofft, dass sie seinen Erinnerungen eine Richtung geben. Oder wenigstens Anhaltspunkte. Aber oft entsteht beim Zurückspulen nur Bandsalat.

Davon handelt diese Geschichte. Von einem Leben, das aus der Spur geraten ist.

Wenderoth, Horst. Geboren am 1. Juni 1926 in Dresden. 1,86 m groß, nach dem Frühstück fast 90 Kilo schwer. Augenfarbe: braun. Seit 25 Jahren Rentner, Berufsleben: 27 Jahre Redakteur im RIAS, Abteilung Ostpolitik, Kultur. Familienstatus: 55 Jahre verheiratet (mit meiner Mutter); ein Kind (ich). Seit zwei Jahren dement, leichte bis mittelschwere Ausprägung. Gemütslage: manchmal guter Dinge, meist schlechter. Fühlt sich im eigenen Leben nicht mehr zu Hause. Wohnhaft: In einem Reihenhaus in Berlin-Lichterfelde, von dem er nicht mehr weiß, dass es seines ist.

Wie geht es dir heute?

Also mir geht's wahnsinnig gut. Ich hab mich ins Bett gelegt, habe dies und jenes Positive überdacht, dann muss ich eingeschlafen sein und habe hier drin wohl auch mal kurz geprüft, wie die Luft ist und so weiter. Ich hatte ja heute einen Termin beim Arzt. Bin ein bisschen wirrwarig, das ist typisch für chaotische Zustände, dann muss ich was Warmes essen oder irgendwas. Ich weiß zum Beispiel heute nicht, wie ich mit dem Auto zum Arzt gekommen bin, das Auto steht doch dort unten.

Der Arzt ist zu dir gekommen. Du bist nicht mit dem Auto gefahren.

Ach, der ist zu mir gekommen? Ja, welcher Arzt denn? Wie dem auch sei, ich hab mich jedenfalls ins Bett geworfen und habe mir gesagt, in deinem Bett ist solches Chaos, du wirst doch in Ruhe nachher mal aufräumen, zunächst mal in deinem Kopf. Das ist das Wichtigste.

AUSBRUCH

An einem schneelosen Sonnabend im November 2013 verliert mein Vater sich selbst. Wir sind gegen Mittag verabredet, ich fahre nach Berlin-Lichterfelde und rufe aus der S-Bahn an. Meine Mutter am Telefon ist ganz aufgelöst: Der Vater sei aggressiv gegen sie. Er rede wunderlich und wolle die Tabletten nicht von ihr nehmen. Eigenartigerweise wünsche er, dass die Bauarbeiter ihm seine Medizin reichen. Nebenan wird das Haus entkernt, und seit Tagen gibt es furchtbaren Lärm. Mein Vater, der zeit seines Lebens eine gewisse Abneigung gegen Handwerker pflegte, da er sie vor allem als Quell der Ruhestörung betrachtete, ist nun aus Gründen, die uns verschlossen bleiben, der festen Ansicht, dass Rettung nur von ihnen kommen könne.

»Hilfe, Hilfe«, ruft er aus dem Hintergrund, meine Mutter reicht den Hörer weiter. »Papa, was ist mit dir?« »Ich sterbe!« Und: »Die Mama will mich umbringen!« Ich versuche ihn zu beruhigen. »Nein, das will sie nicht, sie möchte dir helfen. Aber du musst dir von ihr helfen lassen.« Ich setze mich in ein Taxi, 25 Minuten später öffnet meine Mutter die Tür. Sie deutet mit dem Finger nach oben. Mit angsterfüllten Augen sitzt dort mein Vater in seinem Arbeitszimmer, seltsam zusammengekrümmt auf dem alten beigefarbenen

Ohrensessel, weint, als er mich sieht. Ich streichle ihm den Kopf und sage, es ist gut. Er müsse sich nicht mehr sorgen. Obwohl ich natürlich weiß, dass das nicht stimmt. Und auch er wird es ahnen.

Später bugsieren wir ihn irgendwie ins Bett. Als meine Mutter sagt, er müsse seine Position verändern, schaut er sie gereizt an. Er mag es nicht, wenn man an ihm herumzerrt. Sein Schlaf ist unsere Erholung. Am nächsten Morgen versucht er, im Bad das Fenster zu öffnen. Weil es ihm nicht gelingt, nimmt er seinen Spazierstock und will das Glas einschlagen. Meine Mutter versucht ihm den Stock zu entwenden. Er wehrt sich nach Leibeskräften, schafft es, das Fenster zu öffnen, und brüllt auf die Straße hinaus: »Hilfe, Hilfe, meine Frau will mich umbringen!« Passanten bleiben stehen, verfolgen die Szene. Ein Nachbar ruft die Feuerwehr.

So hat es angefangen. Jedenfalls kam es uns damals so vor, weil sich die Krankheit zum ersten Mal mit Nachdruck offenbarte. In Wahrheit hatten wir ihren Beginn versäumt. Weil wir zu wenig wussten. Weil wir die Zeichen nicht gelesen hatten. Natürlich hatte es Hinweise gegeben. Zum Beispiel im Urlaub ein paar Monate zuvor, der unsere letzte gemeinsame Reise werden sollte. Zum ersten Mal hatte mein Vater darauf verzichtet, selber Auto zu fahren. Weil er immer wieder an seine Grenzen kam, wenn es darum ging, ein entferntes Ziel zu erreichen. Entweder verfuhr er sich hoffnungslos, wusste nicht mehr, wie das Navi zu programmieren war, vergaß das Licht auszustellen. Oder rechtzeitig zu tanken. Meine Mutter hatte sich durchgesetzt: »Horst, wir lassen den Wagen stehen!«

In jenen drei Wochen auf Usedom wollte er nichts tun, aber verlangte oft ängstlich nach unserer Gesellschaft. Ein Strandspaziergang? Ausgeschlossen, er könne nicht gehen. »Ich will nach Hause«, sagte er immer wieder. Aber wo war »nach Hause«? Sehr bald würde er nun auch zu Hause sagen, dass er nach Hause wolle. Zu Hause war für ihn kein Ort mehr, sondern eine Befindlichkeit, die er verloren hatte. Er war in sich selbst nicht mehr zu Hause. Würde sich bald mit Toten, die er im Raum wähnte, unterhalten oder von ihnen gestört fühlen. Es machte ihm Angst, wenn er seinen Freund Herbert im Zimmer stehen sah. Wir sahen Herbert nicht. Und sagten, weil wir schnell merkten, dass es in erster Linie um seine Beruhigung ging, Herbert habe sich sicher nur nach ihm erkundigen wollen. Vielleicht aber war Herbert der Vorbote eines Reiches, das bereits nach ihm gerufen hatte. Auf der Erde war der Vater nicht mehr hinreichend verwurzelt, aber noch hatte er zu viel Kraft, sie zu verlassen. Er bewegte sich in einer Zwischenwelt, voller Ängste und Irritationen.

Meine Mutter sagt, er müsse sein Insulin spritzen. Aber wie, bitte schön, spritzt man Insulin? 15 Jahre lang hat er jeden Tag routinemäßig in seinen Finger gestochen, ein Blutströpfchen ausgedrückt auf einen Streifen, den er in ein Messgerät steckte. Aber nun hat er alles vergessen. Es ist ihm unmöglich, sich selbst zu piksen, und da er immer wieder zurückzuckt, will es auch uns nicht gelingen. Meine Mutter gibt ihm schließlich auf Verdacht eine ungefähre Dosis. Besser, als wenn er nichts bekommt. Dann liegt er irgendwann auf dem Boden und kann nicht mehr hoch. So wie im letzten Jahr.

Er sagt, er müsse auf die Toilette. Ich stütze ihn. Bis zu diesem Tag habe ich nicht gewusst, wie schwer mein Vater ist. Ich hake ihn unter, öffne die Tür, und er lässt mit großer Selbstverständlichkeit seine Hosen herunter. Als ich ihn wieder ins Zimmer hole, erzählt er mir sehr ausführlich und in ähnlichen Sätzen etwa 34 Mal, dass die Unterzuckerung gefährlicher zu bewerten sei als eine Überzuckerung. Zwischendurch fragt er öfter: »Verstehst du das?« »Ja, Papa, du hast es mir jetzt ziemlich oft erklärt.« Er sagt: »Ich will bloß sicherstellen, dass du mir folgen kannst …«

Vaskuläre Demenz ist nach Alzheimer die zweithäufigste Form der Demenz und oft die Folge kleiner, stummer Infarkte im Gehirn – zum Beispiel aufgrund von Thrombosen, Embolien oder Blutungen. Vor 15 Jahren, bei einem Urlaub am Bodensee, hatte mein Vater die Segel der Boote alle doppelt gesehen. Bald hatte sich sein Blick wieder normalisiert, und so maß man dem Vorfall keine größere Bedeutung bei. Aber vielleicht war damals in ihm etwas passiert, das die Grundlage seiner späteren Demenz bildete? Ein kleiner Schlaganfall? Wir wissen es nicht, und es würde auch wenig ändern.

Der vaskulären Demenz gehen häufig nächtliche Unruhezustände voraus, kürzere Verwirrtheitsepisoden, eine verstärkte Reizbarkeit oder auch Neigung zum Weinen. Wer einen großen Schlaganfall erleidet, wird in zehn bis 20 Prozent aller Fälle eine Demenz bekommen – nicht sofort, sondern verzögert. Bei der klassischen Form der vaskulären Demenz aber sind meist die kleinen Gefäße betroffen, bevorzugt die in der weißen Substanz. Also jene Bahnen, die verschiedene Hirnregionen miteinander verbinden. Das besondere Problem der weißen Substanz besteht darin, dass auf engstem Raum ein riesiger Schaden verursacht werden kann.

Ein bisschen wie bei einem Kraftwerk: Wenn nur eine von vielen Turbinen zerstört wird, gibt es immer noch Strom. Schneidet man jedoch genau an der Stelle hinein, wo alle Kabel zusammenlaufen, kommt gar nichts mehr raus: Totalausfall. Laut Lehrbuch fängt die vaskuläre Demenz im Gegensatz zu Alzheimer eher abrupt an. Vermutlich deshalb, weil es immer wieder kleinere Läsionen in der weißen Substanz gibt, sogenannte Lakunen – eine Art Signatur der vaskulären Demenz. Immer mehr Kabel werden also durchgezwickt – bis die Kompensation des Gehirns irgendwann am Ende ist. Erst dann wird der Patient auffällig.

Nach kleinen Verbesserungen folgen in der Regel Zustände der Verschlechterung, die die vorübergehende Hoffnung, es könnte sich doch zum Besseren wenden, wieder zerschlagen. Anders als bei Alzheimer ist sich der Kranke oft viel länger seines Zustandes bewusst. Sein Verstand leistet mehr als sein Gedächtnis. Er weiß zumindest vage, was er eigentlich hätte wissen müssen. Das ist das Problem meines Vaters.

Die Computertomografie, der sich mein Vater unterzieht, weist keinen frischen Hirninfarkt aus, was jedoch nicht mit letzter Sicherheit heißt, dass es keinen gab. Auffallend: schmale Hirnwindungen und breite Furchen statt breiter Hirnwindungen und schmaler Furchen. Klar ist ein massiver Gehirnschwund vor allem auf der linken Schädelseite sowie vaskuläre Schädigungen in den tief sitzenden Stammganglien. Dadurch wird das Gehirn nicht mehr ausreichend mit Sauerstoff und Glucose versorgt, es kommt zu dem, was Hirnforscher einen »neuronalen Untergang« nennen. Sogenannte leukenzephalopathische Läsionen, die sich als weiße Flecken netzartig über das Gehirn legen, zeigen die erweiterten Räume, in denen nun Hirnwasser zirkuliert. Dieses bildet normalerweise eine wirkungsvolle Schutzschicht zwischen Schädeldecke und Hirn, füllt im Falle meines Vaters aber nun auch die Leerräume, wo keine Hirnsubstanz mehr ist.

Bei Patienten, die unter vaskulärer Demenz leiden, stehen, zumindest laut Lehrbuch, die sogenannten »exekutiven Störungen« im Vordergrund. Die Planung und Ausführung komplexer Handlungen: einen zerlegten Kugelschreiber wieder zusammensetzen; mit der Fernbedienung klarkommen; sich in der richtigen Reihenfolge anziehen; dem Tag eine Struktur geben. Wenn man bei Mäusen gezielt eine solche Störung provoziert, sind sie nicht mehr in der Lage zu entscheiden, ob sie von A nach B gehen sollen. Sie verlieren ihr Ziel aus den Augen.

IM KRANKENHAUS

Der Stationsarzt sagt, es seien dem Krankheitsbild entsprechende Erscheinungen. Nichts sei außergewöhnlich am Fall meines Vaters. Ich frage, ob ich ihm sagen darf, woran er leidet. Das, sagt er, liege sehr am Charakter des Patienten, den ich wahrscheinlich nicht schlechter einschätzen könne als er. Vielleicht, rät er, müsse man mit dem Wort »Demenz« zurückhaltend sein. Es ist abzuraten von allem, was die Panik des Patienten verstärkt. Als mein Vater mich wenig später fragt: »Was fehlt mir denn? Bin ich verrückt?«, sage ich: »Nein, dein Kopf spielt dir nur ein paar Streiche.« »Du meinst, ich bin ein Halbidiot?«, fragt er und schaut mich ernst dabei an.

Beim nächsten Besuch redet er von »Aussetzern im Kopf« und erklärt, dass er in einer Art Kriegszustand mit sich selbst sei: »Mein Gedächtnis ist verwirrt und liefert ganz überraschende Bilder. Es will etwas anderes als ich. Und manchmal vergesse ich sogar mein Gedächtnis. So habe ich zum Beispiel den heutigen Montag längere Zeit für einen Sonntag gehalten.«

Es ist Freitag.

Das menschliche Gehirn ist das komplexeste bekannte Gebilde unseres Universums: ein Netz aus rund 100 Milliarden Neuronen mit Billionen Axonen und Dendriten, die mittels chemischer Transmitter Billiarden von Botschaften austauschen. Die Verbindungen der Nervenbahnen untereinander ergeben, würde man sie aneinanderreihen, die unvorstellbar lange Strecke von etwa 5,8 Millionen Kilometern – das entspricht einem Faden, den man 145 Mal um die Erde wickeln könnte. Jede einzelne dieser Nervenzellen kann mit bis zu Zehntausenden anderen Nervenzellen über spezielle Schaltstellen in Verbindung stehen. Jeder Mensch verliert normalerweise täglich etwa 100 000 Nervenzellen, immerhin die Größe eines Fliegengehirns – angesichts der vorhandenen 100 Milliarden Nervenzellen jedoch kein größeres Problem. Bis zu einem gewissen Grad kann der Verlust kompensiert werden.

Bei einer Demenz jedoch kommt es zu einem krankhaft vermehrten Zelltod.

Eine schicksalhafte Kaskade, scheinbar unaufhaltsam. Denn abgestorbene Nervenzellen können nicht einfach ersetzt werden. Das unterscheidet sie von anderen Zellen des menschlichen Körpers, die ähnliche Verluste immer wieder durch Teilung ausgleichen können. Der physiologische Mechanismus des programmierten Zelltodes ist Grundlage des Lebens: Rote Blutzellen werden ständig, sozusagen automatisch, erneuert, da in einer einzigen Sekunde rund 2,5 Millionen von ihnen sterben. Knochenzellen werden bis zu 30 Jahre alt, bevor der Körper sie ersetzt, Lippenzellen zwei Wochen, Lungenzellen acht Tage, Magenzellen nur knapp zwei Tage. Aber Gehirn und Gedächtnis gehen mit der Demenz unwiderruflich verloren.

Die Neurowissenschaftler sagen, dass jede Erinnerung nur eine Erinnerung an eine Erinnerung ist. Fehlt ein Glied in dieser Kette oder gleich mehrere, ist die Erinnerung an sich selbst unvollständig. Die Geistesprozesse erodieren, die Identität des Betroffenen löst sich langsam auf. So ist der Demente ein Wesen, das im Verschwinden begriffen ist. Man möchte es festhalten, verzweifelt erhalten, aber es verflüchtigt sich.

Weißt du, wie alt du bist?

Wie alt ich bin, ja, ich glaube, mmh, also im Moment, ich muss 48 sein.

Ich bin 48, und ich bin dein Sohn …

Das hätt ich jetzt nicht gedacht. Dann steck ich ja schon tief in der 49.

Du bist doch schon in Rente. Soll ich's dir sagen?

Na, wenn du's mir so aufdrückst, werd ich wohl 50 sein.

Du bist 87!

Wie komm ich denn dazu, diese Thematik so weit wegzuschieben? So als gäbe es sie gar nicht? Das wirft mich völlig zurück.

Der Schrank mit den Erinnerungen ist für ihn nun verhängt von einem großen Kleidungsstück, das keinerlei praktischen Wert mehr besitzt. Es ist nur dazu da, den Zugriff zu verhindern. Von Ferne dringt nebelhaft noch etwas Licht durch die Fenster. In diesem unwirklichen Raum, der mit keinem anderen Zimmer verbunden scheint, steht ratlos mein Vater und fragt sich, wie er ins Innere des Schranks gelangt. Manchmal gelingt es ihm unter großem Kraftaufwand, das Kleidungsstück ein paar Zentimeter zu verschieben und die Tür einen Spalt zu öffnen. Aber wie gewaltig ist sein Erschrecken, wenn er bemerkt, dass sich in diesem Schrank gar nichts befindet. Er ist sich sicher, im Laufe seines Lebens viel darin abgelegt zu haben. Doch nun starrt er in verstörende Leere.

Das zuletzt Erlebte wird zuerst vergessen. Eine ungewollte Regression, eine zweite Kindheit, wie oft behauptet wird, wobei es das Bild, wie Arno Geiger in seinem Buch *Der alte König in seinem Exil* feststellt, eigentlich nicht trifft, weil dem Kind ja die positive Entwicklung innewohnt, der Weg des Dementen aber beharrlich nach unten weist. Eine Krankheit ohne Chance auf Heilung, von der in Deutschland mehr als 1,4 Millionen Menschen betroffen sind. 2030 werden es bereits etwa 2,5 Millionen sein. Wenn ich meinem Vater ins gequälte Antlitz blicke, schaue ich in die Zukunft dieser Gesellschaft. Vielleicht in meine eigene. Die Krankheit ist ganz nahe. Zu wem sie kommt, ist nicht ausgemacht, aber man muss mit ihr rechnen. Je älter man wird, desto mehr.

Die Krankheit, sagt Isabella Heuser, Direktorin der Klinik für Psychiatrie und Psychotherapie an der Berliner Charité, sei ein »Stück weit schicksalhaft«. Zuverlässig vorbeugen könne man nicht. Gesunde, natürliche Ernährung, Bewegung, soziale Interaktion und sinnstiftende Tätigkeiten können zu einem gewissen Grad vor der Krankheit schützen, möglicherweise auch Meditation. Gedächtnistraining bringe einem weitverbreiteten Vorurteil zufolge leider nichts, sagt Heuser. Vor 15 Jahren war sie noch voller Hoffnung, dass sich im kommenden Jahrzehnt ein Medikament finde, mit dem man der Krankheit wirkungsvoll entgegentreten könne. Sie stand damit nicht allein. Damals, in der Hochphase der Immunisierungstherapien, glaubte man, einem Impfstoff gegen Alzheimer, mit 85 Prozent aller Fälle die häufigste von insgesamt etwa 50 bekannten Demenzformen, nahe zu sein. Tierversuche waren erfolgreich, Mäuse reagierten hervorragend, aber bei Menschen stellten sich Hirnhautentzündungen ein, die Testreihen mussten abgebrochen werden. Bald folgte die Ernüchterung. »Jetzt sind wir alle enttäuscht«, sagt Isabella Heuser. »Wir haben eben nichts gefunden!«

Bei Alzheimer gibt es inzwischen vier zugelassene Mittel, mit denen der Krankheitsverlauf leicht verzögert werden kann; aufhalten lässt er sich nicht. Ähnlich schwierig sind Prognosen, wer eine Demenz entwickeln wird. Nur in etwa einem Prozent aller Fälle wird Alzheimer vererbt, vaskuläre Demenz grundsätzlich nicht. Wohl aber ihre Risikofaktoren: Bluthochdruck, Diabetes und zu hohe Cholesterinwerte. »Wurden alle drei Faktoren ein Leben lang mit Medikamenten scharf eingestellt, gibt es kein erhöhtes Risiko für eine vaskuläre Demenz«, sagt Isabella Heuser. »Ist die Krankheit allerdings erst einmal ausgebrochen, haben wir nichts mehr in der Hand.«

Mein Vater hat seit Jahrzehnten mit allen drei Faktoren zu tun, vermutlich steuerte er also schon seit Längerem in die Demenz. Ein Jahr vor dem offenen Ausbruch der Krankheit kommt ein Lebensereignis hinzu, das Psychologen als »aversiv« bezeichnen: Der Tod seines engsten Freundes reißt ihn in eine Depression, die seine kognitiven Defizite nun verstärkt und offensichtlich macht. Das Stresshormon Cortisol treibt dabei die Werte für Blutfette und -zucker zusätzlich in die Höhe. Gefäßschädigungen sind sozusagen programmiert. Eine unzureichend behandelte Depression ist stets ein zuverlässiger Verbündeter der Demenz. Bei meinem Vater scheint sie gründlich gewirkt zu haben.

Die Diagnose »vaskuläre Demenz« heißt nun aber keinesfalls, dass mein Vater »nur« an dieser Demenzform leidet, sehr häufig sind nämlich Mischformen, die sich mitunter schwer gegeneinander abgrenzen lassen: vaskuläre Demenz mit einem Alzheimer-Anteil oder umgekehrt. Um Alzheimer eindeutig zu diagnostizieren, musste man bis vor Kurzem das Gehirn des Patienten aufschneiden, was selbstverständlich erst nach seinem Tod möglich war. Auf dem MRT werden die charakteristischen Ablagerungen im Gehirn nicht sichtbar. Mittlerweile können sie auch durch sehr aufwendige nuklearmedizinische PET-Untersuchungen gezeigt werden. Das geschieht allerdings eher für Studienzwecke. Da es selbst bei einer noch so genauen Demenz-Diagnose bislang keine verlässlichen Medikamente gibt, hat der einzelne Patient in der Regel nichts davon. Was nutzt es ihm, dass man seine Erkrankung am Organ spezifizieren kann? Er und seine Umwelt spüren meist ja auch so sehr deutlich: Er *ist* dement.

Weißt du, wo du geboren bist?

Ja, ich überlege.

Überleg mal.

Sag's mal nicht. Das ist 'n typischer Blackout …

Weißt du, was auf dem Bild an der Wand abgebildet ist?

Das ist die Hofkirche in Dresden.

Wo bist du geboren?

Dort.

Richtig, dort bist du geboren.

Dass das jetzt aktualisiert wurde, finde ich sehr wichtig.

Mein Vater leidet an sich und an der Krankenhaus-Umwelt, in die er hineingeworfen ist. Er war nie ein materieller Mensch, auf Luxus konnte er gut verzichten. Nicht aber auf seine geistige Freiheit. Und auch wenn ihm die Einordnung der Dinge nun zunehmend schwerfällt, spürt er, dass seine Krankheit und ihre Umstände ihm diese Freiheit zu nehmen drohen. Die Demenz ist die Antithese der Freigeistigkeit.

Dagegen rebelliert er. Mit der ihm verbliebenen Kraft beschwert er sich im Krankenhaus über alles, worüber man sich beschweren kann. Zunächst einmal über die anderen Patienten. Die wie in einer Endlosschleife die immer gleichen Dinge wiederholen. Eine Frau ruft etwa 2700 Mal am Tag laut »Onkel Willy, Onkel Willy«. Mein Vater schaut, als hätte er in einen wurmstichigen Apfel gebissen, und klagt: »Ich bin von Blöden umgeben.« Er erkennt nicht, dass er, wenn auch in einem anderen Stadium, an derselben Krankheit leidet wie sie.

In seinem Zimmer liegt ein netter älterer Herr, der auffallend elegant gekleidet ist und vorgibt, gerade jemand anrufen zu wollen. Er redet freundlich zu meinem Vater, und ich halte ihn für einen guten Einfluss. Ich sage also: »Der wirkt sehr nett.« »Glaubst du das wirklich?«, kontert mein Vater: »Reiner Zynismus!« Und dass sein Mitpatient »leider zum Erbrechen langweilig« sei. Er wird hart im Urteil über andere. Die Krankheit scheint die Altersmilde der vergangenen Jahre zurückzudrängen.

Als ich das nächste Mal erscheine, sitzt er da in Mantel und Hut, eine Tasche vor sich auf dem Tisch. Er sagt, er habe seine Flucht vorbereitet. Seine Flucht? Ja, er fühle sich wie in einem Gefängnis, abgeschnitten von dem, was ihm vertraut war und ist. Er fragt: »Wann gehen wir nach Berlin zurück?« Ich erkläre ihm, dass wir dort bereits sind. Dass die Ärzte ihm nichts Böses wollen und er eine begrenzte Zeit hier sein muss. »Wie lange?«, fragt er. »Einen Monat, nicht mehr.« Das haben die Ärzte gesagt. »Du schwindelst mich auch nicht an?« »Nein, Papa, maximal einen Monat, vielleicht auch nur drei Wochen.« Unvermittelt fängt er an zu weinen. Wie könnte ich als sein Sohn es zulassen, dass man ihn hier einsperre? Er sei nicht eingesperrt, versuche ich ihn zu beruhigen. Er könne gehen, wohin er wolle. Nur dass er, realistisch betrachtet, nicht weit kommen würde. Es ist kalt draußen, die Straßen vereist. Nein, er soll es bitte ertragen, eine Weile hier zu sein. »Wenn du sagst, dass es nur eine Weile ist, werde ich das tun.«

Und dann erneut die Frage, warum er hier sei? »Weil dir dein Kopf Streiche spielt«, wiederhole ich meinen so grauenhaft verharmlosenden Satz, um jede Formulierung zu vermeiden, die ihm seine Lage verdeutlicht. »Aber ich komme doch wieder zurück, oder?«

Darf ich ihn belügen, um ihn zu schonen? Ich sage, dass ich offen mit ihm sprechen möchte. Dass die Mutter es mit ihm im Haus nicht schafft. »Wir müssen nach einer guten Lösung suchen.« Er schaut mich durchdringend an und sagt: »Jetzt redest du auch schon so wie die Ärzte!« Er hat bemerkt, dass in meinem Ton Unsicherheit und auch eine Spur Falsches liegt, denn wenn ich von »wir« rede, ist er schon längst nicht mehr eingeschlossen. Die Entscheidungen treffen nun meine Mutter und ich. Für ihn. Und nicht unbedingt in seinem Sinne.

In seinem Sinne: das wäre wieder zu Hause. Aber bald wird er sein Haus unter Umständen nicht mehr erkennen. Die Krankheit nimmt ihm die Heimat und natürlich auch uns. Denn das Haus ist nun auf eine Art ja zur Hälfte unbewohnt. Im Wohnzimmer sein leerer Sessel. Unter der Leselampe mit dem großen Stoffschirm verkriecht sich niemand mehr den ganzen Tag hinter seiner Zeitung, das Rascheln fehlt im Raum. Und auch das Schlurfen seiner Hausschuhe. Am Frühstückstisch bleibt die Seite zur Außenwand unbesetzt. Und unter dem Tisch sammeln sich auf seinem angestammten Platz auch nicht mehr Unmengen von Krümeln. Von all dem, was dort in den letzten Jahren zusammengekommen war, sagt meine Mutter, hätte man einen Menschen ernähren können. Jedenfalls einen kleinen.

Darf ich dein Bett ein bisschen höher stellen?

Wenn es eine Nuance ist … Ich warne hier vor gefährlichen Sachen, es darf kein gefährlicher Murks gemacht werden. Das ist von mir noch nicht erkundet, du siehst ja, das liegt noch alles rum.

Ich glaube, es würde dir ganz guttun, wenn ich deine Lehne etwas aufrichte.

Das ist wahrscheinlich wahr, und deswegen werde ich mich jetzt eine halbe Stunde anziehen.

Das musst du gar nicht … Möchtest du auf den Stuhl?

Ja, das ist eine Möglichkeit, durchaus überlegenswert, wie überhaupt in mir sich bestimmte Gedankengänge bewegen, die sich früher nicht bewegt haben.

Was denn für welche?

Na, wie wichtig du mir bist zum Beispiel. Dass mir das alles im Moment gegenüber dem Außenleben die Gardinen zuzieht.

Als Rundfunkredakteur konnte mein Vater gut reden. Er verstand es, Gesellschaften zu unterhalten, und zog die Zuhörer mit einer feinen Mischung aus Charme und Selbstironie in den Bann. Nun brechen ihm die Anekdoten weg, er verliert seine Haftung, seine Basis. Aber immer noch versteht er es, sich relativ gut auszudrücken. Mehr noch: Die Tatsache, dass er nicht mehr so viel zu sagen hat, versucht er hinter gesteigerter sprachlicher Eleganz zu verstecken. Bemüht sich, seine Ausfälle wortreich zu kaschieren, Nichtigkeiten in endlosen Wiederholungen Nachdruck zu verleihen, sie zu ummanteln mit den Taschenspielertricks des Redners, der er einmal war. Aber neben der Verschleierung seiner Vergesslichkeit zeugen seine Worte natürlich auch von dem Kampf um ureigenes Terrain: seine Sprache; seine Fantasie; den fantasievollen Umgang mit der Sprache.

Vordergründig sagt er nun oft lustige Dinge, weil ihn der Wegfall von Wörtern in eine eigenartige Kreativität zwingt. Fällt ihm ein Begriff nicht ein, muss er, was er sagen will, anders ausdrücken. Das macht er nicht selten auf unkonventionelle Art. Er schätzt meine Freundin, auch wenn sie ihm zu schnell redet und einen Beruf hat, den er nicht ganz versteht. »Gute Rockwahl«, sagt er also. Gute Rockwahl? Man stutzt. Und auch er scheint aufrichtig überrascht. Niemals hätte er früher so etwas gesagt. Aber es ist freundlich gemeint, von Herzen, ein Zeichen der Anerkennung, in das sich vielleicht eine Spur alten Machismos gemengt hat. Einmal, als er glaubt, dass er sie möglichweise nur schlecht unterhalten hat, bittet er mich nachdrücklich, ihr etwas auszurichten. Er sagt einen Satz, der mich in seiner klarsichtigen Poesie erschüttert: »Entschuldige mich bitte für meine Inhaltslosigkeit, aber ich bin nur noch ein halber Held.«

Zwischendurch der ständig wiederholte Vorwurf, man lasse ihn im Krankenhaus verrecken. Ein Vorwurf, der sich auch durch tägliche Besuche nicht entkräften lässt. Er weint, wenn wir kommen und wenn wir gehen. Und leider auch, wenn wir nicht da sind. Schwer, es ihm recht zu machen, aber wir bemühen uns.

Bisher war es ja wochenlang so, dass ich Mama immer nur von hinten sehen konnte.

Weshalb?

Weil sie ging. Weil sie gehen musste.

Aber vorher hast du sie ja von vorne gesehen.

Aber immer mit dem Gefühl, na, in zehn Minuten wird sie wieder rausgehen.

Aber sie ist immer sehr lange bei dir. Oft viele Stunden. Soll ich dich ein bisschen aufrecht setzen?

Genau das möchte ich eben noch nicht. Ich hatte mich hier auf einen gemütlichen Abend eingerichtet.

Einen gemütlichen Abend – so hatte er sich das Alter vorgestellt. Vor Schlimmerem hatte man ihn ja stets beschützt, wenigstens bisher. Er hatte sich behütet gefühlt und glaubte, eine Art Schutzengel an seiner Seite zu haben. Der ihn vor 15 Jahren, als er kurz vor einem schweren Herzinfarkt stand, zum Hausarzt gehen ließ, obwohl er es gar nicht wollte. Die Mutter hatte ihn gedrängt. Die Hausärztin hatte ein einfaches EKG gemacht, auf dem im Grunde nichts zu sehen gewesen war. Dennoch hatte sie ihn, einer seltsamen Eingebung folgend, sofort in die Charité bringen lassen. Der Herzkatheter, den man ihm dort setzte, förderte zutage, dass seine Herzarterien in einem Maße verstopft waren, dass er den nahen Herzinfarkt vermutlich nicht überlebt hätte. So hatten sie es ihm gesagt. Er fluchte über die Bypassoperation, die er fürchtete, fluchte über das Krankenhaus, das ihm in seinem Alter noch zugemutet wurde, und darüber, dass er eine Weile brauchte, sich wieder davon zu erholen. Aber mit einem gewissen Abstand, als er verinnerlicht hatte, wie knapp er dem Tod entgangen war, hatte er gesagt: »Jemand hat die Hand über mich gehalten.«

Das glaubte er auch, als sich vor einigen Jahren seine Stürze auffällig häuften. Als ihm Medikamente nicht bekamen, er ohnmächtig wurde und im Flur mit dem Kopf auf die Fliesen schlug. Als er seine Schreibmaschine von der Reparatur aus einer Kellerwerkstatt abholen wollte, wegen der Sonne die Stufe nicht sah und ins Dunkel stürzte. Als er im Supermarkt über einen Einkaufswagen stolperte und der Länge nach hinschlug. Als er in einer Tiefgarage stand und von hinten ein geparktes Auto, das auf abschüssigem Boden ohne angezogene Handbremse stand, auf ihn zurollte. Aus den Augenwinkeln hatte er es gesehen und war im letzten Moment weggesprungen – bevor der Wagen mit großem Lärm einige abgestellte Fahrräder plattwalzte. Wo war diese schützende Hand jetzt, da er sie mindestens ebenso dringend brauchte? War sein Glücksreservoir auf einmal ausgeschöpft wie eine Quelle, die irgendwann ja einmal versiegt?

Die Krankheit ist ein Abbauprozess, der in Stufen nach unten führt. Ein langer Abschied, eine Reihenschaltung von Verlusten. Jeder davon auf schmerzliche Weise neu. Dem Verlust der Erinnerung folgt der des Bewusstseins. Der der Persönlichkeit. Der Tod steht erst ganz am Ende einer langen Kette in die Unkenntlichkeit. Weil das, was den Kranken als Gesunden ausgemacht hat, nicht mehr in seiner Erinnerung verankert ist, verliert er den Halt. Und lebt in einem scheinbar endlosen quälenden Traum, aus dem er sich aus eigener Kraft nicht befreien kann. »Ist es nicht kläglich, was aus einem Menschen werden kann?«, sagt mein Vater.

Eigentlich hatte ihm ein sauber geordneter Zeitenwechsel vorgeschwebt. Er steht fest in der Gegenwart, kann sich, wenn es die Lage erfordert, jederzeit auf die Vergangenheit berufen und dennoch das zarte Morgenrot einer Zukunft sehen, so wenig Aussicht auf große Perspektiven diese auch bieten mag. Aber nun hat jemand diese Zeiten in einen Würfelbecher geworfen und kräftig geschüttelt. Er weiß nie genau, wo er gerade herauskommen wird.

Wenn ich meinem Vater ausrichte, ein Freund habe sich nach ihm erkundigt, antwortet er: »Ich selbst habe mich nicht erkundigt. Ich weiß ja, wie es mir geht!« Meine Mutter erwirkt, dass er früher aus dem Krankenhaus entlassen wird. Die Ärztin hatte gesagt, sie würden noch eine Punktierung erwägen, um überschüssiges Hirnwasser abzuleiten. Mitunter könne dieser Eingriff dem Patienten zumindest vorübergehend Erleichterung bringen, indem er den Kopfdruck verringere. Er werde oft als nicht schmerzhaft empfunden. Was heißen muss, dass es offenbar auch andere Empfindungen geben kann. Allerdings müsse man den Eingriff etwa alle drei Monate wiederholen. Und leider könne man es im Moment nicht machen, weil mein Vater blutverdünnende Mittel nimmt. Es gibt unterschiedliche Meinungen zur Sinnhaftigkeit des Eingriffes. Die meiner Mutter steht nach einer kurzen Frage an meinen Vater fest. »Hast du Kopfschmerzen?« »Nein!« Damit hat sich die Punktion erledigt.

AUF SCHWANKENDEM BODEN

> »Doch zweifl' ich noch, denn ich begreif' es nicht,
> an welchem Ort ich bin; all mein Verstand
> entsinnt sich dieser Kleider nicht, noch weiß ich,
> wo ich die Nacht schlief.«
>
> *Shakespeare: König Lear*

Nach einem Monat im Krankenhaus wird mein Vater in ein Pflegeheim verlegt. Es liegt direkt gegenüber dem Haus meiner Eltern. Wir empfinden es als großes Glück, dass dort ein Platz zu bekommen war. Meine Mutter muss nur ein paar Schritte über die Straße gehen. Und denkt, dass es, wenn sich die Lage erst etwas entspannt hat, vielleicht möglich sein wird, ihn hin und wieder nach Hause zu holen. Wenigstens stundenweise.

Sie richtet ihm das Zimmer ein. Ein Teewagen, auf dem Fotos meiner Eltern stehen, ein paar auch von mir. Lächelnde Menschen, die Zuversicht ausstrahlen, und ein paar Tierbilder, weil meine Mutter der Meinung ist, dass diese einen beruhigenden Einfluss haben. Das Zimmer ist zur Straße gelegen. Was gut ist für meinen Vater, denn völlige Ruhe, die er immer geschätzt hat, stürzt ihn jetzt zuverlässig in seine verwirrende Innenwelt. Er isst, als wir ihn gegen Abend besuchen. Vor seinem Bett steht ein Rollator, den er uns folgendermaßen erklärt: »Es gibt hier so kleine Geräte, die rollen weg, und dann sind sie wieder da.« Die Teetasse steht in bedrohlicher Schräglage neben der Ausbuchtung im Tablett. Meine Mutter, die die Situation mit scharfem Blick erfasst, versucht zu begradigen, aber auf wundersame Weise steht nun der Teller schief. Mein Vater kommentiert ihr Bemühen, Ordnung zu schaffen, mit analytischem Blick: »Man muss sagen, man könnte Verrückungen vornehmen, tieferer, aber auch flacherer Art. Eben hast du eine Verrückung eher flacherer und gefährlicher Art vorgenommen. Du hast die Sache nicht richtig gravierend gemacht.«

Was wir, damit sich niemand bedroht fühlt, schnell ändern.

Beim Nachtisch sagt mein Vater, er müsse nun etwas Wichtiges mit uns besprechen. Fasst uns beide an der Hand, strahlt uns an und sagt: »Der Familienverbund ist doch das Schönste!«

Weil er in dieser Nacht randaliert und schreit, wird er morgens auf eine andere Station verlegt. Hier sind nun nur noch Demente. »Leute, mit denen ich nicht reden kann«, klagt der Vater. Und dass er es nicht aushalte. »Ich will sterben«, sagt er zu meiner Mutter. »Komm doch mit mir!« Sätze, die einen leiden lassen, selbst wenn man gesund ist. Aber meine Mutter ist weit davon entfernt, gesund zu sein. Dann, oft übergangslos, auch wieder solche Sätze, die von einem Rest Lebensmut künden: »Umso mehr empfinde ich die Notwendigkeit, ich sage das mal so pathetisch, Rettungsarbeit zu leisten an mir selber. An meiner nächstgelegenen Umwelt. Und es nicht so treiben zu lassen, ach, heute Abend wird wieder Frost sein und so was, nein, ich bin eigentlich neugierig auf den Abend.«

Darf ich mal ’ne Zwischenfrage stellen, ehe sie mir entfällt:

Wenn man dich fragen würde: Was haben Sie für einen Beruf, was würdest du da antworten?

Weißt du es denn?

Nein!

Ich bin Journalist.

Mmh … Wann fahren wir endlich zurück nach Berlin?

Wir sind in Berlin!

Was ist das hier?

Ein Pflegeheim.

Ist das weit von zu Hause?

Ich male ihm einen Plan, der zeigt, dass er sich nur etwa 200 Meter von zu Hause entfernt befindet. Ich mache ein Kreuz für unser Haus und schreibe »Mama« darauf. Dann zeichne ich den Grundriss des Altersheimes und die ungefähre Lage seines Zimmers ein und versehe auch das mit einem Kreuz. Ich versuche, ihm deutlich zu machen, dass er, wenn er auf der anderen Seite des Heimes wohnte, direkt ins Küchenfenster unseres Hauses blicken könne. Als meine Mutter anhebt, etwas zu sagen, führt mein Vater den Finger zum Mund. Der Sohn soll in seiner Konzentration nicht gestört werden, während er so ungemein Wertvolles anfertigt. Ob es wohl einen Platz gibt, wo wir diese hilfreiche Zeichnung sicher deponieren könnten? Er ist sehr besorgt. Ich sage ihm, dass ich es immer wieder aufzeichnen könne, falls er es verlieren sollte.

Man stelle sich einen Pianisten vor, der darauf vertrauen kann, dass die Tasten seines Instruments in einer bestimmten Reihenfolge angeordnet sind. Der aber nun feststellen muss, dass ihm, wenn er einzelne Töne anschlagen will, auf einmal die Tasten fehlen. Er greift ins Leere, die Melodie erstirbt. Dennoch versucht er weiterzuspielen. Er improvisiert. Aber je mehr Tasten in der Klaviatur fehlen, desto fragmentarischer wird die Musik. Erst verliert sie ihren Charakter. Am Ende verstummt sie.

Ich frage meinen Vater, was es zu essen gibt, und er sagt, das würde er selbst gern wissen. Ich deute auf den Speiseplan, der auf seinem Nachttisch liegt. Und wie um zu beweisen, dass es ja nicht *so* schlecht um ihn steht und er sehr wohl in der Lage sei, sich auf einem solchen Zettel zu orientieren, fängt er an vorzulesen, was eher den gegenteiligen Eindruck hinterlässt. »Leberkäse mit Gemüsen und Partisilie, nee Petersilienkartoffeln. Ich mache hier weiter. Vollkorn, Moment, Vollkornspaghetti mit Tomatensoße und Rei… Reibekäse. Um Gottes willen, was ist das denn?« »Das ist so'n Käse, den man drüber macht …«, erkläre ich ihm, worauf er sagt: »Hat sich mir noch nicht vorgestellt.«

Mit voller Konzentration versenkt er sich jetzt in den Menüplan und liest angestrengt und sehr langsam weiter. Meinen angedeuteten Einwand, dass wir es auch dabei belassen können, wischt er beiseite (»So schnell kommst du nicht davon!«) und ist jetzt bei »Räucherlachs und Meeresdressing« angelangt, verbessert sich jedoch selbst »Quatsch, Meerrettich!« – nur, dass er das Wort nicht mehr kennt. »Ist so'ne scharfe Wurzel«, springe ich ihm bei. »Meerrettichdressing«, sagt er zweimal hintereinander, weil er an dem Wort Gefallen findet. »Ja, jetzt hast du's!«, lobe ich, und er sagt: »Na, das hätt ich gar nicht als schwer empfunden.«

Schwieriger ist schon die konkrete Antwort darauf, was er heute gegessen hat. »Warte mal, ich glaube Fischsalat mit Dillich ...« Aber schon ist er wieder in die falsche Spalte gerückt. »Moment, vielleicht Fischfrikadelle«, da er sich nicht erinnert, spekuliert er flächig, verläuft sich im Essensplan, der ihm ein Labyrinth ohne Ausweg ist. »Jetzt sind wir uns selber im Wege«, stellt er fest, und seine Sprache fällt ins Militaristische: »Jetzt müssen wir durch entscheidende Vorstöße ...« Aber es gibt natürlich keinerlei Vorstöße, die Schlacht ist längst verloren, denn die Reihen sind entweder ungeordnet oder existieren nicht mehr. Und, um im Bild zu bleiben, selbst der Feldherr hat vergessen, wen er eigentlich befehligt. »Du hast den Leberkäse gegessen«, sage ich. »Weißt du, woran ich das sehe?« Er überlegt, schaut auf das Blatt, sagt nichts, weil er keine Hinweise zur Beantwortung findet und es ihm auch widersinnig erscheint, dass sein Sohn etwas zu wissen vorgibt, was doch eigentlich nur er wissen kann. Schließlich hat er ja gegessen und nicht ich. »Du hast ein Kreuz dahinter gemacht«, sage ich in sein Schweigen. Und sehe in seinen Augen, dass er erschrickt.

Er kämpft um seine Heimat, die sich vor ihm verrückt. Steht auf schwankendem Boden und möchte den Platz behaupten, den er mit all den Erfahrungen seines Lebens eingenommen hat. Aber weder diese Erfahrungen noch die vertrauten Orte sind mehr an ihrem Platz. Er erkennt enge Verwandte nicht wieder, und immer wieder erkundigt er sich mit ernstem Interesse, wo er denn sei. Um es alsbald wieder zu vergessen.

Also bisher war es ja so, dass diese … wie hatten wir diese Straße genannt?

Lichterfelder Ring!

Ja, das der sozusagen direkt auf uns zulief.

Nein, das ist die nächste Straße.

Moment, das ist mir immer noch nicht klar. Wie ist es denn nun wirklich? Kannst du es nicht mal aufmalen?

Ja, das hier ist der Achenseeweg.

Der ist mir auch schon durch den Weg gegangen. Und zwar als irritierend. Weil ich mir oft sagte, was ist hier eigentlich los? Haben wir denn jetzt Schnee oder nicht?

Ja, sie haben gesagt, dass es in den nächsten Tagen schneien könnte.

Tatsächlich? Spürbar?

Hin und wieder taucht er auf in unserer Welt. Kurzbesuche in der Realität.

Wir klammern uns an die Gelegenheiten, in denen eine Verbindung mit ihm, so vage sie sein mag, noch möglich ist. Wir werden ihr hinterhertrauern. Ich weiß nicht, ob ich meinem Vater mehr Klarheit wünschen soll oder noch stärkere Nebel, die sich über sein Bewusstsein legen. Diese leichte bis mittelschwere Zwischenphase der Demenz ist ebenso schmerzvoll für ihn wie für uns. Die lichten Momente, in denen er mit großer Klarsicht bemerkt, dass er sich in einer für ihn gänzlich unwürdigen Situation befindet. In der er Menschen ausgeliefert ist, die ihn wie ein Kind behandeln. Nicht aus Desinteresse oder menschlicher Kühle, wie er zuweilen argwöhnt, sondern weil er den Maßstab des Erwachsenen, dem die Bewusstheit zugrunde liegt, nun amtlich nicht mehr erfüllt.

Im Gutachten zur Feststellung der Pflegebedürftigkeit gemäß SGB XI wird festgestellt, dass die Alltagskompetenz meines Vaters in erheblichem Maß eingeschränkt ist: »Der Versicherte wurde vollständig bekleidet im Zimmer angetroffen, die Kontaktaufnahme ist freundlich. Der Sinn der Begutachtung wird nicht erfasst.« Im Gutachten, das für die sogenannte Pflegestufe 2 notwendig ist, wird meinem Vater stattdessen die Unfähigkeit attestiert, »eigenständig den Tagesablauf zu planen und zu strukturieren. Es besteht eine mangelnde Befähigung zu eigenständig strukturierter, regelmäßig durchgeführter Selbstversorgung. Ohne lenkende Vorgaben würde die Körperpflege vernachlässigt und keine regelmäßigen Kleiderwechsel stattfinden, Anleitungen zu einer sinnvollen Kleidungsauswahl und Impulsgaben zum Wäschewechsel sind erforderlich. Alle Toilettengänge erfordern Hilfestellungen.« Das Gutachten schließt mit dem Satz: »Eine Minderung des Hilfsbedarfs ist nicht zu erwarten.«

Also, ich muss dir ehrlich sagen, diese Woche reicht mir. Ohne die Hilfe anderer Menschen wäre ich hier zusammengebrochen.

Was ist denn alles passiert?

Es ist so viel erledigt worden. Ich war doch nicht jedes Mal dabei.

Was war denn heute los?

Na, im Mittelpunkt standen die alten Knüllen da, die sich alle gegenseitig zankten, sich aufführten, sich hassten – wie in einem bösen Film.

Unterhaltet ihr euch am Tisch?

Da gehört immer Krach dazu. Laut, und kein Ende abzusehen. Es wurde viel geschrien, auf höchst unangenehme Weise. Menschen, die ich nie wieder im Leben sehen möchte.

Aber die bleiben doch hier.

Ja, die pflegen lange zu bleiben. Aber ich bin froh, dass ich sie nie wieder sehe.

Bist du da sicher?

Es sei denn im Himmel, wenn du solche komischen Anmerkungen machst, das hab ich nun gar nicht gerne.

Du siehst sie doch gleich beim Abendbrot wieder …

Ach, bei denen ist alles fähig. Das ist ja eher ein Antigenuss als ein Progenuss. Das ist nichts, wo ich gern hingehe, aufgeschlossen bin und sage, hallo, wie geht's?

Wo würdest du denn gern hingehen?

Ich bin seit 14 Tagen im schweren Stress, und um ganz ehrlich zu sein, hätt ich Lust, das mal 14 Tage gar nichts passiert. Null.

In einem Altersheim für Demente ist ein Mensch aller Aufgaben enthoben. Es sind andere, die einen waschen, das Essen oder die Medikamente bringen. Im Grunde fordert das Leben dort keine Anstrengung. Niemand verlangt körperliche oder geistige Leistungen. Und doch empfindet es mein Vater als unsagbaren Stress. Weil es ihn Kraft kostet, sich in einer unvertrauten Umgebung zu orientieren. Weil er in kleineren Runden zu seinen besseren Zeiten zwar ein großer Unterhalter sein konnte, der Kontakt zu Fremden aber, außerhalb seines unmittelbaren Berufslebens, eher Aufgabe der Mutter war. Weil er trotz einer intellektuellen Überlegenheit, die er manchmal auch auszuspielen wusste, weil er also ohne Weiteres eine Stunde über Friedrich den Großen, Literatur in der Weimarer Republik oder das Theaterwesen in der DDR referieren konnte, in praktischen Dingen zuweilen vollständig versagte. Weil er also dem beeindruckenden Schein des Belesenen zum Trotz nie ganz alltagstauglich gewesen ist.

Meine Mutter hat sich oft beschwert, dass er sie in seiner Wortgewalt nicht zum Zuge kommen lasse. Gegen die hatte sie manchmal regelrecht ankämpfen müssen. Nun aber haben sich die Kräfteverhältnisse dramatisch verändert. Nun ist sie ihm geistig überlegen. Und ihm fehlt die Kraft. Vielleicht hat sie sich in ihrem Leben oft ein bisschen zu sehr über ihren Mann definiert, weil sie einer Generation entstammt, in der das so üblich war; jetzt aber ist er gezwungen, sich über sie zu definieren. Weil er, durch die Krankheit »entgeistigt«, merkt, dass er ohne sie nichts mehr ist.

Er ist jetzt wie ein Tänzer auf einem Drahtseil, wenn er falsch balanciert, stürzt er ab. Aber es hat ihm ja niemand das Balancieren beigebracht. Man hat ihn einfach aufs Seil gestellt. Es ist die Mutter, die ihm die Hand reicht und vor dem Sturz in die Tiefe bewahrt. Er sagt: »Ich glaube, um es mal auf den Punkt zu bringen, dass sowohl Mamas Zustimmung zu bestimmten Dingen als auch ihre Abstimmung zu gewissen Dingen für mein Innenleben von äußerster Bedeutung sind. Auftauchende negative Dinge können so weggeschwemmt werden. Ich brauche sie wie eine Fahnenstange, wie einen Fahnenträger. Wie ein elementares Ereignis, das dieses Haus und alles, was daran hängt, zusammenhält. Ihre Anwesenheit befördert mich auch von innen. Alles andere rutscht nach hinten. Hab ich mich richtig ausgedrückt?« Der an Alzheimer erkrankte Psychologieprofessor Richard Taylor sagt in einem Interview über seine Wortfindungsschwierigkeiten: »Manchmal, vor allem wenn ich müde bin, klingen meine Sätze für mich, als würde ich im Dunkeln würfeln.«

Mein Vater leidet an dem Ort, den er innerlich ablehnt und um jeden Preis augenblicklich verlassen will. Wir sagen ihm, dass es nicht geht. Dass er noch nicht mal die wenigen Treppen im Haus gehen könne. Dass wir mit seiner Pflege überfordert sind. Dass er Hilfe braucht, die wir ihm nicht geben können. Dass er eine Belastung ist, die wir nicht aushalten. Das sagen wir nicht.

Die Familie verliert nun ihr über Lebensjahrzehnte eingespieltes Gefüge, wir betreten Neuland auf brüchigem

Gelände. Die Krankheit verlangt unsere Dauerpräsenz. Der Trost, den wir zu spenden versuchen, zerschellt oft an einer unsichtbaren Wand, die ihn zu umgeben scheint. Ihn die Freude an kleinen Momenten zu lehren erweist sich als nahezu übermächtige Aufgabe. Es ist ja der Kern der Krankheit, dass sie das Lernen, wenn nicht gänzlich verhindert, so doch wesentlich erschwert. Der Verstand läuft rückwärts, bald werden wir das verstehen.

Als ich ein paar Tage wegfahre, wünscht er mir schöne Ferien. Und dass er mir keine zu schweren Sorgen bereite. Wie er das meint? »Na, es läge ja ein wenig auf der Hand, oder?« Immer ist sie da. Die Koketterie mit dem Tod.

Aber oft ist er auch nicht kokett.

»Lass uns zusammen sterben«, schlägt er meiner Mutter ein ums andere Mal vor.

»Nee, lass mal«, sagt sie, »jetzt wird nicht gestorben, wir trinken erst mal 'n Tee.« Was soll man auf einen solchen Vorschlag auch antworten? Aber sein Reden über das Sterben nagt an ihr und höhlt sie aus. Und irgendwann, als sie sein Unglück im Pflegeheim nicht mehr mit ansehen kann, macht sie ihrer eigenen körperlichen Schwäche zum Trotz etwas Bemerkenswertes. Ganz und gar Unerhörtes. Etwas, das mir Respekt und Bewunderung abverlangt. Nach nur sechs Wochen im Heim, in jenem Moment, da sich das Leben mit ihrem Mann seinem Tiefpunkt nähert, sagt sie: »Ich hol dich hier raus!«

Er soll wieder zu Hause wohnen. Bei ihr. Ohne den täglichen Abschiedsschmerz und seine traurigen Augen, wenn sie geht. Sie hat sich Gedanken gemacht, ein Platz für ihn ist schon bestimmt. Sein Schlaf- und Arbeitszimmer im ersten Stock wird er vermutlich nicht wiedersehen, er kann nur noch mit größter Mühe laufen, besser, wenn er jetzt ebenerdig untergebracht ist. Meine Mutter will die Couch im Wohnzimmer so weit an den Sekretär schieben, dass dort ein Pflegebett stehen kann. Er wird genügend Licht haben am großen Fenster, das den Blick auf die Terrasse und den Steingarten freigibt. Und er kann in die offene Küche schauen, während sie arbeitet.

Natürlich weiß sie, dass sie ihn nicht pflegen kann. Dass sie professionelle Pflegekräfte ins Haus holen muss. Es wird Bewegung ins Haus kommen. Leben. Und einige Krankenpfleger. Aber was, wenn der Vater, dessen Eigensinnigkeit nun größer geworden ist, sie ablehnt? Wenn er wieder anfängt zu schreien, wenn er 14 Mal in der Nacht die Mutter zu sehen wünscht? Und sich vielleicht bald auch hier nicht mehr zu Hause fühlt? Meine Mutter sagt, wenn es nicht klappt, müssen wir uns etwas Neues überlegen. Aber sie möchte sich nicht vorwerfen müssen, sie hätte nicht alles versucht. Er soll ihre Liebe spüren. Bis zum Schluss.

Ich ruf mal die Mama an. Mmh, besetzt.

Was ist das?

Wenn sie selbst telefoniert, dann kann ich sie nicht erreichen.

Welches Auto ist denn jetzt vorgefahren?

Nein, gar keins.

Aber du hast doch gesagt, ein blockierendes Auto sei …

Nein, das Telefon ist besetzt. Ich kann die Mama nicht erreichen.

Ah, das gelingt jetzt nicht?

Ja, weil sie grad mit jemand anderem telefoniert. Verstehst du?

Ja, das überschätzt allerdings selbst meine Möglichkeiten um ein Vielfaches.

Ein paar Tage vor seiner Entlassung fühlt sich mein Vater ganz wohl, jedoch irritiert ihn, dass es die meisten Dinge in seinem Zimmer gleich zweimal gibt. »Wenn ich mir das so anschaue, ist dieser Raum völlig überbelastet. Diese Tür, diese Tür, und dort noch eine, das ist doch eine Überwuchtung«, stellt er fest. »Es ist interessant, dass du die doppelten Dinge siehst. Ich hab's nicht so wahrgenommen«, sage ich. »Aber jetzt schon«, sagt er. »Hast du's kapiert?« Insbesondere die beiden schweren Schränke, die er als »klötzig« empfindet, erregen sein Missfallen: »Wie könnte man das modifizieren, ohne jemand zu kränken?« Ich sage, dass dazu keine Notwendigkeit bestehe. »Also eingebildet?«, fragt er, weil er überprüfen will, ob er wieder mal einer Sinnestäuschung erlegen ist. Nein, beruhige ich ihn, deshalb, weil er ja bald ins Haus zurückkehren werde. Bis dahin könne er sich doch arrangieren.

Was ihn jedoch keinesfalls daran hindert, einen einmal aufgenommenen Gedanken nicht mit der notwendigen Beharrlichkeit weiterzuverfolgen: »Meinst du denn, dass hier die Notwendigkeit besteht, zwei von diesen Schränken hier zu entsorgen?« Ich sage, dass wir das nicht dürfen, da es ja nicht unsere eigenen seien. Diese Bemerkung irritiert ihn nachhaltig: Wie kann ein Raum, in dem er sich bewegt, in dem ja auch nachweisbar persönliche Dinge von ihm stehen, jemand anderem gehören? »Lächerlich«, sagt er und schiebt einen Satz hinterher, den ich als schön empfinde: »Aber wie man sieht, sind diese Dinge nicht nur lächerlich anzugehen, sondern sie sind schon tief beschriftet, nicht?« Weil er auf unbestimmte Weise spürt, dass das ein wenig unorthodox formuliert ist, und er um seine Verständlichkeit fürchtet, drückt er seinen Zweifel in der Frage aus: »Oder ist das eine übertriebliche Innendarstellung?«

Wir einigen uns darauf, dass die Möbelstücke bis zum nahen Umzug im Zimmer bleiben und nur er sich bewegen wird. Ohne die Schränke. Sein eigenes Wohnzimmer wäre ohnehin wesentlich schöner. Nun aber ahnt er einen Eingriff in seine Entscheidungshoheit. »Entschuldige, dass ich das so sage, aber da hätte ich das Gefühl der Zwangsemigration. So nennt man das wohl. Ja, über das Wort muss man reden …« Ich versuche einen strategischen Satz, der ihm die Freiheit lässt, die ihm so wichtig ist.

Wenn's dir nicht gefällt, kannst du auch hier leben, du hast alle Möglichkeiten.

Na, das klingt schon wieder nach Luftholen. Diese Akzentuierung, die du eben der Sache gegeben hast, hat mich stark entlastet.

Nein, du musst nicht Angst haben, dass man irgendwas mit dir macht, sondern mit dir zusammen …

Ja, das ist ein völlig neuer Aspekt, in den du auch voll hineingehörst. Natürlich auch deine Freundin, deren Namen ich immer wieder vergesse.

Du hast alle Freiheiten.

Wir sind jetzt an einer wichtigen Kreuzung angekommen. Und ich sehe, dass mir das höchst angenehm ist.

Er hört Geräusche im Gang und fragt sich, was fremde Leute in seinem Haus verloren haben. Ich sage ihm, dass er in einem Pflegeheim ist. »Also das möchte ich nicht unmittelbar vor meiner Haustür haben«, insistiert mein Vater. »Das muss sich eigentlich auch beheben lassen. Oder meinst du, dass das unauflösbar ist?« Ich sage ihm, dass die Pfleger draußen die Essenswagen schieben. »Ach, die arbeiten im Garten?« Nein, sie würden das Essen austragen. »Ein interessanter Punkt«, sagt der Vater, »dann habe ich im letzten Halbjahr sozusagen gar nicht vermerkt, dass für mich Essen gemacht wurde?« Es ist nicht einfach, ihn davon zu überzeugen, dass er in diesem Moment nicht in seinem eigenen Haus ist.

»Also Moment mal, dieses Haus bestand früher aus drei Spalten. Eine Mittelspalte und links und rechts. Und über die mittlere verfügten wir. Und über die linke und rechte je nach Bedarf. Korrekt?« Das stimmt nicht ganz, denn in den Reihenhäusern links und rechts wohnen ja andere Leute, aber es ist auch nicht so falsch, dass ich ihm widersprechen möchte. Das wichtigere Missverständnis scheint mir zu sein, dass er den Ort nicht richtig einordnen kann, an dem er sich gerade befindet. Ich sage also: »Das ist alles richtig. Nur bist du jetzt nicht in dem Haus, sondern in dem Pflegeheim um die Ecke.«

Es ist auch nicht so, dass er diese Tatsache vergessen würde. Nein, für ihn existiert sie erst gar nicht. Das Langzeitgedächtnis verfügt nicht über jene Information, auf die es zugreifen könnte – weil sie nicht abgelegt wurde. Der Transfer hat nicht funktioniert. Und da sich die Erinnerung nicht verankern kann, bleibt auch die Zeit ein permanentes Rätsel. Ändert sich ja ständig, und nie weiß man, wo man gerade ist. Im Gedächtnis sind keine Spuren gelegt, was immer passiert, es ist schon wieder vorbei. Nach 30 Sekunden vergessen, was soeben gesagt wurde. 30 Sekunden aus dem Bett und schon vergessen, dass er gerade noch schlief. Nach 30 Sekunden die ersten Sätze und auch den Anlass des Gesprächs verloren in einer Nervenzelle, die ihre Nachricht nicht weiterreicht. So als ob man im Kino zu spät in den Film kommt und nicht mehr hineinfinden kann. Das Zeitgitter zerfällt und damit die Fähigkeit, die man benötigt, um Ereignisse im Zeitverlauf einordnen zu können. Die Zukunft existiert nicht mehr; zu schwierig, zu komplex, zu viel Zell-Arbeit. Dafür bestehen Vergangenheit und Gegenwart nun oft parallel, die Vergangenheit wird zur erlebten Wirklichkeit.

Der niederländische Psychologe Huub Buijssen stellt das Langzeitgedächtnis als eine große Bibliothek voller Tagebücher dar. Bei Demenz baut es sich von hinten nach vorn ab: Zuerst verschwinden die Tagebücher des Jahres vor Beginn der Demenz, dann die vom Jahr davor und so weiter. Die Sprache ist über viele Hundert Tagebücher verteilt abgelegt, deshalb nimmt die Fähigkeit zur Kommunikation erst ganz allmählich ab. Am längsten bleiben die Jugendtagebücher erhalten.

In gewissem Sinne ist die Vergangenheit für ihn wie ein Urlaub von den Strapazen der Gegenwart. Der Duft der Heimat. Ein schützender Kokon, der ihm Geborgenheit gibt. Niemand kritisiert ihn für irgendetwas in der Vergangenheit. Es ist eine Zeit, die keine Schwierigkeiten mehr macht. Alle Probleme dort sind ja bereits gelöst. Die Vergangenheit ist für ihn auch deutlich zukunftsträchtiger als die Jetztzeit, die mehr ein erwartungsfreies Dahindämmern ist. Bilanziert er seine Tage, steht unter dem Strich eine große Leere. Er isst, schläft, wartet auf Pfleger oder Schwester, und zwischendurch teilt er seiner Frau mit, wie es ihm geht: schlecht.

Weil jedes Tun die Koordination des Gehirns verlangt, strengt ihn alles unendlich an. Jeder Schritt, jede Bewegung, jede Planung einer Handlung, und sei sie noch so klein, laugt ihn aus und zehrt an ihm – insbesondere dann, wenn er dabei kein Ergebnis erzielt, was ja nicht selten der Fall ist. Das erklärt, warum die Krankheit des Gehirns fast immer auch eine gewaltige körperliche Schwäche nach sich zieht. Es ist nicht die Ruhe, die er sich wünscht, denn diese lastet bleischwer auf ihm. Legt er vielleicht Wert auf eine Woche, die nur siebte Tage kennt? Nein, gern würde er etwas tun, nur dass er nicht weiß, wie das geht. Sein Auto, das ihn anstarrt wie ein stummer Vorwurf, all die Bücher, die er noch lesen wollte und nun nicht mehr versteht, weil er komplexen Gedankengängen nicht mehr folgen kann. Hätte er das Gefühl, etwas zu leisten, irgendeine Art von sozialem Beitrag, könnte er sich mit dieser Ruhe arrangieren. Es wäre eine Ruhe danach oder dazwischen. Ein Ausgleich, um Kraft zu schöpfen für neue Tätigkeit. Ein Geschenk. Aber die Ruhe, zu der er sich verurteilt sieht, ist erzwungen. Und rein äußerlich. Denn er kommt sich vor wie ein nervöses Zootier, das in seinem Käfig die immer selben Kreise dreht. Und durch die Gitterstäbe hindurch seine Zuschauer mit traurigen Blicken straft.

Wenn er in den Spiegel schaut, sieht er einen Fremden. Ein antriebsloses Wesen, unrasiert, dem das Alter nach Jahren der relativen Rücksichtnahme nun doch ins Gesicht geschlagen wurde; tiefe Furchen, Spuren der Selbstkränkung, und der vielen stummen Fragen, die er sich nun oft stellt. Seine dünnen Haare stehen in die Luft wie kurze Antennen. Die Augen weit in ihren Höhlen, als hätte sich ihr Glanz, der einmal das Kapital dieses Gesichts war, aufgebraucht bei all jenen hilflosen Versuchen, in sich hineinzuschauen. Sie irren seltsam ruhelos in der Gegend umher und wissen nicht, worauf sie verweilen sollen. Wie ein Objektiv, dessen Autofokus versagt, weil das Motiv keine Kontraste hat: ein unklares Ziel.

Aber wie soll sich einer Ziele setzen, wenn ihn doch schon die Gegenwart so sehr beansprucht, dass sie ihm alle Kapazitäten raubt? Ein Ziel erfordert eine Projektion in die Zukunft, perspektivisches Denken. Aber was, wenn es diese

Zukunft nicht gibt, weil die Vorstellung davon fehlt? Dann ist jedes Hoffen abgeschafft; jede Freude auf etwas und jeder Plan. »Wir leben in den drei Zeitstufen der Erwartung, der Aufmerksamkeit und der Erinnerung, und keine davon kann auf die andere verzichten. Du kannst dich nicht in die Zukunft wenden, wenn du deine Vergangenheit vergessen hast«, hat Umberto Eco einmal gesagt. Natürlich keimt hin und wieder dennoch eine Idee auf, aber weil mein Vater nicht weiß, was man damit machen soll, stirbt sie schneller, als sie geboren wurde. In dieser Welt, die zu komplex ist, um ihr zu folgen, gibt es keine Perspektiven mehr, nur ein zähes Grübeln, wie man sich in der klebrigen Undurchschaubarkeit jener Zeiten möglichst wenig verläuft.

In sehr schmalen Grenzen gibt es natürlich doch so etwas wie eine Zukunft. Das können wenige Minuten sein, ein paar Stunden sind schon sehr viel, ein ganzer Tag kaum machbar, ein Monat unmöglich. Die Zukunft ist eine Kordel, die ständig kürzer wird. Jede Minute schneidet jemand ein Stück davon ab. Daneben hängen die anderen Kordeln des Lebens – Gegenwart und Vergangenheit. Da es eine große Schere ist, schneidet sie auch in die anderen Zeiten hinein. Sobald die Zukunft zerfasert am Boden liegt, fallen Stücke von Gegenwart und Vergangenheit herab. Die große Schere schneidet unbeirrt weiter. Ganze Stränge werden im Leben meines Vaters bald fehlen.

Seine Interessen brechen nun der Reihe nach weg. Als besonders großen Verlust empfinde ich die Musik, die ihn sein Leben lang wie ein Vertrauter begleitet hat. Und die, zumindest was den Jazz betraf, vielleicht sogar den Grundton seiner politischen Überzeugung bildete. Die Russen hatten ihm sein Fahrrad geklaut und taten aus verständlichen Gründen wenig dafür, dass man sie mochte. Die Amis aber brachten Kaugummis mit nach Deutschland, seine spätere Arbeitsstelle (RIAS, der Rundfunk im amerikanischen Sektor) und jede Menge Jazzplatten: Count Basie, Duke Ellington, Artie Shaw oder Frank Sinatra – das war eine Besetzung, wie sie ihm gefiel.

Interessiert dich die Musik noch?

Also, Musik interessiert mich nach wie vor brennend, allerdings nicht in der Weise, dass ich möglichst darüber stolpere. Also ohne das Gefühl, dass ich dabei überspielt werde.

Welche Musik meinst du?

Natürlich klassische Musik. Das ist wie eine große Erholung. Aber natürlich gibt es auch vieles, das man sich auf den Kopf schlagen kann.

Was fehlt dir im Moment am meisten?

Auch mal die Zeit, irgendwohin zu gehen, wo kein Weltmusiker spielt, sondern nur ein großer Musikant. Ich möchte Erhebung durch unvergessliche Musik.

Dazu müsstest du natürlich mal Musik hören.

Alles zu seiner Zeit.

Ich stelle den Lautsprecher meines Handys auf laut und spiele einen langsamen Satz aus der Orchestersuite Nr. 3 unseres gemeinsamen Lieblingskomponisten Johann Sebastian

Bach. Das Gesicht des Vaters entspannt sich, er fällt in tiefe innere Ruhe. Und dann stehen Tränen in seinen Augen. »Unfassbar. Wie kann einem so etwas einfallen? Ein Abgrund«, sagt er, um sich sofort selbst zu korrigieren: »Abgrund ist eigentlich falsch, eher ein Aufschwung.« Ich sage ihm, dass er wieder Musik hören müsse, weil es ihm guttue. »Ja, das ist vollkommen richtig«, antwortet er. »Bis zum heutigen Abend ist es verhindert worden durch 1 026 Verhinderungen und Beiläufigkeiten und so weiter, aber wenn dann plötzlich so etwas aufscheint …«

Weißt du, was eine CD ist?

Ich wüsste nicht, was eine CD ist?

Du weißt, dass du ganz viele davon hast.

Sicher weiß ich das.

Du hast eine große Sammlung. Und du hast eine Anlage, auf der du sie hören kannst.

Wie das?

Man kann diese Dinger da reinstecken, und dann kommt Musik raus.

Da muss ich weinen, wenn ich das schon höre.

Das machen wir einfach.

Das ist natürlich eine großartige Idee, die eigentlich dem morgigen Tag sehr entgegenkommt, weil er die Mentalität des morgigen Tages in seiner Heiligkeit … kann man das so sagen …?

Ja, natürlich.

Ich bin nach diesem Gespräch voller Hoffnung: Vielleicht kann man ihn mithilfe der Musik aus der Lethargie reißen. Doch als er wieder zu Hause ist, legt er kein einziges Mal eine CD ein, weil er es nicht mehr kann. Aber er wird auch nicht danach fragen, weil ihm nicht danach ist. Ein paarmal gelingt es mir noch, ihn dafür zu interessieren. Aber irgendwann empfindet er selbst die Musik als störende Belastung, als etwas, das ihm Konzentration abverlangt, über die er nicht mehr verfügt. So verabschiedet er sich langsam auch von der Musik. Viele Inspirationsquellen bleiben nun nicht mehr. Sein Gehirn wird durch die Krankheit ohnehin langsam kleiner, aber nun entzieht er ihm auch noch selbst die Nahrung. Wo soll das hinführen?

HEIMWÄRTS

»Es ist schwer, nicht wahr?«
Seine Antwort werde ich nie vergessen.
Er lächelte und sagte: »Ja, das ist es.
Aber ich habe nun mal das ganze Programm gekauft,
und der Großteil war ziemlich gut.«

Bill Clinton: Mein Leben

Am Tag seiner Entlassung stehen wir gegen Mittag in seinem Zimmer, in dem nun das zweite Bett belegt ist von einem Mann, der auf Ansprache nicht reagiert. Er starrt mit offenem Mund an die Decke, so als sei nur von dort Erlösung zu erwarten. Mein Vater schläft und zeigt sich ungehalten, dass so plötzlich Unruhe verbreitet wird. Dass die Dinge, die gerade erst aufgebaut wurden, nun wieder in den Koffer müssen. Außerdem klagt er über starke Magenschmerzen. Ich frage im Schwesternzimmer, ob sie eine Tablette für ihn haben. »Hat er alles bekommen«, sagt die Stationsleiterin, die sich durch solcherlei Einmischung sichtlich gestört fühlt, mit arktischer Kälte: »Mehr können wir leider nicht tun.« Sie war mit meiner Mutter vor einigen Tagen zusammengeraten, und ich kann mich des Eindrucks nicht erwehren, als müsse nun *er* dafür büßen. Eine mitfühlende Krankenschwester, die die Szene mitbekommen hat, drückt mir auf dem Flur eine Tablette in die Hand und führt zum Zeichen des Schweigens den Zeigefinger an die Lippen. Ich stelle fest: Die Befähigung, für Hilflose zu sorgen, kann sogar im selben Heim höchst unterschiedlich verteilt sein.

Der Vater sitzt im Rollstuhl, ich schließe die Knöpfe und den Reißverschluss seines Mantels und fahre ihn auf die Straße. Seit Wochen das erste Mal frische Luft, der Winterwind schlägt ihm ins Gesicht, und mein Vater scheint sich zu freuen. Dicke Schneeflocken sind die Empfangsboten der wiedergewonnenen Freiheit, von der sich freilich erst herausstellen muss, inwiefern sie eine Verbesserung für alle Beteiligten ist.

»Weißt du, wo wir jetzt hinfahren?«, frage ich ihn. Was er sieht, ist neu für ihn, die Straßenkreuzung, über die er Tausende von Malen gegangen ist, erscheint ihm nicht vertraut. Er sagt, dass er das Reihenhaus erkennt, macht dann jedoch einen Einwand, der daran zweifeln lässt: »Von vorne kenne ich es natürlich nicht!« Auch wundert er sich darüber, dass es nicht vermietet ist. Er ist ungeduldig. Zur Mutter sagt er: »Halt den Laden nicht auf!« Sie hat einige Kartons am Eingang abgestellt, die im Wege sind. »Es sind ja ganze Pakete mit Windeln abgegeben worden«, erklärt meine Mutter, was sich dem Vater nicht erschließt: »Mit Windeln? Warum denn das?«

Er hält sich am Treppengeländer fest, ich stütze ihn, wir öffnen die Tür, und er ist wieder zu Hause. »Herzlich willkommen«, sagt meine Mutter, »wir freuen uns, dass du wieder da bist.«

»Mein Haus, dein Haus, unser Haus«, sagt er nun wie in einer Sprachübung, unklar, ob das eher Gleichgültigkeit oder Freude an der Heimkehr ausdrücken soll. Er betritt das Wohnzimmer, sieht das Pflegebett, das wir in die Ecke gestellt haben, und sagt: »Das kommt hier wieder raus!« Seine Meinungsfreudigkeit hat er jedenfalls noch nicht eingebüßt.

»Und wo willst du schlafen?«, fragt die Mutter. »An einem anderen Ort, aber jedenfalls nicht hier.« Meine Mutter versucht, ihm die Überlegung, die dem neuen Standort des Bettes zugrunde liegt, zu verdeutlichen. »Ich dachte, du freust dich darüber, dass du immer bei mir bist. Dass wir uns unterhalten können, wenn ich in der Küche bin.« Das wiederum leuchtet ihm ein. Er setzt sich auf einen Sessel und lässt das Zimmer auf sich wirken. Die Eichenschrankwand, das Sofa mit der großen Lehne, die offene Küche mit dem schweren Esstisch. Der Vater sagt: »So, jetzt bin ich wieder Mensch und bekomme ein Butterbrot.«

Langsam hebt sich seine Laune. Er lobt mich dafür, dass ich ihn sicher über allerlei Bordsteinkanten gebracht habe. Er prüft die Position des Fernsehers, attestiert der Sofalehne »eine immense Stabilität« und bringt das Gespräch zurück auf das merkwürdige Bett, das man ihm da offenbar unterjubeln will. »Das sind ja alles Zusammenhänge, die ich noch überhaupt nicht kenne.« Ich merke, dass hier noch ein wenig Überzeugungsarbeit zu leisten ist, und ziehe einen Trumpf aus dem Ärmel: »Du musst keine Treppen gehen, das ist für dich einfacher.« Langsam schwenkt er ein: »Völlig einzusehen. Im Grunde kein Gegenstand, über den man auch nur eine Minute diskutieren müsste.« Als wir ihm dann noch eine kleine technische Demonstration bieten und zeigen, wie man das Bett auf Knopfdruck in ganz unterschiedliche Positionen bringen kann, weicht sein anfänglicher Zweifel zunehmender Begeisterung: »Ich finde, das ist sogar eine dramatische Verbesserung.« Er sei nämlich auf »starke Koordination mit dem Mobiliar« angewiesen.

Da bin ich ja fast ein bisschen neidisch auf dein schönes Bett …

Dann ist eigentlich überhaupt nicht einzusehen, warum du kein tolles Bett hast.

Ich hab auch ein schönes, nicht so komfortabel, aber immerhin.

Du wolltest aber nicht darauf hinweisen, dass du das unbedingt zu Weihnachten haben möchtest?

Nein, das gönne ich dir.

Nicht, dass sich irgendjemand in dieser Familie zurückgesetzt fühlt.

Nein, wir lassen dir den Vortritt, du bist der Vater.

Aber ist es nicht trotzdem als Bett …berührungssüchtig?

Gewöhnungsbedürftig?

Genau. Man muss sich wie ein Faustschlag daran gewöhnen, dass diese Sache da steht.

Nun will er Probe liegen. Er lässt sich allerdings so ungeschickt vom Bettrand nach hinten fallen, dass er hart gegen die Wand stößt. Er befühlt erschrocken seinen Kopf und sagt in der ihm eigenen Art: »Gott sei Dank war der Schlag nicht so stark, dass er als Blut sich ergoss.« In der belehrenden Art von Eltern, die mit einem Kleinkind sprechen, sage ich ihm, dass er auf dem Bett ja nicht sitzen solle wie auf einem Sofa. Dass es zum Liegen sei. Und wir, falls er im Bett zu sitzen wünsche, das Kopfteil hochfahren könnten. Er wolle keineswegs im Bett sitzen, erklärt nun mein Vater. Und auf meine Frage, warum nicht, antwortet er mit messerscharfer Logik: »Es ist doch zum Liegen!«

Später sitzt er im Sessel und rekapituliert die Genese seines Unglücks. Und macht einen Monate zurückliegenden Sturz in der Essecke des Wohnzimmers für seine Kopfprobleme verantwortlich. Noch wagen wir nicht, diese Sicht zu korrigieren. Denn die Folgen eines Sturzes kann man überwinden, ein Sturz hat Aussicht auf Besserung, die Demenz nicht. Beim Versuch, sich selbst zu ordnen, erschafft der Vater nun seltsam verrenkte Wortgebilde, die die Gesetze der Grammatik überwunden haben. Die falsch sind und doch richtig. Denn sie sind das Abbild eines Innenlebens, das aus den Fugen gerät.

»Deshalb schien es mir so ungeheuerlich, dass dieser Anblick in den Abgrund abserviert worden war durch höhere Mächte. Du kannst sehen, so kann man in die Fehler gehen. Aber jetzt guck ich wieder hoch. Und seit gestern immer noch mit Verwunderung. Mit einem Wort, ich habe den Koordinationszusammenhang nicht kapiert. Hier schweben ja völlig neue Gedanken ein, verstehst du. Ich war also tief irritiert. Weil ich mir denken musste, Mensch, das ist deine eigene Frau. Und schon steht sie auf dem Bettrand. Und sagt: Das ist alles in völliger Ordnung. Das heißt, eigentlich sagte sie es nicht, aber sie tat so, als sei es genau so gewesen. Und das erschien mir nun sehr gewagt. Doch hat diese Bemerkung von ihr nie stattgefunden.«

Mein Vater redet in Zungen. »Dementisch«, wie die Japaner sagen. Sätze ohne sinnhafte Verankerung, frei schwebende Puzzleteile eines Verwirrten, Unsinnsfetzen und kreative Verrücktheit. Wie denkt einer, der so spricht? Was muss in seinem Kopf vorgehen? Ich bin ebenso erschrocken wie fasziniert. Der Vater, der in den vergangenen Jahren, seinem Alter geschuldet, in gewisser Erwartbarkeit redete, wird nun unkonventionell. Am Abgrund bekommen seine Gedanken Auftrieb aus ungeahnter Quelle. Sie sind ungerichtet, stehen sich manchmal im Wege, es fehlt ihnen ganz deutlich der ordnende Verstand, und doch haben sie eine fast poetische Strahlkraft. Mein Vater ringt um Inhalt und um Form und ist dabei, beide Kämpfe zu verlieren. Doch habe ich ihn selten so schöpferisch erlebt. Gerade das, was ihm sein Leben erschwert, macht seine Sprache nun außerordentlich und besonders.

Es geschieht viel Komisches in dieser kreativen Phase der Demenz, an die wir uns gern erinnern werden, nachdem sie von den Nebeln der Depression erstickt worden ist. Zuweilen führen wir nun Gespräche, in denen mein Vater scheinbare Nichtigkeiten mit Bedeutung auflädt. Aber vielleicht haben sich die Bedeutungen auch nur verschoben, vielleicht sind in Wahrheit ja die großen Dinge im Leben nichtig. Mein Vater, der bei Unterschreitung eines gewissen Gesprächsniveaus stets litt, kann sich nun ausufernd über das Wesen von Hausschuhen unterhalten. Der Krimkonflikt oder die soziale Lage im WM-Land Brasilien, die ihm in seinen besseren Zeiten als Thema gedient hätten, sind zu schwierig geworden für eine einfache Einordnung. Hausschuhe scheinen ihm in dieser Phase seines Lebens als Gesprächsstoff ergiebiger. Und auch näher.

Hörst du mich, Papa?

Ja, aber von oben bis unten.

Ich freue mich, dass du dich wohler fühlst.

Ja, als wäre der Mensch von gestern ein anderer Mensch als der zu heute.

Denn gestern Abend war ich physisch ausgestreckt.

Ja, du hast gesagt, du möchtest dich ausruhen.

Dass du hier Hausschuhe anhast, das tut mir so wohl. Das kann ich dir gar nicht sagen.

Papa, es sind ja gar keine Hausschuhe, sondern Socken.

Da frage ich mich, ob nicht die Socken es tatsächlich tun.

Ja.

Wenn nicht evident ist, dass es sich um einen Ersatz handelt, weil irgendwas anderes kaputt ist.

Meinst du, es geht so, oder soll ich Schuhe anziehen?

Da würd ich Mama fragen.

Jedoch ist er deutlich irritiert, dass diese bei einem derart wichtigen Thema nicht anwesend ist, sondern offenbar völlig sinnlos in der Küche hantiert: »Es wäre mir angenehm, wenn Mama wenigstens bei diesem Gespräch dabei wäre!« Als er jedoch erfährt, dass sie Tee für uns macht, zeigt er sich versöhnlich: »Für Tee bin ich einzutreten.« Er kehrt zum Ausgangspunkt seiner Überlegungen (den Hausschuhen) zurück (»aber dass sie da immer noch in der Küche wirtschaftet …«) und wendet sich nun in direkter Ansprache an die gesamte Familie: »Mein Junge, meine Mama. Die sich lieber in der Küche aufhält als bei wichtigsten Stadtgesprächen …« »Hast du gehört, was er gesagt hat?«, rufe ich in die Küche, die Mutter erscheint in der Wohnzimmertür (»Ich war grad draußen«) und mein Vater sagt: »Das ist se immer.«

Na, ich glaube, ich hole mir jetzt doch mal die Pantoffeln.

Na, endlich mal ’ne normale Antwort!

Aber vorhin hast du doch gesagt, dass ich eigentlich keine Pantoffeln brauche.

Ja, dann ist das eine glatte Fehlinterpretation, die auch auf dich nicht zutrifft.

Man braucht also Schuhe?

Exakt, und die würd ich mir von Mama verschreiben lassen.

Dann wollen wir die Ordnung wiederherstellen.

Und zwar sofort. Ich weiß nicht, ob wir die Frage schon berührt haben, ob du auch, zum Beispiel bei kalten Häusern, jetzt warme Hausschuhe tragen solltest?

Natürlich, man sollte in kalten Häusern nur warme Schuhe tragen.

Richtig, vollkommen meine Meinung. Also wirst du dich entsprechend hier auch verhalten. Verhalten beziehe ich nicht zuletzt darauf, dass du auch zu Hause sozusagen auf warmständige Schuhe achtest. Bitte berücksichtigen!
Das werde ich tun, Papa.

Das sind die Gespräche, die wir jetzt führen.

Auch Toilettengänge werden nun zuweilen kommentiert: »Wenn die Großmacht groß macht.« Weil er mit dem Telefon überfordert ist, erklärt er kurzerhand: »Die Bedienungselemente sind alle Schrott.« Als er die Notwendigkeit eines Augenarztbesuches unterstreichen will, sagt er zu meiner Mutter: »Du musst doch erbleicht sein, als du meine Augen auf dem Fußboden herumkullern sahst.« Teilt sie ihm mit, dass ich irgendwo meinen Schlüssel vergessen habe, baut sich diese Information in seinem Kopf rasch zu noch größerem Ungemach auf. »Hoffentlich hat er sich dabei nicht das Bein gebrochen, der arme Junge!« Die Mutter sagt, sie komme kaum dazu, sich die Haare zu waschen, weil sie keinen Moment der Ruhe hat. Und ihn keinen Moment alleine lassen kann. Der Vater spricht aus dem Sessel: »Alles eine Frage der inneren Disziplin!«

Am Abend erkundigt er sich nach der Uhrzeit für die »Tageschau«. Ich sage: »Immer um acht.« »Also um neun?«, fragt er und betont: »Ich rede jetzt von den Weltnachrichten, nicht von den Dorfnachrichten.« Später fällt mir ein, dass er in den letzten Jahren vor der Tagesschau stets die »Berliner Abendschau« sah. So hat sein zunächst unverständlicher Satz wieder Sinn. Später erklärt er, dass er das neue

Auto (das es nicht gibt) noch einfahren müsse. Und dass er erwägt, das Motorrad (das er nicht hat) zu verkaufen. Die Mutter schreibt etwas auf. Er fragt: »Was liest du?« »Ich lese nicht, ich schreibe.« Der Vater schelmisch: »Du kannst doch ruhig schwindeln und sagen, dass du liest.«

Es wird nun oft schwer, es ihm recht zu machen. Weil er eigentlich gegen alles ist, wie es ist. Regnet es, stört ihn das Grau der Tage, scheint die Sonne, wettert er gegen die Helligkeit, die seinen Zustand verhöhne. Die meisten Menschen, mit denen er zu tun hat, erscheinen ihm mehr oder weniger (meist mehr) pauschal unsensibel. Ist jemand freundlich zu ihm, bestätigt ihn das in seiner Meinung. Schnell wittert er Falschheit oder Zynismus. In jedem Fall aber Verständnislosigkeit. Weil sie entweder zu dumm oder zu bequem sind, in die Tiefe seiner Seele zu schauen. Aber selbst wenn er seinen eigenen Blick darauf lenkt, ist er oft nicht schlauer als vorher. Er bleibt sich ein Rätsel.

Nein, es ist nicht leicht, einen wie ihn zu verstehen. Und es ist ihm sehr wichtig, dass wenigstens das verstanden wird. Aber bei aller mehr oder weniger berechtigten Abneigung gegenüber anderen – mit einem wie ihm würde er auch nichts zu tun haben wollen. Das doch nun bitte nicht. Und er kann es wirklich beurteilen: Den ganzen Tag wird er sich ja nicht los. Trägt schwer an sich und seinen Gedanken. Obwohl sich doch immer mehr aus ihm entfernt und er infolgedessen doch eigentlich leichter werden müsste. Doch der Phantomschmerz gelöschter Erinnerungen ist die Melancholie. Und die Wut. Auf sich und fast alle anderen.

Auf mich ist er nie wütend. Ich bin sein geliebter Sohn, der sowieso Narrenfreiheit hat und meist hatte und eine willkommene Abwechslung in Tagen ist, die sich gefährlich ähneln. Einer, der ihn relativ zuverlässig, aber leider viel zu kurz aus seinen Stimmungen reißen kann. Auch wenn es immer heißt, dass Demente die gleichen Abläufe brauchen, um sich sicher zu fühlen, spürt er doch auch die Monotonie, die dem zugrunde liegt. Meinen Ratschlägen hört er zu, und ich darf ihn eher kritisieren als meine Mutter, die, weil ständig anwesend, für ihn sozusagen auch Teil seiner Misere ist, obwohl sie ja wesentlich dazu beiträgt, dass diese gelindert wird.

Ich komme von außen, bringe frischen Wind in die abgestandene Luft eines Raumes, den er als Krankenzimmer empfindet. Produktive Unruhe in ein Übermaß an Ruhe. Sie aber ist immer da, und er ist abhängig von ihr, und weil ihm das nicht gefällt, muss sie manchmal dafür büßen. Das ist ungerecht und natürlich auch kurzsichtig, aber die längere Sicht ist ihm nicht mehr gegeben. Und so fügt er ihrem stillen Leid oft auch noch Vorwürfe hinzu. Dass er ungerecht ist, merkt er in seinen klarsichtigen Momenten, die seinen Ausfällen stets folgen, in denen er sich dann selbst kasteit und sie mit Liebeserklärungen förmlich überschüttet. Manchmal fällt es ihr schwer, so schnell umzuschalten.

Mein Vater liegt im Bett und versucht, nicht zu denken – was ihm nicht gelingen will. Seine Gedanken kleben an ihm wie lästige Fliegen. Führen von allem weg, aber nirgendwo hin. Gedanken, mit denen er sich zuverlässig selbst zersetzt.

Jede Erkenntnis, die er zu ziehen versucht, wie ein gewaltiger Tritt in den Hintern. Keiner, der aufweckt, sondern einer, der ihn die Treppe hinunterwirft. So, dass er kaum Kraft hat, sich wieder aufzurichten. Manchmal hilft es, die Sachen einfach zu beobachten. Nicht bewerten, sagen die Zen-Praktizierenden, sondern mit ruhigem Geist hinschauen – so lange, bis es sich auflöst. Also starrt er oft lange in die Luft und stellt fest, dass sich gar nichts auflöst.

Vom Bett aus kann er, sobald der zeitautomatische Jalousien-Mechanismus den Blick freigibt, den Himmel sehen. Jedenfalls wenn er über die hohe Sofakante an Hecke und gläsernem Vordach vorbei schaut. Im Garten des mittleren Reihenhauses, das meine Eltern bewohnen, steht ein metallenes Gartenhäuschen. In ihm lagern die Gartenstühle, der Sonnenschirm, der Rasenmäher und einige Harken. Die Gartenstühle tauchen immer erst recht spät im Jahr auf der Terrasse auf, weil meine Eltern bis in den Sommer hinein die Tage im Verdacht haben, »noch etwas frisch« zu sein. Stehen sie erst einmal dort, ist dies jedoch ein untrügliches Zeichen dafür, dass mein Vater bereits bald über die unerträgliche Hitze klagt, vor der er sich lieber ins Wohnzimmer flüchtet. Es ist schon eine vertrackte Sache.

Vom Pflegebett aus blickt er ins Zimmer hinein in Richtung der offenen Küche. Er muss dabei den Blick etwas über seine Füße hinwegheben, die auch im Bett häufig in ihren warmen Pantoffeln stecken. Linker Hand, vorbei an der Barockkommode, über der sich das Meißener Porzellan so majestätisch erhebt wie ein Steinadler am Himmel, geradewegs über den schweren Eichentisch, an dem die Mahlzeiten eingenommen werden.

Rechts, neben der verglasten, meist offenen Wohnzimmertür steht ein geschnitzter Säulentisch und darauf ein Zinnkrug mit Zweigen aus dem Garten. Rechts davon, in eigens angefertigten Regalen erstreckt sich ein Teil von Vaters Bibliothek. Bis vor Kurzem hat er sich immer noch sehr geärgert, dass er vor Jahren, in einem plötzlichen Bedürfnis nach Klarheit und Vereinfachung, alle Schutzumschläge seiner gebundenen Bücher kurzerhand entsorgt hatte. Dieser Ärger ist nun segensreich verschwunden, da er auch ihn vergessen hat.

Hinter dem sandfarbenen Zweisitzer, der das Zimmer einerseits zerschneidet, aber als Sitzgelegenheit doch nötig ist, thront eine schwere Eichenschrankwand. Darin Fernseher (gelegentlich in Betrieb), Alkoholisches (ungenutzt) und einiges Geschirr und Gläser, die nur besonderen Anlässen vorbehalten sind.

Zwischen Zwei- und Dreisitzer ein kleiner Sekretär, der eigentlich eher zu Ablagezwecken dient. Im Grunde stellt er nur aus, was bei Gelegenheit einmal zu ordnen wäre. Meine Mutter sagt: »Da müsste man dringend mal ran.« Obwohl sie mit ein wenig Geduld auch immer wieder überraschende Dinge zutage befördert. Darin ist sie wie eine Archäologin, die sorgfältig Erdschichten abträgt, um Dinge aus der Bronze- oder Steinzeit freizulegen. Oder auch neuzeitlichen Schriftverkehr. »Mama ist wieder über den Akten«, sagt mein Vater oft ahnungsvoll, wenn die Mutter irgendwo hinter großen Stapeln zu verschwinden droht.

Lässt man den Sekretär und die Terrassentür links liegen, schließt sich der Kreis, und man ist wieder am Wohnzimmerfenster angekommen. Auf dem Fensterbrett steht eine marmorne Elefantengruppe, ein alter Zinnkrug, eine Salzlampe, die abends mit rotem Schimmer leuchtet und beruhigend wirken soll, und ein Entstörgerät gegen Erdstrahlung, das immerhin zuverlässig den Internetempfang meines Smartphones verhindert. Daneben, direkt neben dem Bett, ein kleiner Teewagen, der, nur zur Hälfte aufgeklappt, die Medikamente meines Vaters beherbergt – weil ihm das Wort entfallen ist, nennt er sie »Rezeptflaschen« – sowie einen nicht weniger wichtigen Zettel, auf dem in großen Buchstaben steht: »Trinken!«

Kommst du vorbei oder müssen wir den Stuhl vorziehen?

Wenn ich stürze, wissen wir, dass ich nicht vorbeigekommen bin.

SYNAPSENSALAT

»Man sagt, die Zeit heilt alle Wunden,
aber was ist, wenn die Zeit selbst die Krankheit ist?«

Peter Handke

Im Alter fährt man auf eine Kreuzung, die nicht einsehbar ist. Die wegführende Straße ist fast immer etwas schmaler als diejenige, auf der man ankam. In der Regel führt sie irgendwohin, und manchmal gibt es noch ein paar Stellen, an denen man wenden kann. Es gibt ansteigende Straßen und solche mit Gefälle, und Sie müssen sehr aufpassen, auf welcher Sie sich befinden. Wenn es schlecht läuft, fahren Sie geradewegs auf eine Klippe ohne Brüstung zu. Was Sie nicht sehen können, denn Sie haben Ihre Brille vergessen. Doch der Zettel fällt ihnen ein, den Sie sich zu Hause an den Schreibtisch geklemmt hatten: »Vor der Reise: Bremsen überprüfen lassen.« Sie fahren jetzt ungebremst abwärts.

In der linken oberen Jackentasche befände sich ein Handy, mit dem Sie um Rat fragen könnten. Wenn Sie noch wüssten, wie man die Tasten bedient. Aber Sie erinnern sich nicht. Im Grunde wissen Sie noch nicht einmal, was diese ganze Reise überhaupt soll. Sie haben sie nicht gebucht. Und dem Kerl am Lenkrad trauen Sie auch nicht. Würden

Sie in den Rückspiegel blicken, könnten Sie vielleicht sehen, dass Sie es selbst sind. Aber selbst wenn Sie es täten, würden Sie sich nicht erkennen, denn Sie sind jetzt nur noch der Beifahrer Ihres eigenen Lebens. Am Rande der Strecke winken Ihnen Jugendliche und machen anerkennende Zeichen, denn es ist *wirklich* wagemutig, was Sie da tun. In Ihrem Alter. Man könnte Sie für einen Teufelskerl halten. Aber eigentlich sind Sie bloß einer, der nicht weiß, wie ihm geschieht.

Wenn Sie Pech haben, wissen Sie es vielleicht doch. In diesem Fall fällt Ihnen ein, dass es nun an der Zeit wäre, ein paar Fragen zu stellen (wobei Sie natürlich insbesondere die Antworten interessieren). Sie haben also gerade im Kopf eine hübsche Liste zusammengestellt, mit all den Dingen, die Sie unbedingt noch geklärt haben wollen, als man Ihnen bedeutet, dass Sie bitte zum Schluss kommen mögen. Und plötzlich geht es nur noch um letzte Fragen. Die Sie sich am Ende wahrscheinlich sogar selbst beantworten müssen.

Die Gesundheit ist die letzte Grenze, eigentlich eine *verletzte* Grenze, wie der amerikanische Schriftsteller Richard Ford einmal festgestellt hat. Wohl kann man den Kontakt mit einzelnen Menschen gezielt vermeiden, aber dem Leben insgesamt kann man schlecht ausweichen. Auch nicht auf seinen letzten Metern. Man muss ihm in die Augen schauen. Und freundlich »Hallo« sagen, selbst wenn man den Eindruck haben sollte, vielleicht nicht mit ihm übereinzustimmen (was immer ein falscher Eindruck ist, denn das eigene Leben spiegelt relativ exakt den Punkt wider, an dem man sich gerade befindet).

Sie dachten, da oben wird schon jemand die Strippen ziehen, der die Sache in Ihrem Sinne regelt (oder dachten Sie etwa, Sie regeln es selbst?). Der einen allzu harten Aufprall verhindert, weil er das bis dahin, wenn Sie ehrlich sind, ja auch immer getan hatte. Das Wechselspiel von Licht und Schatten war Ihnen durchaus vertraut (auch wenn Sie insgeheim vielleicht der Meinung waren, dass Ihnen ein bisschen mehr Licht zugestanden hätte). Und wenn Sie mal abzuheben drohten, dann überlegte sich relativ zuverlässig irgendjemand ein paar fiese Volten, und schon waren Sie wieder am Boden. Dort doch in jedem Fall. Der Boden war Ihnen sicher, auch und gerade, wenn es nicht so lief. Aber nun gerät dieser Boden selbst ins Wanken. Und irgendwo darauf stehen Sie und wissen weder wo noch wer Sie sind. Nur, dass Sie gerade nach unten fahren. Das ist in etwa die Situation, in der Sie sich befinden …

Demenz ist alles andere als altersgerecht, aber immer stärker wird sie zur Chiffre des Alters. Wenn man Krankheit als einen von der Norm abweichenden Zustand definiert, könnte man spitzfindig die Frage stellen, ob Demenz wirklich eine Krankheit ist. Jedenfalls ab einem gewissen Alter: Von den 65- bis 69-Jährigen sind nur 1,6 Prozent dement. Bei den über 80-Jährigen ist jeder fünfte betroffen, und bei den über 90-Jährigen sind es bereits 40 Prozent. Aber es gibt vermutlich keinen Einzigen 110-Jährigen auf der Welt, der nicht dement ist. Fast jeder Mensch wird also dement, wenn er nur alt genug wird. Die bislang weitgehend ungelöste Frage ist, wieso es den einen früher trifft als den anderen.

Und: Warum man es überhaupt wird?

Im Prinzip sind Nervenzellen des Gehirns immer gleich aufgebaut: Am Zellkörper (Soma) mit dem Zellkern, der für den Stoffwechsel der Zelle zuständig ist und sie mit Energie versorgt, sitzt ein Geflecht kurzer Verästelungen (Dendriten). Über diese können Signale von anderen Nervenzellen empfangen werden. Daran schließt sich eine Art Telefonleitung an: ein bis zu einem Meter langer Auswuchs (Axon), der bis ins Rückenmark reichen kann und der Weitergabe der Signale dient. Die Enden des Axons bilden die Synapsen. Dort werden unter anderem auch alle Gedächtnisinhalte niedergelegt. Sie sind die Orte, an denen Erinnerungen durch elektrische und chemische Signale festgehalten werden. Zwischen den ungefähr 100 Milliarden Nervenzellen bestehen schätzungsweise 100 bis 500 Billionen Synapsen. Dort werden chemische Botenstoffe, sogenannte Neurotransmitter, ausgeschüttet, über die die Zellen Signale an andere Zellen geben.

Jedenfalls, wenn sie funktionieren.

»Wie heißen Sie?« – »Auguste.« – »Familienname?« – »Auguste.« – »Wie heißt Ihr Mann?« – »Ich glaube Auguste.« Ein Dialog, der Medizingeschichte schreiben wird. Auguste Deter wird 1901 von ihrem Mann orientierungslos in die Frankfurter Städtische Heilanstalt für Irre und Epileptische gebracht, sie ist 51 Jahre alt, körperlich scheinbar gesund, ohne erkennbares psychisches Trauma. Ihr Gedächtnisverlust gibt den Ärzten Rätsel auf. Der junge Assistenzarzt Alois Alzheimer dokumentiert seine Gespräche und Beobachtungen auf 31 Seiten. Auch als er in die Psychiatrische Klinik nach München wechselt, verliert er seine ehemalige Patientin nicht aus den Augen. Nach ihrem Tod am 8. April 1906 lässt er sich ihr Gehirn schicken und untersucht es unter dem Mikroskop: Dabei entdeckt er massiven Zellschwund und ungewöhnliche Ablagerungen, die er für krankhaft hält: Verklumpungen von Eiweißstücken, die sich wie zäher Schaum zwischen den Hirnteilen einlagern. Wenig später berichtet er bei der 37. Versammlung Südwestdeutscher Irrenärzte über einen »eigenartigen schweren Erkrankungsprozess der Hirnrinde« und spricht von der »Krankheit des Vergessens«.

Bei Alzheimer, der häufigsten Demenzform, die aus genau diesem Grund bisher auch den Großteil der Forschungsgelder auf sich gezogen hat, ist die Degeneration der Nervenzellen mehr als 100 Jahre nach jener Entdeckung unter dem Mikroskop immer noch ein weitgehend ungelöstes Rätsel. Die Hauptverdächtigen waren bis vor Kurzem vor allem zwei Proteine: das sogenannte Amyloid-Beta-Peptid, Spaltprodukt eines harmlosen Zellproteins, das insbesondere bei alten Menschen zu sogenannten »Plaques« verklumpen kann (diese hatte Alzheimer unter dem Mikroskop gesehen). Und das Tauprotein, ein unter normalen Umständen ebenfalls unauffälliges, ja sogar lebenswichtiges körpereigenes Eiweiß. Es ist zuständig für die Stabilisierung der weitverzweigten Transportwege im Gehirn. Das Tauprotein ist eine Art Autobahnpolizei, die sich um die korrekte Infrastruktur des Hirns kümmert. Ist es defekt, gerät es außer

Kontrolle und macht das exakte Gegenteil seiner eigentlichen Bestimmung: Es lässt die Leitungen, die es eigentlich stärken soll, brüchig werden. Fehlerhafte Tauproteine lagern sich dann aus dem Zellkörper heraus an die Axone an, verfilzen zu starren Bündeln, sogenannten Neurofibrillen.

Eine Langzeitstudie aus den 1990er-Jahren spricht dagegen, Alzheimer allein auf die verdächtigen Proteinverklumpungen zurückzuführen: Der Epidemiologe David Snowdon obduzierte in der sogenannten »Nonnen-Studie« 600 verstorbene amerikanische Nonnen einer katholischen Ordensgemeinschaft. Ihn interessierten dabei vor allem jene Gehirne, die eine hohe Anzahl von Plaques aufwiesen. Die überraschende Erkenntnis: Die Anzahl der Eiweißablagerungen sagt offenbar nur wenig aus über das Ausmaß des geistigen Verfalls. Rund ein Drittel der Nonnen, die Alzheimergehirne im fortgeschrittenen oder sogar Endstadium besaßen, zeigten zu Lebzeiten keine Symptome. Einige der Trägerinnen waren bis an ihr Lebensende intellektuell hellwach. Umgekehrt waren manche Nonnen dement, hatten aber ein Gehirn fast ohne krankhafte Ablagerungen. An Alzheimer erkrankten anscheinend nur diejenigen, die zusätzlich unter Gefäßerkrankungen wie Arteriosklerose litten.

Was genau die Krankheit auslöst, ist nach wie vor ein Rätsel.

Im ersten Stock eines Gründerzeit-Backsteinbaus im weitläufigen Campus der Charité sitzt zwischen einem Poster, das Che Guevara als Donald Duck zeigt, und einem Pop-Art-Druck von Star-Trek-Commander Spock in seinem

Büro ein drahtiger Mann im schwarzen Rollkragenpullover. Es ist der Direktor der Abteilung für Experimentelle Neurologie und klinischer Koordinator im Deutschen Zentrum für neurodegenerative Erkrankungen, Ulrich Dirnagl, der durch seine randlose Brille blickt und erklärt, warum die Demenzforschung nach wie vor auf der Stelle tritt: »Es ist der Tunnelblick der Wissenschaftler …«

Die einen (in der Forscherszene »Baptisten« genannt) machen das Beta-Amyloid verantwortlich, die »Tauisten« sehen nur das Tauprotein, dann kommt einer und sagt, es sind die Gefäße, und wieder ein anderer behauptet: das Immunsystem des Gehirns, die sogenannte Mikrogliazelle, was sonst? »Fragen Sie 100 Forscher, Sie bekommen 250 Erklärungen.« Die Modelle sind eng fokussiert, »hingebaut«, beklagt er, jeder sieht nur seins, was stört, wird weggeschoben, nicht in betrügerischer Absicht, sondern weil man es für die wissenschaftlichen Aufsätze lieber passend hat. Am Schluss ist es dann nur diese eine Zelle. Oder jenes Blutgefäß. Und jeder neigt dazu, die Effektstärken seiner eigenen Modelle zu überschätzen. Dirnagl spricht von »Bias«, einem der Psychologie entlehnten Begriff, der so viel wie »einseitig befangene Sichtweise« bedeutet. Es sei nichts dagegen einzuwenden, wenn Wissenschaftler fokussiert arbeiteten, weniger gut jedoch, sich hinzustellen und eine Monokausalität zu behaupten. Weil eigentlich alles dagegen spricht: »Ich gehe so weit, zu sagen, dass am Ende alles eine Rolle spielt.« Das Amyloid, das Tauprotein, die Endothelzelle des Gefäßes. Und die Mikrogliazelle.

Aber vielleicht der Reihe nach.

Alois Alzheimer war ursprünglich der Ansicht, eine Gefäßerkrankung entdeckt zu haben. Als die Amyloidhypothese in den 1970/1980er-Jahren aufkam, schlug das Pendel der wissenschaftlichen Wahrheitsdeutung in die Richtung einer rein neuronalen Annahme aus. Diese Hypothese ist nicht tot, die Befunde in den sezierten Gehirnen sind ja da, aber das Pendel schwingt massiv zurück: Gefäßstörungen werden nun wieder verstärkt als Ursache angenommen. »Vermutlich liegt die Wahrheit irgendwo dazwischen«, sagt Dirnagl. Und leider kommt aber noch einiges hinzu.

Die Amyloidhypothese war eine runde Sache, wie ein gut gebautes Haus. Ein festes Fundament, der Feind war klar, die Argumente gut, eine starke, verführerische Theorie, weil sie ein benennbares Ziel hatte: ein Molekül, das Ärger macht und auf das sich Pharmaindustrie und Wissenschaft stürzen konnten. Es schien offenkundig, das Amyloid musste neutralisiert werden, koste es, was es wolle (und es kostete viel): entweder indem man Antikörper gab oder das Immunsystem dazu brachte, es aufzufressen. Doch alle Studien und Impfversuche waren im Ergebnis negativ. Man schien etwas übersehen zu haben. Irgendetwas fehlte.

Die nächste Theorie schien zunächst noch pfiffiger: Man kam auf die Idee, einfach die Enzyme zu neutralisieren, die das Protein falsch schnitten. Einer der Gründe für ihr Scheitern bestand darin, dass der vermeintliche Zellenkiller, wie so häufig in der Natur eingerichtet, selbstverständlich nicht ausschließlich schlechte Eigenschaften hat. Das Amyloid hat auch wichtige Funktionen bei der Informationsverarbeitung, die man aber bisher noch nicht alle kennt. Eine bestimmte Menge davon ist notwendig. Es gibt praktisch nichts im Körper, das einfach nur irrtümlich da ist. Ein Regelsystem, das sich über Hunderte von Millionen Jahren entwickelt hat, lässt wenig Raum für Versehen.

Es gibt nun zwei Gründe, warum sich das Amyloid ansammeln kann. Und beide führen die sich einst unversöhnlich gegenüberstehenden Wissenschaftslager – die vaskuläre auf der einen und die neuronale These auf der anderen Seite – wieder zusammen: Erstens, durch eine Mutation wird es falsch geschnitten und zu viel produziert. Zweitens, der Abtransport versagt. Entweder durch eine Störung der Gefäßwände. Oder aber, weil es die hirneigenen Immunzellen, sogenannte Mikroglia, so verändert, dass es nicht mehr von ihnen aufgefressen werden kann.

Es gibt sehr seltene Beta-Amyloid-Mutationen, bei denen man die Wahrscheinlichkeit vorhersagen kann, mit der jemand in zehn oder 20 Jahren an einer klassischen, rein neuronalen Demenz erkranken wird. Diese Patienten sind für Studien äußerst gefragt, da man Impfstoffe an ihnen erproben kann. Denn einer der Gründe, warum die klinische Forschung immer noch auf der Stelle tritt, liegt auch daran, dass bei Demenzpatienten ja immer nur die Endform der Erkrankung betrachtet werden kann. Die lange währende Vorgeschichte aber bleibt meist unbeobachtet. Die krankhaften Prozesse beginnen mindestens 20 bis 30 Jahre, bevor sich Demenz sichtbar macht. »Sie kriegen ja nie die smoking gun, sondern immer nur Überbleibsel, wo bereits etwas kaputtgegangen ist.« Das Gehirn, erklärt Dirnagl, verfügt über große Plastizität: »Viele, leider nicht alle Funktionen sind quasi redundant, wenn der Abbauprozess also langsam, über viele Jahre geht, kompensiert das Netzwerk Gehirn sehr lange – bis es irgendwann ausgeschöpft ist.« Erst wenn ihre kognitive Reserve erschöpft ist, zeigen die Patienten Symptome.

Eine moderne Theorie besagt, dass diese falsch geschnittenen Amyloid-Fragmente nicht primär andere Neuronen angreifen, sondern hirneigene Immunzellen anregen, die ihrerseits durch die Produktion freier Radikale die umliegenden Nervenzellen zerstören. Zugleich scheinen Tierexperimente zu bestätigen, dass das Amyloid parallel auch die Innenwände der Gefäße, ihre Endothelzellen, angreift. Die Gefäße werden somit durchlässiger, die sogenannte Bluthirnschranke wird gestört: Dadurch gelangen plötzlich Botenstoffe und Eiweiße ins Gehirn, die dort nichts zu suchen haben.

Eine zweite fatale Amyloid-Wirkung auf die Gefäße könnte darin bestehen, dass diese auf Reize nicht mehr mit entsprechender Weitung reagieren. Hebt man zum Beispiel den Arm, steigt normalerweise die Hirndurchblutung in den entsprechenden Regionen. Weiten sich die Gefäße jedoch durch eine Amyloid-Schädigung nicht, fließt zu wenig Blut für die angestrebte Funktion – man kann den Arm nicht mehr heben. Auch bei dieser Annahme trifft sich die Amyloid- mit der Gefäßhypothese, die sich bisher sozusagen als verfeindete Lager gegenüberstanden.

Innerhalb der Wissenschaft mag das friedenstiftend wirken, doch ein Durchbruch für die Behandlung der Krankheit scheint nicht bevorzustehen. Es ist nichts in der Pipeline der Forscher versteckt, das hoffnungsvoll stimmt, man könne dem Alter eine seiner am wenigsten gewünschten Begleiterscheinungen nehmen oder es zumindest lenken. Immer noch dreht man sich scheinbar im Kreis.

VON HANDWERKERN UND LIEBHABERN

Du hast ja auch hier immense Dinge zu verantworten.

Na ja, das meiste macht Mama.

Na ja, aber dich gibt's nicht nur nebenbei.

Nein, ich bin ganz da. Willst du diesen Tee haben?

Das ist der vom Vormittag, den würde ich nicht mehr verwenden. Den hat der junge Mann hiergelassen, der Liebhaber von deiner Freundin. Übrigens, ihr Name fällt mir schwer.

Ich weiß. Alexandra.

Ja, genau, wieso fällt mir das schwer? Ja, und was macht der wirkliche Ehemann von Alex? Den halte ich für den Grundsteinleger. Das ist ja nun für mich eine durchaus halb kriminelle Sache. Dieser Begleiter. Der sich mir gegenüber so aufführte, als kenne ich ihn schon 20 Jahre.

Weißt du etwas, was ich nicht weiß?

Na, dieser Begleiter, der schon da war, als das eingetragen wurde. Als das Unglück passierte.

Das waren doch Feuerwehrleute!

Das waren keine Feuerwehrleute, das waren Intimusse von Alex. Das ist der Punkt, auf den ich hinauswollte. Das ist dir wohl völlig neu, was?

Wen meinst du denn?

Wie kommt es denn in meiner Naivität, dass hier ein fremder Arbeiter sich zu tun macht und Verrichtungen begeht, weil das natürlich unnatürlich ist. Er muss plötzlich Sachen machen, die er überhaupt nicht machen sollte. Sondern er muss Reparaturen pflegen.

Na, hier waren ja lange Handwerker im Haus nebenan.

Dann ist überhaupt die ganze Sache für mich geklärt, ich wollte schon Mama eröffnen, was sie dazu sagt, dass da ein Liebhaber im Hause läuft.

Nun meldet sich die Mutter aus dem Hintergrund und fragt, wo er denn den Liebhaber gesichtet habe. Der Vater, erbost, dass man ihm bei diesen Ausführungen höchster Wichtigkeit offenbar nur mit halbem Ohr lauscht, sagt: »Sie hört mal wieder nicht zu!« »Was denn für Liebhaber?«, fragt meine Mutter – nun etwas lauter – nach. »Na, der Liebhaber von dir und Alexandra!« Meine Mutter schlagfertig: »Na, da hat er ja zu tun ...« Mein Vater vermeint eine Ironie zu vernehmen, die er der Sache für nicht angemessen hält. »Na, das kam mir überhaupt gar nicht witzig vor. Schon beim ersten Treffen hatte ich doch sofort kombiniert: Was soll denn das? Was ist denn das für 'ne komische Kombination? Mama und die Handwerker auf allerbestem Fuße ...«

Weil in dieser heiter-absurden Konversation nun aber doch offenbar seine Sorge mitschwingt, dass im Hause die Ordnung bedroht ist, schreite ich ein und stelle sie wieder her. Ich sage: »Nein, das verbieten wir.« Der Vater ist erleichtert, wieder einmal hat der Sohn einen komplizierten

Sachverhalt kraft weniger Worte geregelt. »Unbedingt. Wir wollen bitte schön die Komplikation, die ich darzustellen versucht habe, nicht verdreifachen, das doch bitte nicht, das ist absoluter Schnee von gestern, das nehme ich als freundschaftlichen Gegenbesuch und nichts anderes.«

Eine seiner größten Sorgen gilt seit Längerem meiner Beziehung zu der Frau, deren Namen er stets vergisst. Er sagt, er schätzt den Klang ihrer Stimme und auch die Gewandtheit, »mit der sie sich bestimmten thematischen Themen zuwendet«. Sagt, dass er sie als aufgeschlossen und »kregel« empfinde, attraktiv natürlich sowieso, aber darauf müsse er mich ja wohl nicht hinweisen, und dass sie einen großen Beitrag zu seiner neuen Aufbruchsstimmung leiste: »Ich habe sehr viel Ideen und auch Tabula-rasa-Geschichten und alles Mögliche.« Von einer solchen Stimmung hatte ich noch gar nichts gewusst, aber es freut mich, davon zu erfahren. Ist Alexandra dabei, verlässt er für Momente seinen Krankenstatus und lässt aufblitzen, dass es durchaus eine Zeit gab, in der er als Charmeur galt.

Er mag auch ihren alten 190er-Mercedes: »Donnerwetter, aller Respekt.« Meine Zuneigung ist etwas geringer ausgeprägt, denn man kann mit dem Wagen weder im Winter noch bei großer Wärme oder im Regen fahren, was ihn, wie ich finde, nur sehr eingeschränkt nutzbar macht. Wenn ich nicht ernsthafte Verstimmungen riskieren will, muss ich dies allerdings für mich behalten, denn der Wagen hat für Alexandra eine Art Heiligenstatus – sie hat ihn nämlich von ihrer Großmutter geerbt. Diese Information wiederum beunruhigt meinen Vater etwas, denn man weiß, dass die Technik inzwischen vorangeschritten ist: »Hoffentlich fährt sie nicht schief.«

Insbesondere aber bewundert er ihr Klavierspiel (Alexandra spielt nicht Klavier, und ich weiß nicht, wie er darauf kommt). Sie hat ohne Zweifel sehr viele Stärken, aber sie ist genauso unzweifelhaft einer der unmusikalischsten Menschen, die ich kenne. Schon im Schulchor war ihr verboten worden, zu singen, um die anderen nicht aus dem Takt zu bringen. Insbesondere zur klassischen Musik hat sie, zu meinem Bedauern, eigentlich wenig Zugang. Insofern liegt mein Vater mit seiner Frage »Spielt sie eigentlich Bach?« auch nicht einmal am Rande richtig. »An Gould kommt sie nicht ran«, antworte ich vieldeutig. Bleibe damit absolut bei der Wahrheit, ohne ihr auf die Füße zu treten oder seine romantische Vorstellung von ihr (sein Sohn mit einer Pianistin) zu zerstören. Ich sage ihm, dass ich am Abend mit ihr in ein Jazzkonzert gehe. »Da bin ich ja gespannt, wie sie auf den Film reagiert. Ist das ein neuerer Film oder ein älterer?« »Ein Konzert, Papa, kein Film!« »Dann ist die Frage ja völlig unangebracht«, resümiert mein Vater – ohne Anzeichen besonderer Erschütterung.

Ich lebe erst seit einigen Monaten mit Alexandra zusammen. Da sein großes Thema nun der Verlust ist, beschäftigt sich der Vater auch viel mit potenziellen Verlusten. Aus allem, was er andeutet oder sagt, wird deutlich: Er möchte nicht, dass ich Alexandra verliere. Ich habe nie mit einer Frau zusammengewohnt, selbst in langjährigen Beziehungen nicht. Auch insofern begleitet mein Vater die späte Premiere seines Sohnes mit großem Interesse. Früher hat er immer darauf geachtet, nicht neugierig zu erscheinen, diese Mühe macht er sich jetzt nicht mehr. Weil er mitbekommen hat, dass wir ein paar Anfangsschwierigkeiten zu überwinden haben, fragt er sehr direkt, wie es mit uns steht.

Er erkundigt sich, wie jedes Mal, nach Alexandra und wann wir heiraten. Ich sage ihm, wir sind jetzt erst mal zusammengezogen, und deute an, dass es »noch ein paar Reibungsflächen« gebe. »Mich würde schon interessieren«, sagt mein Vater, »ohne neugierig zu sein, wenn du auf diese Reibungsflächen mit ein paar Worten eingingest …«

Wir müssen uns erst einmal aneinander gewöhnen …

Das würde ich dann aber sehr intensiv tun.

Das machen wir auch.

Das heißt nicht, dem anderen mit dem Schwerte entgegentreten! Sonst ist die Unterlage für Zank und Streit gegeben.

Natürlich nicht.

Das ist nur durch gewaltige Kompromisse zu erschließen, denn sonst ist der Trümmerhaufen programmiert.

Weißt du, was ein Hypochonder ist?

Das weiß ich sehr gut.

Dein Sohn ist ja leider auch einer. Ich.

Aber das hat sich mir gegenüber wenig ausgewirkt.

Und nun ist Alexandra gerade erkältet. Du kannst dir vorstellen, was das bedeutet.

Ach du lieber Gott, da könnt ich mir nur vorstellen, dass du sofort prophylaktische Dinge nimmst … massive Antibiotika!
Na, ich denke, ein paar Vitamine werden es tun.

Mein Vater kann die tiefe Sorge seines Sohnes, sich anzustecken, nachempfinden, sieht darin anders als viele meiner Freunde auch kein »Weichei«-Verhalten und macht sofort beherzte Vorschläge, wie dem entgegenzutreten sei. Alexandra ist eine Frau, die er schätzt, auch wenn er ihren Namen vergisst, aber wenn es darum geht, seinen Sohn gegen Gefährdungen, die offenbar ja eindeutig von ihr ausgehen, zu verteidigen, ist wohl klar, auf wessen Seite er steht. Er ist so beherrscht von dem Thema (was emotional besetzt ist, kann sich ein Dementer sehr wohl merken), dass er im Verlaufe der nächsten Stunden noch mehrfach darauf zurückkommen wird. »Dich hat doch eine wüste Erkältung überfallen …«, hakt er mit scheinbarer Beiläufigkeit nach. »Längst vorbei«, wiegele ich ab. Auch um *ihm* selbst ein besseres Gefühl zu geben.

Wobei man sagen muss: Mein Vater hat in etwa das stärkste Immunsystem, das überhaupt vorstellbar ist. Die Anzahl seiner Erkältungen in den letzten 50 Jahren füllen, wenn es hoch kommt, zwei Hände. »Eben weil ich stets auf der Hut bin«, pflegt er zu entgegnen, wenn ihm jemand übertriebene Erkältungsangst nachsagt.

Mein Vater möchte aber doch gern noch einmal auf eine andere Erkältung zurückkommen, die ich vor Monaten hatte und an die er sich zu erinnern glaubt. Mein »Längst vorbei« hat ihn nicht ganz zufriedenstellen können, auch weil er aus eigener Erfahrung ja weiß, dass eine gewisse Skepsis gegenüber Menschen angebracht ist, die behaupten, sie hätten eine Erkältung bereits ausgestanden. »Es wurde immer so dargestellt, als würde es dich beherrschen«, sagt er, und ich erinnere mich, dass ich die (längst ausgeheilte) Erkältung einmal als Argument verwendet hatte, meine Eltern *nicht* zu besuchen. Als Ausrede. »Und wovon glaubst du, hast du es eingeschleppt?«, fragt mein Vater, der solchen Dingen immer gern auf den Grund geht. »Von Alexandra«, sage ich. »Durch intensive körperliche Annäherung?«, fragt er nach, weil man das als Vater ja mal fragen darf. »Na so intensiv war sie in den letzten Wochen gar nicht!«, sage ich mit seltsamer Freimütigkeit. Eigentlich wollte ich andeuten, dass sie zurzeit in Hamburg arbeitet, aber meine Formulierung hat ihn bereits in tiefe Sorgen gestürzt.

Meine Mutter hat für alle Fälle jedoch schnell das Horoskop aus der Funkzeitung herausgesucht und festgestellt, dass die Liebe ihres Sohnes zu seiner Freundin auch nicht ansatzweise gefährdet ist. Mein Vater ist beruhigt und will gerade noch einiges Grundsätzliches sagen zur Notwendigkeit einer gewissen Anpassungsfähigkeit, die ja jede Beziehung erfordert, als ihm einfällt, dass er wieder etwas vergessen hat. »Wie heißt deine Freundin? … A… es ist eben aus, nicht!« Ich sage ihm, dass mir das auch manchmal passiert und er es nicht so schwer nehmen dürfe. »Das ist ein Argument«, sagt mein Vater und wechselt übergangslos das

Thema, das er soeben ja noch vertiefen wollte. Wahrscheinlich hat er den Anfang unseres Gesprächs schon wieder vergessen.

Ich zeige ihm Urlaubsfotos aus Mallorca. Bilder von einem Unwetter, der Himmel braungrau, das Licht geschluckt, Sturm peitscht die Wellen, Passanten in Regenkleidung, die sich zum Schutz die Hände vors Gesicht halten und auf der Uferpromenade vergeblich versuchen, nicht nass zu werden. Doch wieder einmal habe ich mich ganz offenbar nicht ausreichend in die Denkweise eines Dementen hineinversetzt. Die Bilder ängstigen meinen Vater: »Wie ein Bombeneinschlag, o Gott, da möchte ich nicht sein. Das ist ja lebensgefährlich.« Ich sage ihm, dass es das in gar keinem Fall war. Weil ihm der Zusammenhang entfallen ist, fragt er mich:

»Möchtest du da jetzt stecken?« »Na, ich hab's ja fotografiert, Papa.«

»Das mag ich aber gar nicht, wenn ich so etwas höre.« Und nun wird mir klar, dass ein paar erhöhte Wellen ihn weit zurück in den Krieg getragen haben. Die Wellen sind wie der Trigger für Katastrophisches, das bereits lang zurückliegt. Die Gefahr, die sie für ihn ausstrahlen, wird in seinem Gedankenleben zusammengeworfen mit früheren Gefährdungen, denen er sich ausgesetzt sah: »Aber Papa, es sind doch nur Wellen …«

Auf einem anderen Bild ist ein Flugzeug zu sehen, das er, immer noch im Kriegsmodus, für eine Skymaster hält, jenen Typ der Royal Air Force also, der ihm vor allem aus der Zeit der Berliner Luftbrücke in Erinnerung ist. Ich suche nun sehr bewusst nach einem eher harmlosen Foto, das ihm einen Ausstieg aus seinen militärischen Assoziationen erlaubt: Zwei Hunde, die aufmerksam in die Kameralinse schauen. Mein Vater fragt, wo denn die Hunde her seien. »Das war am Strand«, erkläre ich. »Also, du hast fremder Leute Hunde fotografiert? War es so? Und dann hast du sicher den Leuten ihre Hunde angeboten …« Da es ja ihre waren, hätten sie die schon ganz gern behalten wollen, sage ich. Ob er nicht auch gern ein Tier haben würde? »Ja, so eins«, sagt er und zeigt auf den Hund.

Was würdest du denn mit so einem Hund machen?

Würd ich viel spazieren gehen. Aber er dürfte nicht zu groß sein.

Lieber einen Hund als 'ne Katze?

Ja.

Warum?

Eine Katze ist eher ein Haustier. Und ein Hund ist eben ein Hund. Der geht auch mit spazieren.

Aber in deinem jetzigen Zustand wäre das mit dem Spazieren ja gar nicht so einfach.

Das wäre eigentlich unlösbar.

Mit dumpfem Aufschlag ist ein Vogel mit voller Wucht gegen die Wohnzimmerscheibe geflogen. Federn kleben an der Scheibe, ein Rotkehlchen mit herrlich leuchtendem Gefieder liegt reglos auf dem Terrassenboden, aus seinem

Schnabel tropft Flüssigkeit. Mein Vater hat sich zutiefst erschrocken und ist untröstlich über den Tod des schönen Tieres. Er fordert, dass umgehend Vogelsilhouetten (»Wie heißen die Dinger?«) auf die Scheibe geklebt werden, damit sich so etwas nicht wiederholen kann. Auch nachdem ich den Vogel hinten im Garten vergraben habe, kann sich mein Vater nicht ganz erklären, was zum Absturz geführt hat. »Der arme Vogel«, sagt er immer wieder und versinkt regungslos in Gedanken. Seine Traurigkeit weht aus der Vergangenheit herüber. Der Tod des Vogels lässt ihn eine Stimmung seiner Kindheit neu durchleben.

Mein Vater erinnert sich: Er ist elf Jahre alt, hat ein Luftgewehr, Fabrikat »Diana«, 4,5 mm, leider ohne gezogenen Lauf, geschenkt bekommen und übt im Garten. Seine Mutter legt die Wäsche. Der Vater zielt auf einen hohen Mast mit einem Draht, der im Nachbargarten als Radioantenne dient. Auf dem Mast ganz oben sitzt eine Amsel. »Die schieß ich jetzt runter«, sagt er zur Mutter, die es nicht ernst nimmt, denn die Entfernung ist beträchtlich. »Die triffst du nie!« Der Vater drückt ab und die Amsel fällt direkt aus dem Gesang auf den Boden. Mein Vater ist so erschrocken über seine Tat, dass er das Gewehr wegwirft, über den Zaun hechtet und eine Stunde im Wald verschwindet. Später gibt es beträchtlichen Ärger, denn der Nachbar ist Vorsteher des örtlichen Tierschutzvereins.

»Ich habe sie im Gesang getroffen«, sagt mein Vater und wirft sich bis heute vor, das er jenes Leben auf dem Gipfel seiner Schönheit mit einer leichten Fingerbewegung beendet hat. In dem Moment, wo er das Gewehr anlegte, war es für den Elfjährigen keine moralische Frage, sondern ausschließlich ein technisches Problem gewesen, die Amsel zu treffen. Technisch hat er es gut gelöst. Moralisch verzeiht er es sich bis heute nicht. »Das ist ein Erlebnis, das sich mir eingebrannt hat.«

Ich habe solche Angst.

Wovor hast du Angst?

Na, vor dem Tod. Ich habe auch gar keinen Hunger mehr. Das ist doch typisch für das Ende, oder?

Wann beginnt der Tod? Wenn man aufgehört hat zu atmen? Oder schon, wenn man sich nicht mehr lebendig fühlt? Wenn man aufsteht und sich gleich wieder hinlegen will, weil das, was vor einem liegt, nicht anders zu werden verspricht als das schon gestern Erlebte. Und am Tag zuvor. Wenn man nur noch seinen Schatten spürt. Wenn man nicht mehr empfinden kann, also nicht mehr fühlt. Solange man Schmerz beklagt und Trauer, sogar Leere, ist man noch auf dem Weg. Oder um es mit den Worten eines altersweisen Freundes zu sagen: »Schluss ist, wenn Schluss ist, nie vorher.«

Mein Vater hatte gehofft, dass er ganz diskret aus dieser Welt gezogen werde. Ohne viel Aufhebens. In einer guten Laune vielleicht. In jedem Fall gnädig. Aber nun muss er seinem eigenen stückweisen Sterben zuschauen. Merkt, wie jeden Tag etwas Neues in ihm verloren geht.

Diebesbanden wüten in ihm und räumen ihn langsam aus. Seine Fähigkeiten, seine Vorlieben, seine Gedanken, seine Identität.

Er versucht, sich gegen ihren Zugriff zu wehren, will festhalten, was ihm noch verbleibt. Also beginnt er Notizen zu machen. So wie ein Haus ja auch erst durch seine Wände entsteht, braucht das Bewusstsein Angelpunkte. Mein Vater sammelt nun Daten, die er mit kleiner, schwer leserlicher Schrift in eine Art Tagebuch einträgt. »Es muss alles notiert werden.« Er sei sich selbst schuldig aufzuschreiben, was er noch wisse. »Sehr namhafter Gedächtnisverlust wegen Sturz auf der Treppe«, so beginnen seine Eintragungen. »Definitive Rückkehr in unser Haus« steht dort mit annähernd richtiger Hausnummer und: »Andreas lebt seit zwei Monaten in einer neuen Wohnung.« Mein Vater sagt, er arbeite daran, seine eigene Identität wiederzugewinnen. Und dass dies ein schwerer Kampf ist. Ein Zweifrontenkrieg: um die Vergangenheit und die Gegenwart. Jedenfalls, wenn man die Zukunft abzieht. Und das macht im Fall eines 88-Jährigen wahrscheinlich Sinn.

Zuweilen hält er in seinen Notizen seine eigene Befindlichkeit fest. An einem späten Frühlingstag finden sich darin folgende Zeilen:

Kämpfe mit Gedächtnisverlust und schweren Depressionen.

Fürchte Herzstillstand!

Fades Gefühlsleben.

Warten auf Ärzte, die nicht kommen.

Klebe an mir selbst fest, möchte fliehen, aber wohin?

Tiefe Müdigkeit, dann Ende!

Die Handschrift zerfällt ihm unter den Händen, immer häufiger fehlen Buchstaben, oft setzt er nun Bindestriche zwischen die Wörter, so als könne er ihnen damit zusätzlichen Halt verleihen.

Es fällt mir zum Beispiel auch nicht leicht, große Buchstaben zu malen, guck mal, wie klein die sind.

Warum fällt dir das schwer?

Meine Hand macht nicht genau, was ich will. Was wollte ich eben notieren?

Es ging ums Spazierengehen.

Ach so, ja, also möglichst selbst. Nicht immer schieben lassen! Ich les das nämlich alles noch mal.

Weil es ebenfalls eingetragen werden muss, fragt er, wann meine Freundin Geburtstag hat. Als ich andeute, dass dies noch lange hin ist, sagt er: »Also im Grunde beliebig?« Immer wieder vergewissert er sich ihrer Sympathie. Es ist ihm wichtig, dass sie ihn mag. Und ich bestärke ihn darin. Ich sage: »Alle mögen dich.« Er schaut mich eine Weile an und sagt, dass er sich selbst auch wieder zu mögen beginne. »Allerdings sage ich das mit horizontalem Vorbehalt.« Andererseits erfahre er so viel Ermutigung von uns, dass er es sich gar nicht leisten könne, in eine »Kopfhalterungshaltung« zu verfallen. Er würde sich im Gegenteil überlegen, wie er vieles ändern könnte. Er sei »umtriebig«, bestätige ich, doch er, der sicherlich über keinen kleinen Wortschatz verfügte, kennt den Begriff nun nicht mehr. »Was ist das?«

»Die Unterhaltungen werden zum quälenden Quiz«, schreibt Tilman Jens in seinem Buch, das zur Abrechnung mit dem einstigen Übervater gerät. Auch mein Vater, so langsam er insgesamt ist, springt manchmal hin und her zwischen ganz verschiedenen Personen, auch solchen, die ich gar nicht kenne. Oder ich kenne sie, aber sie werden mir in seiner Beschreibung nicht deutlich: »Na, wie heißt er gleich, du weißt schon … der mit dem Auto neulich, Herrgott noch mal, na, dieser …« So geht es oft über Minuten. Oft hält er Personen der Gegenwart für solche aus früheren Lebensphasen. Und umgekehrt. Er lebt neben der Zeit. Und füllt Gedankenlöcher zuweilen mit gewaltigen Wiederholungen: »Konfabulieren« heißt das in der Sprache der Neurologen. Oft operiert er auch mit dem Trick, dass er einfach wiederholt, was der Gesprächspartner zuletzt gesagt hat.

Eines Tages hören wir Geräusche im Treppenhaus, fast drei Wochen hat er das Erdgeschoss nicht verlassen, aber nun geht er auf einmal mit großer Selbstverständlichkeit nach oben. Er habe etwas zu erledigen. Langsam, Schritt für Schritt erklimmt er die Treppe, nein, man müsse ihm nicht helfen, er schaffe das, eine Tür fällt ins Schloss. Er hat sein Arbeitszimmer betreten. Weil man ja nicht so genau weiß, was er anrichtet, gehe ich ihm hinterher. Aber er scheint völlig bei sich, als er sagt: »Ich würde gern wieder schreiben.« Ob er schon eine Überschrift habe für das, was er zu sagen gedenke? »Aus der Katastrophe, müsste es in etwa heißen.

Aus der Verwünschung, aus dem Elend eines nicht beherrschbar gewordenen Zustandes …« Er ist einverstanden mit seiner Formulierung und schiebt ein bekräftigendes »Ja, so wäre es richtig« hinterher. »Was würdest du darin sagen?«, frage ich ihn. »Na, zum Beispiel, dass ich jetzt meine Brille nicht finde«, antwortet mein Vater, als wäre dies das Nächstliegende der Welt.

Es gelingt ihm sogar, die alte elektrische Schreibmaschine in Gang zu setzen, und er fängt an zu schreiben. Er braucht lange, um die Buchstaben zu finden, er verläuft sich auf der Tastatur, setzt erneut an, es kostet ihn Kraft und viel Konzentration. Zwei Tage später liegt dennoch ein Ergebnis vor: Zwei Briefe. Der eine geht an mich. »Verzeih mir bitte das schlechte Schreibbild. Bin wahrlich kein guter, sondern ein schlechter Rentner! Ohne Mama und Dich wäre ich versucht, Schluss zu machen. Aber natürlich wäre ich dafür zu feige.« Sätze, die eingebettet sind in allgemeine Betrachtungen über das Wetter und die geringen Aussichten, die er der deutschen Mannschaft in Brasilien einräumt. Alles steht parallel und ungewichtet nebeneinander, Banales neben sehr Ernstem, Abgründe zwischen Vordergründigem.

Konsequent düster dagegen der Brief an einen ehemaligen Klassenkameraden, der mit den Worten schließt: »Lange wird es nicht mehr gehen. Ich fühle mit Viola das nahe Ende. Dein Horst.« Darf man so einen Brief unkommentiert verschicken? Welchen Schrecken löst man damit beim Empfänger aus? Ich rate meiner Mutter, einen erklärenden Zettel beizulegen.

Der neue Rollstuhl wird geliefert. Der Vater spricht von einem »schwierigen Instrument, das hohe Sachkenntnis erfordert, um es in Gang zu setzen«. Andererseits zeigt er sich tief beeindruckt von der »äußersten Robustheit«: »Absolut wasserfest, mit einem besonderen Überzug, der es immun macht gegen Regen und Schneewind.« Nach eingehender Klopfprüfung kommt er zu dem Schluss: »Das muss wohl im Koreakrieg ausprobiert worden sein.« Jedoch fürchtet er, dass zu viel Geld ausgegeben worden sei, und ist erst beruhigt, als er erfährt, dass dafür die Krankenkasse aufkomme. Da er zur Ängstlichkeit neigt, schlägt er vor, mit dem Instrument »ausschließlich auf asphaltierten Wegen« zu fahren. Man dürfe sich, insbesondere in seiner Situation, keinerlei Gefährdungen aussetzen. Aber das hat er so ähnlich auch schon in früheren Jahren gesagt.

Wollen wir mal auf die Terrasse?

Lass mich das erst überprüfen, wenn ich mich hierhingesetzt habe.

Willst du den Anorak haben?

Wir werden das sehen, ohne getrieben zu werden.

Mutter: Den Schal vielleicht …

Dann darf ich mich zurücklehnen. Wenn 1 000 Leute durcheinanderreden …

Willst du deine Mütze?

Ohne Kopfbedeckung, das ist nun ganz schleierhaft!

Brauchst du noch einen zusätzlichen Stock?

Wenn ich auf der Terrasse liege, werden wir's sehen …

Das machst du gut.

Na, gut ist falsch übertrieben … Wie lang muss ich denn noch rumlaufen? Ich will jetzt wieder rein. Ist es erlaubt?

Natürlich.

Langsam zählend geht er zehnmal im Kreis herum, eigentlich schiebt er den Rollator nicht, nein, er hängt in ihm wie ein klammernder Boxer an seinem Gegner, der auf den erlösenden Gongschlag wartet. Der Terrassengang ist die einzige körperliche Aktivität seines Tages. Die meisten anderen Dinge werden ihm abgenommen. Morgens um acht Uhr kommt ein Mann, den er »den Wäscher« nennt, und eine Schwester, die auch am frühen Abend noch mal erscheint. Die ihm Insulin spritzt und auch die andere Medizin gibt. Manchmal erscheint noch mittags jemand, aber sowohl mein Vater als auch die Mutter versuchen diesen zusätzlichen Termin zu vermeiden, weil er unnötige Unruhe in ihr ohnehin ruheloses Leben bringt.

Mein Vater, der bis vor wenigen Jahren den Großteil seiner Zeit mit Zeitunglesen verbrachte, hat nun Schwierigkeiten auch nur einen einzigen Artikel zu erfassen. Heute hat er etwas gefunden, das ihn an die Zeit erinnert, da er noch regelmäßig in die Philharmonie ging. Ein Interview mit Simon Rattle, den er für einen »französischen Komponisten« hält, obwohl er dies bis vor Kurzem natürlich besser wusste. Der Anlass des Interviews ist die Premiere einer Janacek-Oper, die Rattle dirigiert. Im Interview stehen Sätze wie: »Das Tolle an Janacek ist ja, dass je besser man ihn spielt, desto mehr klingt er nach weitergedachtem Dvorak.« Mein Vater weiß nicht, was damit gesagt werden soll. Auf unbestimmte Weise scheint es ihm faszinierend, aber es erschließt sich ihm nicht. Genauso wenig die Bemerkung: »Janacek hat ja sein ganzes Leben gebraucht, um einen Weg zu finden, die Klänge, die ihm im Kopf herumgingen, in Notenschrift umzusetzen.«

Der Vater vermischt die Ebenen, sieht nun sich selbst im Gespräch mit Rattle und behauptet, Rattle würde ihm die Worte im Mund herumdrehen. Er würde das Gegenteil davon behaupten, was er denkt. Im Kopf von Rattle gebe es offenbar »eine gewaltige Konfusion«. Er könne nur »Kraut und Rüben« lesen, sagt er deprimiert: »Ich kann mich nicht richtig formulieren.« Ich beruhige, sage, dass es ein schwieriger musiktheoretischer Text ist, den auch ich nicht vollständig verstehe. Sein Erkenntnisinteresse ist noch nicht erlahmt, er kann es nur nicht mehr befriedigen. Noch zweimal bittet er mich, ihm den gesamten Text langsam vorzulesen. Dann sagt er: »Ich danke dir, das war sehr nützlich für mich, und ich hoffe, du hast es nicht als Zeitverschwendung angesehen.«

Bald schon wird er nach dem Schreiben auch das Lesen einstellen, weil sich die Buchstaben nicht mehr zu etwas Sinnhaftem zusammenfügen wollen. Weil es ihn anstrengt und er merken muss, dass diese Anstrengung vergebens ist. Er verabschiedet sich aus der Welt des Geschriebenen, die ihm stets Geborgenheit gewährt hat. Hin und wieder versucht er sich noch an ein paar geistigen Dehnübungen. Eines Tages fragt er mich unvermittelt: »Kennst du eigentlich Wirtinnenverse?« Meine Mutter sagt, sie ist nicht begeistert von dieser Art Witze, aber sie möchte ihn auch nicht bremsen bei den traurigen Versuchen, seinem Gehirn längst Verschüttetes abzuringen. Mein Vater katapultiert sich also zurück in die Pubertät und rezitiert stolz: »Frau Wirtin hat auch eine Nicht', die konnte zwar, doch durft sie nicht …« Fast ohne zu stocken, kann er fünf Verse hintereinander vortragen, sieben Minuten komprimierte Zotigkeit. Wir sind entsetzt und klatschen Beifall.

Noch befindet er sich in der Phase der mittelschweren Demenz. Noch meldet er sich am Telefon: »Hier spricht dein verwirrter Vater.« Noch weiß er um seinen Zustand. Und dass er ohne die aufopferungsvolle Pflege meiner Mutter verloren wäre. »Von mir habt ihr nichts Gutes mehr zu erwarten«, antwortet er auf die Frage, wie es ihm gehe. Er fühlt sich in seinem Haus nicht mehr zu Hause, sondern, wie er sagt, »in einer Atmosphäre der Zwischenstaatlichkeit«. Er betet nun täglich dafür, sterben zu dürfen. Oft wird den Alten empfohlen, sich auf die schönen Momente zu konzentrieren. Sich nicht über Leistung zu definieren, sondern an dem zu orientieren, was sie noch schaffen können. Aber viel ist das ja nicht mehr. Und Schönes, sagt er, könne er beim besten Willen nicht sehen. Es sei nur ein lang gedehntes, zähes Warten auf das Unausweichliche.

Ich will, dass ich richtig zu Hause bin.

Das bist du doch.

Ich bin nicht richtig zu Hause, diese Gegend ist nicht mein Zuhause, und im Silzer Weg bin ich auch nicht zu Hause.

Aber da ist doch unser Haus!

Ja, aber ich komm ja kaum raus. Ich hab ja nicht einmal gewusst, wo das Auto steht.

In diesem Zimmer also, scheint es, wird die lange Lebensreise meines Vaters zu Ende gehen. Alles, was er tut, macht er jetzt mit äußerster Entschlossenheit. Wenn er mit kleinen Schritten durchs Zimmer geht, die Arme ausstreckt, um sich an Wänden und Vorsprüngen des eigenen Gleichgewichts zu vergewissern, wohnt jedem Handgriff nun ein beinahe tödlicher Ernst inne.

Die Gerüche der Natur, das wechselnde Licht, die verschiedenen Stimmungen des Himmels, alles, was ihm einmal wichtig war, hat seine Bedeutung verloren. Er ist abgemagert, meistens liegt er, weil ihn sogar das Sitzen zu sehr anstrengt. Beim Frühstück schlingt er sein Marmeladenbrötchen appetitlos in sich hinein. Damit er wenigstens fertig gegessen hat, bevor die Kraft ihn verlässt. Warum muss er sich selbst noch so erleben? Dieses Dahindämmern in einen überraschungsfreien Tag ohne Impulse und Inspiration. Ohne Zugriff auf die eigenen Register. »Ist es nicht ungerecht«, sagt mein Vater, »dass das Alter ausgerechnet am Ende des Lebens steht?«

Er ist nun beherrscht von Angst. Selbst wenn ich mit ihm auf die nahe gelegenen Felder fahre, bedarf es großer

Anstrengung, ihn davon zu überzeugen, dass sich der Aufwand, den eine solche Aktion erfordert, auch lohnt. »Allerdings, dass du meinen linken Fuß blockierst, ist nicht so gut.« Sitzt er erst einmal in seinem Rollstuhl, bittet er mich inständig, vorsichtig zu fahren. »Keine Experimente«, sagt er. Am liebsten nur auf asphaltierten Wegen, erstens, weil er das Gewackel nicht schätzt, und zweitens, weil er sonst Sorge hat, er könne mitsamt dem Rollstuhl umfallen. Er sieht sich in aussichtsloser Situation eingeklemmt im Gurt, hilflos auf der Seite liegend, gequetscht von einem Gerät, das so viel stabiler ist als er. Ich sage ihm, das werde nicht passieren. Er könne mir vertrauen. Weil ich ihn halten kann und ohnehin langsam fahre.

Ich versuche ihn davon zu überzeugen, dass wir, wenn er sich darauf einlassen mag, auf den unbefestigten Wegen mehr sehen können als auf vorgegebenen Straßen. Ich sage ihm, dass ich genügend Kraft habe, um ihn sicher auch über die Unebenheiten des Bodens zu tragen. Er schaut skeptisch über die Armlehnen des Rollstuhls und betrachtet sehr intensiv die Beschaffenheit des Weges. Er hat einen neuen Begriff geschaffen für die Löcher auf dem Feldweg: Für ihn sind es »Verbösungen«.

Vielleicht fahren wir mal bis zur Straße?

Ja, aber nicht auf Gedeih und Verbrechen.

Nein. Du siehst ja, der Weg ist sicher.

Vorsicht, Vorsicht! Das Risiko ist zu groß.

Wir können an dem Huckel vorbeifahren.

Das geht doch nicht. Hier rutschen wir hoffnungslos ab. Vorsicht, Wurzeln!

Haben wir umschifft!

Donnerwetter. Du bist wie ein Kapitän auf hoher See.

Ich fahre ihn mit dem Rollstuhl zwischen den Rapsfeldern hindurch und versuche, ihm die Schönheit der Farben nahezubringen. Wir reden auch über Fußball und die nahende Weltmeisterschaft. Meiner Mutter wird er später anvertrauen, er interessiere sich schon lange nicht mehr dafür. Er würde nur so tun, um mir einen Gefallen zu erweisen. Um ein Gespräch zu ermöglichen, das von der Leidenschaft anderer erzählt. Denn worüber soll man reden, wenn nichts mehr in einem ist?

Darf ich dich fotografieren?

Mach nur in Ruhe. In mir hast du jemand, der stillhält.

DER AUFSCHWUNG

Und dann kommt zunächst einmal alles ganz anders. In den folgenden Monaten beginnt er wieder mit Appetit zu essen und nimmt rasch zu. Die hohlen Wangen sind aufgefüllt, sein Gesicht hat die alte Rundung, fast ein Kreis, in dem die Augen nun klein geworden sind. Er isst unvernünftig viel, Marmeladenbrötchen mit dick Butter, fünf Stück Kuchen, weil es so gut schmeckt, am liebsten mit Sahne, kümmert sich nicht mehr um Zucker und Cholesterin. Wozu mit 88 noch Rücksichten nehmen? Wenigstens am Esstisch kann er sich ausleben. Eigentlich steht es ihm gut.

Er verkündet stolz: »Ich kann den Fernseher anmachen und durch die Programme eilen. Das kann ich.« Er möchte nicht mehr im Bett liegen und steht auf. Sitzt nun lange Zeit des Tages auf dem Sofa und verschwindet hinter der Zeitung, um deren Abbestellung er ein halbes Jahr zuvor gebeten hatte. Er liest langsam, aber mit Interesse, vieles behält er nicht, aber er ist dem äußeren Leben zugewandt, zum ersten Mal seit fast einem Jahr; ein ernsthafter Versuch, die Grenzen dieses Zimmers zu sprengen und sich noch einmal mit der Welt zu verbinden.

Und eines Tages möchte er sogar wieder Musik hören, die er monatelang gemieden hatte. »Weißt du, einfach so als

Zuhörgast.« Ein Versuch: Seine Seele mit Klängen zu nähren, die ihn dem Käfig der Krankheit entreißen, die durch den Raum tanzen, und alles, was sie berühren, zu Licht werden lassen. Im besten Sinne also heilende Musik. Es bieten sich an: die Goldberg-Variationen (vielleicht jede Art von Barockmusik, es sei denn, man ist allergisch darauf), die ungemein ordnend wirken können und ursprünglich ja einen musiktherapeutischen Hintergrund hatten. Der Bach-Schüler Goldberg musste sie dem an Depressionen erkrankten Graf Keyserling vorspielen in der Hoffnung, er möge schneller genesen.

Bei den Goldberg-Variationen ist es nicht schlimm, wenn man den vorausgehenden Teil vergisst, denn der nächste erinnert stets auch ein bisschen an das, was bereits war. Die Vergangenheit spielt immer mit, wird zitiert, löst sich scheinbar auf, um im nächsten Moment wieder im Raum zu stehen. Ein Freund hat einmal etwas lässig bemerkt: »Bei den Goldberg-Variationen kannst du zwischendurch einkaufen gehen.« Das ist, streng genommen, natürlich keine musikwissenschaftliche Interpretation, aber vielleicht bringt es die Sache für einen Demenzkranken unfreiwillig auf den Punkt: Er entfernt sich ja immer wieder und meistens immer weiter von sich. Wenn ihm ein Stück Musik in diesem Zustand das Gefühl vermitteln kann, dennoch zu Hause anzukommen, und dabei auch noch die Trauer mildert, etwas versäumt zu haben, hätte sie dann nicht Großes geleistet? Mein Vater schließt die Augen und ist ganz bei sich, als er sagt: »So etwas Wunderbares muss einem einfallen.«

Nun möchte er allerdings auch selbst wieder in der Lage sein, sich jederzeit vergleichbare Genüsse zu verschaffen. Er fragt mich also, wie die Musikanlage funktioniert, die er seit 30 Jahren bedient. Es ist eine einfache Kompaktanlage, keine große Sache, man drückt den Ein-Schalter, stellt das CD-Laufwerk auf »Play«, und schon kann man sich zurücklehnen. Es sei denn, man hat die Lautsprecher um- oder abgestellt. Oder es liegt keine CD im Laufwerk, oder sie liegt falsch herum darin. Oder die CD hat sich verkantet. Oder ist verkratzt. Oder man dachte nur, dass man das Gerät eingestellt hat. Gewisse Hinweise darauf, was sich im Gerät abspielt, gibt das Display. Aber was will einem ein Wort wie »Loading« sagen?

Und dann sind da noch jede Menge Knöpfe, die man versehentlich drücken kann. Ganz zu schweigen von den Knöpfen auf jenen Geräten, die in der Nähe stehen und so ähnlich aussehen, aber gar nicht in Zusammenhang stehen mit dem Wunsch, eine CD zu hören: DVD-Player und Videorekorder, die zusätzliche Verwirrungsmomente beherbergen. Man drückt also bei abgeschaltetem Zustand auf die Rückspultaste, weil man sie für den Einschalter hält. Natürlich schaltet sich in diesem Fall verhältnismäßig wenig ein. Oder man legt die CD völlig korrekt in die Lade, ist aber irgendwie an den Wahlschalter gekommen, und die ganze Sache steht jetzt auf »Tuner«. Es ist schon eine reichlich verzwickte Sache, so eine Musikanlage in Gang zu setzen.

Insbesondere dann, wenn sich das Gehirn weigert, selbst einfache Zusammenhänge abzuspeichern. Ich erkläre meinem

Vater also ausführlich, was er machen muss, schreibe es ihm auf seinen Wunsch hin in Großbuchstaben auf einen Zettel (»CD mit der Schrift nach oben einlegen«). Er bittet dann, alles noch einmal zu wiederholen, sodass er es nachlesen und sogleich in der Praxis erproben kann. Allerdings verläuft er sich dabei meist auf dem Zettel und steigt in die von mir mit Zahlen gekennzeichnete Reihenfolge eben nicht bei 1, sondern irgendwo ein. Zum Beispiel mit Punkt 3, der allerdings zwei Vorschritte erfordert, die ihm somit entgangen sind. Kurzum, es ist ihm nahezu unmöglich, das Gerät zu bedienen.

Ich sage ihm, er kann mich anrufen, wenn er mit den Zetteln nicht klarkommt. Es sei ein Leichtes, ihm am Telefon zu erklären, was er tun müsse. Er ruft mich nicht an. Aber beim nächsten Mal, als ich ihn besuche, bittet er mich, ihm doch mal zu erklären, wie man »mit diesem Kasten Musik machen kann«. Ich erkläre es ihm, schreibe neue Zettel und wiederhole, dass er mich unbedingt anrufen soll, wenn er damit nicht klarkommen sollte. Das alles wiederholt sich etwa ein Dutzend Mal. Er regt sich auf, bekommt Herzschmerzen, möchte alles und sich selbst dazu aus dem Fenster werfen. Meine Mutter muss ihn beruhigen, bis sich seine Wut aufgelöst hat. Am Ende ist er jedes Mal sehr traurig, weil er es nicht geschafft hat, seiner Anlage Musik zu entlocken. Obwohl es doch eigentlich nur zwei Schalter sind. Jemand spielt Schiffe versenken mit ihm, und die Einschläge kommen näher. Und er weiß, dass es kein Spiel ist: Es geht um sein Leben. »Was, bitte schön, kann ich denn überhaupt noch?«, fragt er und ahnt die Antwort wohl selbst.

DER MERKWÜRDIGE ONKEL

»Ich kämpfe, um ein Teil der Dinge zu sein.
Um mit dem verbunden zu bleiben, was ich einmal war.
Leb im Moment, sag ich mir immer.
Das ist wirklich alles, was ich tun kann.
Im Moment zu leben.«

aus: »Still Alice«

Als Kind habe ich mich oft gefragt, würde ich mich, vor die Wahl gestellt, für die Taub- oder die Blindheit entscheiden? Das schienen mir damals die bei Weitem schlimmsten Formen der Unzulänglichkeit zu sein. Ohne jemandem zu nahetreten zu wollen, würde ich heute sagen: Das noch härtere Schicksal ist vielleicht die Demenz. Gerade weil sie zunächst auf leisen Sohlen daherkommt.

Die erste Berührung mit jener merkwürdigen Krankheit, die ich damals eher als Ansammlung von skurrilen Erscheinungen begriff, die auf seltsame Weise mit dem Alter zusammenzuhängen schienen, das für mich fern und auch fremd war, hatte ich als Jugendlicher. Zu einer Zeit, in der ich so sehr mit mir selbst beschäftigt war, dass ich die Probleme anderer sehr großzügig übersah. Es war allerdings auch nicht so, dass der Fall meines Patenonkels in unserer Familie als großes Problem behandelt worden wäre; er selbst hat es bis zuletzt nicht so betrachtet, und so erinnere ich mich im Zusammenhang mit ihm eher an gewisse Anekdoten.

Wie ein Schwelbrand hatte sich die Demenz in ihn hineingefressen, lange bevor er selbst oder andere etwas davon bemerkten. »Im Umgang mit Krisen und Krankheiten kann man nie bei Eins beginnen«, schreibt die Sozial- und Gesundheitswissenschaftlerin Annelie Keil: »Bevor sie sichtbar werden, sind sie schon da, entwickeln ihre Provokationen, bereiten sich auf ihren Auftritt vor. Der Boden wird brüchig, bevor wir die Brüche sehen. Land geht verloren, bevor wir spüren, dass wir keinen Boden mehr unter den Füßen haben.«

Auf einmal hatten sich beim Onkel gewisse Eigenheiten über bereits bestehende gelegt, die diesen ähnelten und deshalb von seiner Familie und auch von uns lange als seine persönlichen Eigenschaften gedeutet wurden. Die Krankheit schien das zu vervielfachen, was er ohnehin in sich trug. Er war ja immer schon etwas nachlässig gewesen, konnte zum Beispiel Dinge verlieren, ohne sich darüber zu ärgern, was ihm die Aura der Unkompliziertheit verlieh. Er beharrte nie auf irgendetwas, war großzügig und in bewundernswerter Weise entspannt. Aber schon die Kinder seiner engen Freundin G. nannten ihn, lange bevor die Demenz sichtbar nach ihm gegriffen hatte, den »Onkel Vergesslich«.

Seine Frau war früh gestorben, und einem Junggesellen waren natürlich ein paar Schrulligkeiten verziehen, doch die Vergesslichkeit steigerte sich. Wenn er mit G. nach Wien fuhr, was recht häufig geschah, bestellte er beim Hotelportier teure Opernkarten, versäumte es aber, sie abzuholen. Immer häufiger musste er Rechnungen begleichen für Leistungen, die er nicht in Anspruch nahm. Er tat dies klaglos und ohne auch nur im Entferntesten an sich selbst zu zweifeln. Einmal ging er mit G. ins Schauspielhaus zu den Wiener Philharmonikern. Als sie in voller Abendgarderobe aufliefen, wurde ihnen mitgeteilt, das Konzert sei bereits am Vorabend gewesen. Der Onkel nahm es wie immer mit bemerkenswerter Unverdrossenheit. Zu seinem 70. Geburtstag versäumt er, das Essen für die Gäste zu organisieren. Schmutzige Wäsche schmiss er zu dieser Zeit bereits direkt in den Mülleimer. Und auch mit der Reinlichkeit hatte er Schwierigkeiten. Er trug elegante Anzüge, blitzweiße Hemden, teure Krawatten, aber er verströmte, insbesondere wenn es warm war, einen leicht unangenehmen Geruch. Immer höhere Wellen schlugen bald über ihm zusammen, ohne dass er es bemerkte. Bereits stark schwankend, aber von gleichbleibender Fröhlichkeit erfüllt, stand er auf der Kommandobrücke seines Lebens und steuerte mit defektem Ruder auf seinen unausweichlichen Schiffbruch zu.

Oft gab es Situationen, in denen seine Angehörigen nicht wussten, ob sie weinen oder lachen sollten. »Stellt euch vor, ich war im Steakhaus, dort hat man mein Auto geklaut«, teilte er eines Tages aufgeregt mit. Um nach zwei Wochen erneut anzurufen: »Soll ich euch mal was sagen: Die haben das Auto wieder hingestellt!« Nie wäre er auf die Idee gekommen, dass er es war, der vergessen hatte, wo sein Auto gestanden hatte.

»Also, es ist groß, weiß und viereckig und obendrauf kann man Wasser kochen«, erklärte er, in seltsame Rätselsprache verfallend, als er einmal Probleme mit seinem Herd hatte, aber nicht auf den Namen kam. Auch seinen schönen Mercedes vernachlässigte er bald hoffnungslos. Er lehnte es ab, sich damit zu beschäftigen. Auf der Reise nach Sylt sagte er zu G.: »Im Handschuhfach liegt so ein Heft. Sag mir doch bitte mal, was es hier so für Knöpfe gibt.« G. fand das komisch, bis sie den Ernst der Lage erkannte. Einige Tage später sagte sie zu ihm ganz direkt: »Du bist krank, du hast Alzheimer!« Er ging augenblicklich ins Schlafzimmer, und sie dachte, vielleicht hätte sie ihm das nicht auf so drastische Weise ins Gesicht sagen dürfen. Sie fürchtete, ihn verletzt zu haben. Aber er hatte es augenblicklich vergessen. »Bis zum Schluss«, sagt G., »hat er nicht begriffen, was in ihm vorging.«

Auch am Strand wurde es bald schwierig mit ihm. Dort, wo sich in Westerland heute das »Sansibar« befindet, stand damals ihr Strandkorb. Normalerweise verbrachten sie darin ihre Tage bis zum späten Nachmittag. Aber der Onkel wollte immerzu Mittag essen gehen, und um 16 Uhr verlangte er bereits nachdrücklich nach seinem Abendbrot. Er brachte die Zeiten durcheinander und seine Bedürfnisse. Immer noch las er gern Zeitung, aber von innerer Unrast erfüllt und nicht mehr in der Lage, seinen Handlungen eine Richtung zu geben, musste er dirigiert und behütet werden. Als Gesprächspartner war er plötzlich nicht mehr vorhanden, als hätte sich der kommunikative Teil in ihm bereits aufgelöst.

Kein Wort mehr über die Musik und die Oper, die ihn stets erfüllt hatten und über die er in besseren Zeiten Stunden hatte reden können. Wenn im Radio klassische Musik lief, konnte er in Sekundenschnelle Werk und Satz benennen nebst überaus kenntnisreichen Bemerkungen zur Einspielung und Interpretation. Jetzt sagte er höchstens noch: »Das war eine gute Sache.« Vieles, das er nicht mehr benennen konnte, wurde jetzt zur »guten Sache«. Einmal legte ihm G. bei einem Besuch die Hand auf den Arm. Er reagierte nicht. Eine Berührung, die ihm nichts auszumachen schien, aber auch nichts in ihm auslöste. Als ihm seine Schwiegertochter erklärte, dass dies die Hand seiner engen Freundin G. war, antwortete er: »Ja, das war eine gute Sache.«

An dem Tag, als er ins Münchener »Augustinum«, eine Seniorenresidenz der gehobenen Klasse, zog, empfing er G. frohgemut mit einem Köfferchen in der Hand und war der Meinung, sie befänden sich auf dem Weg in die Oper. Vorher noch waren sie in ein Möbelhaus gegangen, um die Wohnung einzurichten, in der er sterben würde. G. musste alles aussuchen, der Onkel blickte teilnahmslos zwischen Schränken und Sofas umher. Auch dem Verkäufer war aufgefallen: »Der Herr hat aber wenig Interesse.« Doch dem Onkel war es egal, er nahm keinerlei Anteil an der Ausstattung seiner letzten Lebensphase. »Er war«, sagt G., »in der glücklichen Situation, darüber nicht unglücklich zu werden.«

Er habe nicht die geringste Ahnung, sagt mein Vater, warum ich mit ihm über meinen Patenonkel sprechen wolle. Woran er sich erinnere, wenn er an ihn denke, frage ich ihn. »Er stammt aus vermögendem Hause, ihnen gehörten diese Buchhandlungen, wie lange, das weiß ich alles nicht … ja, was wolltest du noch wissen?« Er sei ein brillanter Redner und Schreiber gewesen, fällt ihm noch ein, politisch sehr konservativ und ihm aus Dresden nach Berlin nachgefolgt. »Was habe ich gerade erzählt?« Ob er wisse, wann der Onkel gestorben ist? »Ja«, sagt mein Vater und reicht die Frage mit größter Selbstverständlichkeit weiter, so als würden die meisten Antworten nun ohnehin nicht mehr von ihm, sondern aus dem Sessel gegenüber (in dem meine Mutter sitzt) gegeben: 2005, sagt sie, weil sie gut mit Jahreszahlen und zunehmend auch sein Gedächtnis ist.

Wir werden vom Klingeln des Telefons unterbrochen. »Wie ich das Telefon hasse«, braust mein Vater auf, weil er jetzt den Faden verloren hat. »Was war jetzt der Spitzpunkt, auf den du …« Er erinnert sich an eine gemeinsame Österreichreise, bei der mein Patenonkel merkwürdig desinteressiert gewesen wäre an Dingen, die ihm sonst sehr am Herzen gelegen hatten. Österreichische Komponisten, impressionistische Maler. »Als wir das Haydnmuseum bei Wien besuchten, spazierte er da durch, als ginge ihn das alles nichts an.« So wie man lustlos durch ein Geschäft eilt, von dem man weiß, dass es dort ohnehin nichts für einen zu kaufen gibt. »Durchaus merkwürdig«, sagt mein Vater, sei ihm dies damals vorgekommen.

Weißt du denn noch, dass er euch mal Geld geliehen hat?

Weiß nichts.

Als ihr das Haus gebaut habt und euch das Geld ausging.

Ach so, da hat er uns Geld geliehen. Eigentlich hat er sich finanziell großzügig gezeigt. Aber später hat er sich dumm gezeigt.

Auf die Frage, ob er von der Krankheit des Onkels wisse, antwortet er ausweichend: Dessen Mutter habe eine geistige Störung gehabt, er habe sie aber nie kennengelernt. »Die war immer in irgendwelchen Heimen.« Dass auch der Onkel bis zu seinem Tod in einem solchen Heim gelebt hat, ist ihm nicht mehr gegenwärtig. Ebenso wenig die Tatsache, dass ja auch er selbst bis vor Kurzem noch in dem Pflegeheim gegenüber war. Aber da er diese Phase als sehr negativ erlebt hat, ist es vielleicht nicht das Schlechteste, dass es dafür keinen Ordner gab, in dem diese Information hätte abgelegt werden können.

»Der Onkel war ja ganz schön durcheinander«, weiß meine Mutter zu ergänzen und erinnert sich an eine Geburtstagsfeier in einem Dresdener Hotel. »Weißt du's nicht mehr?« »Ja, das weiß ich schon«, sagt mein Vater, der sich nicht gern an seine Lücken erinnern lässt. Er spürt, dass die Mutter jetzt ohnehin weitererzählen wird, sie hat sich gerade in Schwung geredet, da kann er ruhig beipflichten, als würde er sich erinnern, im Grunde fällt es also nicht auf. »Mit der Nachspeise«, sagt meine Mutter, und der Vater stimmt zu: »Ja, genau!«

Der Onkel hatte also im Restaurant gefragt, was dieses merkwürdige Wort »Heidelbeervariationen« wohl bedeutete und sich schließlich dafür entschieden. Als der Nachtisch eine Viertelstunde später serviert wurde, zeigte er sich überrascht: »Das ist für mich? Wer hat mir das bestellt?« Und dann hatte er noch einen sehr exklusiven Wein geschenkt bekommen. »Schmeckt alles gleich«, antwortete er zu allgemeiner Verwunderung. Später, als er schon im Heim war und ihn enge Freunde dort besucht hatten, fragten ihn seine Kinder, ob er sich denn über den Besuch gefreut habe. »Ja, das waren prima Leute«, hat er geantwortet. »Prima Leute« waren auch die Rechtsanwälte, die ihn zum Kauf und luxuriösen Ausbau eines im Grunde abbruchreifen Hauses überredet hatten. Dabei hatten sie ihn einfach über den Tisch gezogen. Aber vermutlich hatten sie gemerkt, dass man das mit ihm konnte.

Warum willst du das alles wissen?

Weil er unter einer Krankheit litt, die du auch hast, wenn auch viel leichter als er.

Demenz?

Ja, er hatte Alzheimer, du nicht. Aber ihr habt beide Probleme mit eurem Gedächtnis.

Ja, so ist das wohl … Es verletzt mich, wenn ich das von dir das erste Mal höre.

Aber Papa, wir haben doch schon oft darüber geredet.

Ja, aber noch nie mit solcher Dringlichkeit.

DIE ZWISCHENZEIT

Meine Mutter ist in der Küche und der Vater voll beschäftigt mit der Planung seines täglichen Terrassenspazierganges. Einerseits würde er gern noch ein bisschen damit warten, weil es ihm sowieso lästig ist und es natürlich aufregendere Dinge gibt, als einen Tisch mit einem Rollator zu umkreisen. Andererseits weiß er, dass sein Arzt, seine Frau, sein Sohn und im Stillen natürlich auch er überzeugt davon sind, dass er möglichst oft dieses Zimmer (das er als Gefängnis empfindet) verlassen sollte. Und die Terrasse immerhin so nah ist, dass er sie durchs Fenster ja bereits sehen kann. Er muss den Gang jetzt allerdings so einschieben, dass es keine Kollision mit dem Mittagessen gibt. Auf ungute Weise würde sich dabei alles verschieben und das, was er als relative Ordnung empfindet, wäre in Gefahr. Dabei gibt es einiges zu bedenken. Eine Herausforderung, lösbar jedoch, wenn man die wesentlichen drei Dinge im Auge behält: Erstens, es gibt bald Essen. Zweitens, der Spaziergang muss gemacht werden. Drittens, weil er nach dem Essen meist müde ist, sollte er ihn vorher erledigen. Durch die enge Abstimmung mit meiner Mutter ergeben sich dabei ständig neue Optionen.

Darf ich noch 17 Minuten warten, bis ich rausgehe?

Dann gibt's doch vielleicht schon Essen.

Na, das ist doch meine Frage. Oder soll ich sofort raus?

Du kannst noch 'n Moment warten.

Drei Minuten warte ich noch, ich muss jetzt mal still sein.

Warum?

Weil's mich anstrengt … Jetzt sticht mein Herz ein bisschen.

Horst, das ist doch nervlich.

Meinst du? In einer Minute geh ich raus.

Kannst auch in zwei Minuten.

Gut, ist mir umso lieber. Also fünf?

Dann mach ich noch'n Salat.

Ich warte jetzt noch drei Minuten.

Auch gut.

Ist es denn hier warm genug?

Ja, ist dir denn kalt?

Nein, das nicht. Ich geh jetzt raus.

Es ist nicht so, dass mein Vater in der Vergangenheit je als entscheidungsfreudiger Gestalter aufgefallen wäre. Seine Spezialgebiete waren das Theater, die Musik und die Literatur, das Schreiben und das Erfinden von kleinen unsinnigen Geschichten. Bei Verrichtungen des Alltags war er, nach Aussage meiner Mutter, dagegen nur eher eingeschränkt verwendbar.

Keiner, der Nägel einschlägt, irgendwas umgräbt oder im Garten beherzt die Hecke schneidet. Das Frühstück war seine Aufgabe, dazu brauchte er schon in den letzten Jahren unendlich lange, aber das fiel deshalb nie auf, da meine Mutter aufgrund ihres anderen Lebensrhythmus meist Stunden nach ihm das Bad verließ. Auch die Einkäufe hat er oft gemacht. Aber sonst? Alles, was ihm schwerfiel, nimmt ihm meine Mutter seit Jahren ab: Nägel schneiden (er sagt, er sei zu ungeschickt), Schuhe binden (er sagt, er sei zu dick), Essen machen (sie sagt, er kann es nicht). Vielleicht hat sie ein bisschen zu früh damit begonnen. Sie hat es versäumt, sich zu wehren. Und nun ist es wahrscheinlich zu spät dafür.

Obwohl es manchmal so wirkt, als wolle er auch in diesem Stadium noch testen, was man auf andere abschieben kann. Wenn er sich Mühe gibt, ist er sehr wohl in der Lage, den Reißverschluss seiner Strickjacke zu schließen; ist aber jemand anders in der Nähe, ruft er sofort um Hilfe und wird ärgerlich, wenn man sie ihm verwehrt. Ähnlich verhält es sich mit seinen Hausschuhen, in die er mit ein bisschen Mühe durchaus selbst schlüpfen kann. Nur hat er es einfach lieber, wenn man sie ihm anzieht. Natürlich kann er sich selbst zudecken, aber er möchte, dass meine Mutter danach sieht, ob die Decke auch wirklich gleichmäßig über ihn verteilt ist und insbesondere, ob seine Füße gut umhüllt sind.

Es ist eine Grundfrage an die Krankheit, ob sie den wahren Charakter eines Menschen verändert oder erst zeigt. Nach Aussage einer früheren Freundin ist mein Vater jemand, der schon immer recht unbefangen sagte, was er wollte. Obwohl intelligent und mitfühlend, verfüge er seit frühester Jugend über mehr oder weniger ausgeprägte hypochondrische Züge

(»Hier geht ein Lufthauch«) und setze seine eigene Befindlichkeit gern in den Mittelpunkt (das bekommt nun vor allem meine Mutter ab). Schon vor Jahrzehnten hatte die Freundin festgestellt: »Der Horst ist eine lebenslange Erziehungsaufgabe.« Wenn jemand anders von Reisen, sportlichen oder sonstigen Vorhaben erzählte, zu denen sich mein Vater nie hätte aufraffen können, sagte er oft: »Danke deinem Gott«, was nur sehr bedingt ein christlicher Satz war. Denn genau genommen wollte er damit sagen, dass der andere sich doch bitte nicht mit seiner Leistungsfähigkeit produzieren solle. Dass er ausufernde Schilderungen von Erlebnissen, zu denen er keinen Zugang hatte, insbesondere deshalb, weil ihm dazu die Gesundheit, der Willen oder das Geld fehlten, als geradezu abstoßend und unsensibel empfand. Mit der Demenz hat sich seine Neigung verstärkt, anderen mehr oder weniger pauschal das Einfühlungsvermögen abzusprechen, über das er selbst bereits seit Längerem nicht mehr verfügt. Das macht den Umgang mit ihm nicht leichter.

Im Radio laufen die Nachrichten. Während mein Vater einsam seine Runden um den Tisch dreht, gibt es im Irak blutige Anschläge, in Nigeria herrscht Ausnahmezustand. Prorussische Separatisten fordern die Abspaltung der Ostukraine und den Anschluss an Russland. Die Terrormiliz Islamischer Staat ruft ein Kalifat aus. Die Ebola-Epidemie in Westafrika ist noch nicht eingedämmt, und die europäische Zentralbank will die Märkte mit Geld fluten. Die FDP ist weiter in freiem Sinkflug, und der Dax schießt in neue

Rekordhöhen. In Brüssel wird über die Zukunft der Griechen verhandelt und die von Hertha BSC scheint wieder einmal besiegelt. Nur, dass er davon weder weiß, noch etwas wissen möchte. Mein Vater hat der Welt den Rücken gekehrt und dreht auf der heimischen Terrasse am Stock seine Runden.

Wie geht es dir?

Die Lage ist mal oben und mal unten.

Und zurzeit?

Etwas unruhig, still nach oben.

Wie viele ältere Menschen, mögen es auch meine Eltern im Haus gern etwas wärmer. Die Grundtemperatur auf dem Wohnzimmer-Thermostat ist weit über dem eingestellt, was ich für eine gedeihliche Raumtemperatur halte. Oft reiße ich erst einmal die Fenster auf, wenn ich zu Besuch komme. Oder reduziere heimlich die Temperatur auf 21 Grad, was sie, würden sie es bemerken, bereits im Bereich des Ungemütlichen ansiedelten. Aber schließlich geht es ja darum, dass *sie* sich wohlfühlen. Weil aus unerfindlichen Gründen die Heizung seit gestern streikt (und weil man auch im Hochsommer gern mal darauf zurückgreifen möchte), hat sich Herr Braune von der Heizungsfirma angekündigt. »Ich habe hier neulich kalt gesessen«, sagt meine Mutter mit leicht dramatischer Stimmlage, um den Ernst der Lage zu verdeutlichen. Als es an der Tür klingelt, will sie den Vater einstimmen auf den Gast, an den er sich doch eigentlich erinnern müsste. Schließlich wartet Herr Braune bei uns schon seit vielen Jahren die Heizungsanlage. »Das ist Herr Braune, den kennst du bestimmt noch.« »Nee, eigentlich nicht«, sagt mein Vater.

»Moin, Moin«, Herr Braune steht nun im Wohnzimmer, als mein Vater ihn vertraulich anspricht: »Herr Braune, ich muss Sie mal was Indiskretes fragen.« Herr Braune schraubt den Thermostat auf und sagt: »Ich höre zu.« Ob er in seiner Kindheit mal in Ligau bei Radeberg gewohnt habe, fragt mein Vater. Er hätte dort nämlich einen Klassenkameraden gehabt, den er im Krieg verloren habe. »Und da wollte ich immer danach fragen, hat dieser Herr Braune Identität mit irgendjemand? Aber ist wohl nicht der Fall?« »Nicht der Fall«, sagt Herr Braune, der eine sympathische Erscheinung, aber kein Mann großer Worte ist. Er sei Holsteiner und komme aus Rendsburg. Meine Mutter ergänzt, es könne sich schon deshalb nicht um dieselbe Person handeln, weil Herr Braune doch gar nicht dasselbe Alter habe. Er sei doch noch ein junger Mann. »Na, so jung auch wieder nicht«, sagt Herr Braune und hantiert mit dem Schraubenzieher. »Du hast Herrn Braune gerade beleidigt«, sagt mein Vater, obwohl sich niemand beleidigt fühlt. »Na, umgekehrt«, sagt meine Mutter, und ein Hauch von Konfusion liegt in der Luft. »Jedenfalls war der 100 Jahre jünger als Sie!«, nimmt mein Vater ihren Gedanken auf. Wenn auch nicht ganz richtig. »Als du«, korrigiert die Mutter aus der Küche, »der ging doch in deine Klasse!« »Na, vielleicht ist er öfter mal sitzen geblieben«, vermittelt Herr Braune humoristisch.

Aber so schnell lässt mein Vater von einer einmal gefassten Idee natürlich nicht ab: Ob er denn nicht im Radeberger Raum Verwandtschaft habe, »irgendeine vielleicht?« Herr Braune besteht darauf: »Nein, nur im Flensburger Raum.« Dann sei dieser Fall für ihn endgültig erledigt, erklärt mein Vater. »Mein Herr Braune war damals jedenfalls so alt wie Sie. Und ich hab ihn in genauso sympathischer Erinnerung.« Die Mutter aus der Küche: »Ja, nur dass es ja jemand anders ist!« Doch hat mein Vater als Journalist natürlich gelernt, sich nicht so leicht abspeisen zu lassen. »Aber Ihr Vater …« Den könne er leider nicht mehr fragen, erklärt Herr Braune und versucht sich, weil er sich nun doch verstärkt der Heizung zuwenden will, mit einer raumschaffenden sehr grundsätzlichen Bemerkung jeglichem Verdacht zu entziehen: »Hab auch keinen Bruder, Einzelkind, auf'n Sonntag geboren und aus Schleswig-Holstein …« »Was wollen Sie mehr!«, sagt gut gelaunt mein Vater: »Endlich kann ich Herrn Braune zuordnen. So müssen Handwerker sein!«

Der Besuch des aufgeräumten Heizungsinstallateurs hat ihm sichtlich gutgetan, er ist bereit, seinen kurzfristigen Ausbruch aus der Depression als generell positive Grundstimmung anzunehmen, jedenfalls so lange, bis sich wieder zähes Grau über ihn senken wird: »Ich habe das Gefühl, wir haben uns ja noch gar nicht richtig entfalten können, ich empfinde mich noch im Status nascendi, also im Stadium des Entstehens. Wie ich überhaupt feststelle, dass ich seit Stunden das Gefühl einer großen Befreiung habe. Nicht mehr Hetze, Termine, alles weg. Es atmet.«

Frühstückszeit. Mein Vater verschafft sich am Esstisch einen groben Überblick: »Also ich muss mich jetzt konzentrieren, muss jetzt zwei Brötchen essen, dieses Brötchen, was hier liegt, und dann dieses Brötchen. Alles der Reihe nach.« Er hat ein großes Lätzchen über den Kopf gezogen, einiges geht trotzdem auf die Hose oder den Boden. Abwechselnd machen ihm meine Mutter und ich Zeichen, wenn er sich etwas vom Mund wischen soll. Manchmal müssen wir auch deutlicher werden: »Du hast dort etwas am Mund.« In der Regel deutet er dann auf seinen Teller und sagt vorwurfsvoll: »Ihr seht doch, dass ich gerade *hier* beschäftigt bin!« Von mir nimmt er solche Hinweise in der Regel eher an als von meiner Mutter, von der er sich schnell bevormundet sieht. Er schaut dann sehr ärgerlich, bis sie seinen Kopf streichelt und sich die Situation wieder entspannt.

Aber manchmal wehrt er sich auch mit Worten: »Noch was?«, fragt er gereizt auf ihren Hinweis, er möge sich doch bitte mal eben den Honig von den Fingern wischen. Und da sie auf seine Suggestivfrage nicht antwortet, hackt er noch mal hinterher: »Also dann schweig!« Aber dann merkt er, dass er auf die Falsche einprügelt, und wechselt übergangslos die Tonart: »Ich habe dich trotzdem lieb. Auch wenn du krumm gehst und den rechten Arm aufstützt.« Soll nur niemand sagen, er bekomme nichts mit. Er weiß, dass sich meine Mutter deshalb aufstützt, weil ihr Rücken sie nicht trägt. Aber wenn sie an ihm herummäkelt, darf er ja wohl dagegenhalten. Durchaus kann er das eine oder andere an ihr benennen, was vielleicht auch nicht gerade gesellschaftsfähig ist.

»Ich habe sehr wenig Tee in der Tasse, wahrscheinlich wurde gespart«, sagt mein Vater mit Vorwurf in der Stimme. Etwas später hat meine Mutter versehentlich sein Wasserglas mit dem Ärmel berührt, das Wasser schwappt kurz zu den Rändern hin hoch, bleibt jedoch im Glas. Eine weitere Gelegenheit für meinen Vater, der sich in den letzten Tagen eine Spur zu oft ermahnt fühlt, zu einer willkommenen Replik: »Mit mir schimpfst du, und du selbst bringst das Wasser total in Unsicherheit!«

Früher hat er gern ausgiebig beim Essen geredet, jetzt muss er sich eher darauf konzentrieren, dass er die Hand im richtigen Winkel zum Mund führt. Das Gespräch können nun weitgehend die anderen bestreiten. In Demenz-Ratgebern wird oft darauf hingewiesen, dass man in Gegenwart eines Dementen vermeiden sollte, über ihn in der dritten Person zu sprechen. Weil dies einen ausschließenden Charakter habe und Demente es nicht schätzen, wenn man sie wie Kinder behandelt. Meine Mutter, die ich darauf aufmerksam gemacht habe, missachtet diese Regel zuweilen. Was insofern weniger dramatisch ist, weil mein Vater sein Hörgerät ohnehin nur noch zu besonderen Anlässen anlegt. Vieles möchte er nun gar nicht mehr hören.

Ich muss daran denken, dass er noch bis vor wenigen Jahren die meisten meiner Manuskripte gelesen und redigiert hat. Ich weiß nicht, wer wem damit den größeren Gefallen tat, aber sicher ist, dass er es auch deshalb gern machte, weil er sich in diesen Momenten wieder als Journalist fühlen durfte, der er seit seiner Pensionierung nicht mehr war. Weil er seinem Sohn so auf bestimmte Weise noch näher war, sozusagen als Kollege. So hatten wir beide etwas davon. Ich seinen in der Regel immer noch scharfen Blick. Er das Gefühl, gebraucht zu werden und den Nachhall eines Berufs, in dem er glücklich gewesen war.

Weißt du, was du beim RIAS gemacht hast?

Ja, weiß jetzt nicht, worauf du anspielst.

Du hast doch beim Radio gearbeitet …

Ach ja, im Radio … Und zwar recht viel.

Weiß du noch, was du da gemacht hast?

Ach ja, das weiß ich noch. Habe viele Leute kennengelernt. Den wunderbaren … den Direktor des Orchesters und auch Japaner und alles Mögliche, natürlich nur im Warteraum.

Aber du hast gern gearbeitet?

Ja, ausgesprochen.

Seitdem er meinen Buchstaben nicht mehr folgen kann, häufen sich die Hinweise aus Redaktionen, dass ich Kommata offenbar »recht frei« setze. Sein geistiger Abbau macht meine Interpunktionsschwäche offensichtlich. Was in gewissem Sinne ja auch ein Zeichen von Verbundenheit ist. Ich frage ihn in seine Schweigsamkeit hinein, ob er sich noch an Kommaregeln erinnere. Der Vater, der mit starrem Blick voll konzentriert auf die Essenseinnahme scheint, sagt völlig ansatzlos und mit klarer Stimme: »Ich denke, dass Sie ein Arschloch sind. Da setzt man vor dass ein Komma!« Dann widmet er sich wieder schweigend dem Essen.

Neuerdings wird er sehr ungeduldig, wenn Dinge nicht umgehend und in seinem Sinne gelöst werden: »Wo bist du denn schon wieder, immer wenn man dich braucht.« »Was, gar kein Brötchen ist gemacht?« Neuerdings schmiert ihm meine Mutter auch noch die Brötchen, was ich für falsch halte, soll er es doch bitte tun, solange er es kann, und wenn etwas danebengeht oder zu viel Butter darauf ist, sei's drum. Das wenige, das er noch selbst bewältigen kann, sollte man ihm so lange lassen, wie es geht, finde ich.

Die Mutter muss zum Supermarkt. »Ich fahr dich«, bietet mein Vater hilfsbereit an, obwohl er bereits mehr als ein Jahr nicht mehr Auto fährt und wir alles tun würden, um zu verhindern, dass er es noch einmal versucht. Aber so schwer er ihr das Leben zuweilen auch macht, so überschüttet er sie auf der anderen Seite mit versteckten und offenen Liebesbekundungen. Er sagt zum Beispiel: »Wenn ich könnte, würde ich dir heute dein Lieblingsessen kochen.« Oder, als sie schwer erkältet ist: »Ich würde am liebsten tauschen mit dir, damit du schneller gesund wirst.« Es sind Konjunktive, die er anbietet, aber immerhin.

Andreas, erinnerst du dich eigentlich an dieses Haus?

Ja, sehr gut.

Ich nicht. Alles weg. Aber ich versuch mich dran zu gewöhnen. Es ist mir einfach nicht vertraut. So wie unser Haus in Langebrück.

Aber hier hast du viel länger gewohnt als dort.

So, ist das so?

Ihm sei von verschiedenen Seiten mitgeteilt worden, eröffnet mein Vater das Gespräch, dass er ein alter Mensch sei. Auch ihm selbst dränge sich dieser Eindruck zunehmend auf, da er »offenbar nicht mehr vollständig« sei. Aber was ist ein alter Mensch, wenn man ihm seine Erfahrungen nimmt? Wenn also das, was man wohlwollend als positive Seite des Alters betrachten könnte, einfach wegfällt. Alt im Sinne von gereift ist jemand, der auch das Bündel seiner Krankheiten mit Würde und Demut trägt. Einem Dementen aber kann man nicht sagen, er solle sich zusammenreißen. Weil jede Art von Haltung Bewusstsein verlangt. Ein Dementer kann sich nicht mit dem wehren, was die vielleicht stärkste Waffe gegen das Alter und die Gebrechlichkeit ist: ein ruhiger Geist. Der Geist des Dementen ist niemals ruhig, denn er ist von Ängsten getrieben. Unlösbar verwickelt in Gedanken, die kein Ziel haben und keine Richtung. Weil die Zukunft als Dimension in ihm nicht vorhanden ist. Denn jede Art von Zukunft braucht etwas, auf das sie sich beziehen kann. Da er diesen Bezug nicht mehr herstellen kann, ist er ein Ausgelieferter. Manövrierunfähig im Geiste, unendlich verletzbar und schutzbedürftig: ein Ziel ohne Deckung.

Viele Eindrücke auf einmal zu verarbeiten fällt ihm zunehmend schwer. Je mehr Neues auf ihn einwirkt, desto unübersichtlicher die Situation. Oft ist er unruhig und läuft scheinbar ziellos im Haus umher. Er scheint auf einer endlosen Suche. Nach seinem Zimmer, seinem Zuhause, seinen Erinnerungen – nach einer Geborgenheit, die er nicht finden kann. Was ihn noch unruhiger, ängstlicher, wütender macht. Und wiederum weitersuchen lässt. Bis ihn die Aussichtslosigkeit des Unterfangens in kalte Dunkelheit stößt. Zwar wurde ihm mitgeteilt – von Fachkräften und seiner Familie –, dass er sich zurücklehnen dürfe, weil jetzt niemand mehr etwas von ihm erwartet. Dass er Abstriche machen muss und das Leben auch in der Dunkelheit seine schönen Seiten hat. Aber sie sind dort nur schwer zu finden.

Da sich seine gesammelten Erfahrungen verflüchtigen, werden Gefühle für ihn jetzt besonders wichtig. Sie sind weniger von der Krankheit betroffen als die unmittelbar geistigen Fähigkeiten. Manchmal klafft eine Lücke zwischen dem offensichtlichen Gefühl und dem, wie er es beschreibt. So scheint der Grund seines Ärgers nicht immer seiner Begründung zu entsprechen. Wenn er also auf andere schimpft, meint er sich meistens ja selbst. Die unwürdige Situation eines Mannes, der sich immer über den Geist definierte und sich nun dabei zuschauen muss, wie er ihn allmählich verliert.

Gerade noch wollte er etwas sagen, aber die Information ist irgendwo anders gelandet. In einer entfernten Neurone, die nichts vom Sprachzentrum weiß und offenbar auch keinen Kontakt dahin herstellen kann. Ein Irrläufer in seinem Kopf, der ihn Kraft kostet und dennoch wenig bewegt. Er öffnet den Mund, und nichts kommt heraus. Dabei war er sich ganz sicher, etwas Fassbares in sich zu tragen, das eigentlich nur noch ausgesprochen werden musste. Aber dann ist das Wort unterwegs einfach verloren gegangen.

Selbst der gesunde Mensch ist auf der Auslaufbahn seines Lebens vor gewaltige Herausforderungen gestellt. Weil er seinem eigenen körperlichen Abbau zuschauen muss. Das Alter ist die Phase vor dem Tod. Die Zeit, in der man mit dem Loslassen, jenem etwas überbeanspruchten und mitunter falsch verwendeten Begriff, konfrontiert ist. Weil man sich von früherer Leistungsfähigkeit verabschieden und Einschränkung und Krankheit als Teil des Lebens annehmen muss. Das große Loslassen ist der Tod, alles davor eine Übung »en miniature«. Zwischentests und Abschlussprüfung. Wer sie besteht, wird exmatrikuliert, wer sie nicht besteht, auch. Und doch macht es einen gewaltigen Unterschied, wie gut man vorbereitet ist, wenn man durch die Tür tritt, die sich langsam öffnet. »Machen wir uns nichts vor«, sagt mein Vater, »die Stunde ist nah. Wenn der Herrgott will, dann greift er zu! Ich wollte, es wäre schon alles vorbei.«

Das letzte Rückzugsgefecht des Lebens ist die Erinnerung. Wer sein Glück nicht mehr im täglichen Leben findet, muss davon zehren, was hinter ihm liegt. Darf sich an früheres Glück erinnern. Wenn er es kann. Das einzig Gnädige der Demenzkrankheit: Sie erlaubt das relativ lange. Jedenfalls bei den weit zurückliegenden Phasen, die als Letztes der Löschung anheimfallen. Wenn mein Vater von zu Hause redet, meint er nun meist das Zuhause seiner Kindheit. Nur noch in ihm fühlt er sich geborgen. Erst wenn auch die Kindheit verloren ist, befindet sich der Demente im freien Fall. Rutscht eine steile Bergwand hinunter, die keine Vorsprünge mehr hat, an denen er sich festhalten könnte. Er fällt aus der Welt.

DIE JUGEND – RÜCKEROBERUNG EINES VERLORENEN PARADIESES

Von erloschenen Sternen fällt der Strahl
immer noch wie einst auf Berg und Tal;
Und so leuchten mir noch aus der Ferne
meiner Jugend längst erlosch'ne Sterne.

Julius Sturm

Bis vor einigen Jahren hat sich mein Vater regelmäßig in sein Arbeitszimmer im ersten Stock zurückgezogen, um an etwas zu schreiben. Ihm schwebte eine Art Jugendbiografie vor, ein Erinnern an die Phase seines Lebens, die ihm weitgehend unbeschwert erschien. Was genau er damit wollte, hat er nie gesagt (und uns hat es sich auch nie ganz erschlossen), nur, dass es nicht zur Veröffentlichung bestimmt sei und er es mehr für sich selbst tue. Ich gebe zu, ich habe die Eingrenzung auf diese doch recht enge Zeitspanne nicht ganz verstanden. Persönlich hätte mich die Zeit nach dem Krieg mindestens ebenso, wenn nicht mehr interessiert. Seine Taxifahrer-Erlebnisse. Die Flucht und das Ankommen in Berlin, seine Berufstätigkeit beim RIAS in Zeiten des Kalten Krieges, seine Ideen vom Leben, der Hausbau, die Ehe und ihre Krisen. Aber all jenes berührt natürlich sehr schnell

Bereiche, die weniger unschuldig sind als die jungfräuliche Welt eines Kindes. Erst viel später bin ich darauf gekommen, dass es möglicherweise ganz andere Gründe für die selbst auferlegte Beschränkung gab.

Zuweilen klagte er, dass seine Erinnerung an einige Phasen seiner Jugend nicht mehr ausreichend sei, um dicht genug darüber zu schreiben. Aber oft hat er sich auch selbst gelobt, wie er scheinbar Verschüttetes wieder ausgegraben hatte. Er war dann sehr froh, was er seinem Gedächtnis immer noch abringen konnte. Ich habe ihn hin und wieder gefragt, ob ich etwas davon lesen dürfe. Er hat das stets verneint mit dem Hinweis darauf, dass der Text noch mitten in der Entwicklung und weit entfernt von einem Stadium sei, da er auch nur entfernt vorzeigbar wäre.

Da ich dies von meinen eigenen Texten nur zu gut kenne, fiel es mir nicht schwer, das zu akzeptieren, und ich stellte keine Fragen mehr. Dass es scheinbar voranging, bekam ich ja auch so mit. Doch immer wieder schien seine Arbeit ins Stocken geraten zu sein, mindestens einmal sogar für mehrere Jahre. Irgendwann war dann selbst von kleinen Fortschritten nicht mehr die Rede, und die bloße Erwähnung erzeugte bei ihm augenblickliche Betretenheit und ein schlechtes Gewissen. Ein unfertiges Werk, das offenbar in keiner Weise seinem eigenen Anspruch genügte, und ihm fehlte die Kraft und der Willen, daran weiterzuarbeiten. Ein paar Mal dachte er wohl noch daran. Um es dann zu vergessen. Das hatte zunächst nichts mit seiner Demenz zu tun, es war wohl eher eine Art passiven Verdrängens. Da es sich nicht so schnell lösen ließ, wie es ihm vorschwebte, verlor er das Interesse daran. Wie er zeit seines Lebens unangenehme oder beschwerliche Dinge lieber beiseiteschob oder anderen überließ, als sich ihnen zu stellen.

Ich hatte schon fast vergessen, dass er sich – wenn man die Zeit addiert – im Grunde einige Jahre sehr angelegentlich mit seiner Jugend beschäftigt hatte. Zu einem Zeitpunkt, an dem Gegenwart und Zukunft für ihn eine noch viel größere Rolle gespielt haben, als es ihm die Krankheit jetzt erlaubt, beschäftigte er sich freiwillig mit einem Lebensabschnitt, der scheinbar keinerlei Perspektiven hatte, da er längst abgeschlossen war. So dachte ich lange Zeit. Erst jetzt, da ich mich mit der Krankheit stärker beschäftige, kommt mir der Gedanke, dass ich mich mit jener Einschätzung geirrt haben mag. Dass es möglicherweise genau umgekehrt und die Jugend die einzige Perspektive ist, die ihm die Demenz lässt. Seine Jugend ist das, was für ihn am längsten bleiben wird. Ein Rettungsanker, eine letzte Insel, auf der er noch ganz er selbst sein kann. Wenn die Gegenwart wegzubrechen droht, weil er sie mit dem Geist seiner gegenwärtigen Person nur noch unzureichend zu füllen vermag, ist er trotzdem noch in der Erfahrungswelt des Jungen zu Hause, der er vor vielen Jahrzehnten einmal war. Einzig in diesem Jungen ist er nun vollständig.

War mein Vater also in seinem Schreiben mehr oder weniger unbewusst den Gesetzen der Demenz gefolgt? Hatte er ahnungsvoll vorausgenommen, was ihn Jahre später bestimmen würde? Wollte er sich einrichten an einem Platz, der seine letzte Verteidigungslinie gegen die Krankheit werden würde? Hatte er sich deshalb nicht anderen, späteren Lebensphasen gewidmet, weil er ahnte, dass er in ihnen ohnehin nicht mehr lange »zu Hause« sein würde? Vielleicht, kommt mir der Gedanke, hat er sich wappnen wollen. Um Klarheit zu gewinnen in jenem Areal seines Gedächtnisses, das ihm die letzte Sicherheit schenkt, die ihm bleiben würde.

Je mehr diese Frage in mir aufkeimte, desto begieriger war ich darauf, jenes in Vergessenheit geratene Manuskript zu lesen. Seit Jahren hatten wir es mit keinem Wort mehr erwähnt – weil es nicht der Erwähnung wert schien. Jedenfalls hatte uns mein Vater in diesem Glauben gelassen. Und nun wusste niemand mehr, wo seine Notizen zu finden waren. Er hatte sie nie gezeigt und stets bei verschlossener Tür daran gearbeitet. Mit Zustimmung meiner Mutter habe ich tagelang in seinem Arbeitszimmer gesucht: ohne Erfolg. Er selbst war dabei keine Hilfe, weder wusste er, wo sich die Aufzeichnungen befanden, noch, dass er sie überhaupt gemacht hatte. Und wozu. »Was, bitte schön, hat denn meine Jugend mit meiner Demenz zu tun?«, fragt er.

Irgendwann der erlösende Anruf meiner Mutter. Als sie, von Sorgen getrieben, wieder einmal nicht schlafen konnte, machte sie sich mit der ihr eigenen Gründlichkeit selbst auf die Suche. Und wurde im Morgengrauen in seinem Arbeitszimmer im Mittelfach des geschnitzten Kirschholzschranks fündig: Ein Ordner (den ich übersehen hatte), auf dem in roten Buchstaben MAN. steht, vermutlich die Abkürzung für »Manuskript«. In ihm: der Schlüssel zur Kindheit meines

Vaters – und, wenn man so will, auch zu seiner Gegenwart. 210 Seiten, mit der alten elektrischen Schreibmaschine angefertigt, weil er bei seinem einzigen Versuch, mit einem Computer klarzukommen, fast verzweifelt wäre. Viele Streichungen, Umstellungen und angeheftete handschriftliche Ergänzungen. Aufgeregt lese ich die erste Seite. Im Vorwort vom 26. Februar 1998 schreibt mein Vater:

»Endlich habe ich mich entschlossen anzufangen. Seit Monaten schiebe ich diese Arbeit vor mir her und finde immer neue Ausreden mir selbst gegenüber, den Beginn zu verzögern. Ich will mich autobiographisch versuchen. Übrigens in alter Rechtschreibung, die neue kann mir gestohlen bleiben … Eine wichtige Gedächtnisstütze sind Erinnerungen, fremde und eigene. Besonders letztere sind so lückenhaft, daß mir vor der Verwegenheit meines Vorhabens schwindelt. Augustinus hat gesagt, der Palast der Erinnerungen bleibt verschlossen. Das ist natürlich nicht ermutigend, denn ich muß versuchen, diesen Palast zu öffnen. Selbst wenn das meiste darin unter dem Geröll des abgelebten Lebens verschwunden ist, für immer.«

In gewisser Form nimmt er die spätere Krankheit vorweg, als er sich mit einem Zitat Christa Wolfs auseinandersetzt. Sie hat in ihrem Roman *Kindheitsmuster* etwas geschrieben, was er unter dem Eindruck der eigenen angestrengten Erinnerung nun besser versteht: »Im Kreuzverhör mit dir selbst zeigt sich der wirkliche Grund der Sprachstörung … Weil es schwerfällt, zuzugeben, daß jenes Kind da – dreijährig, schutzlos, allein – dir unerreichbar ist. Nicht nur trennen dich von ihm 40 Jahre; nicht nur behindert dich die Unzuverlässigkeit deines Gedächtnisses, das nach dem Inselprinzip arbeitet und dessen Auftrag lautet: Vergessen! Verfälschen!« Die Unerreichbarkeit alles Zurückliegenden, stellt mein Vater fest, braucht nicht Jahre und Jahrzehnte, sie könne auch weit Näherliegendes betreffen: »Tatsächlich funktioniert das Gedächtnis nur punktuell nach dem Inselprinzip. Ich hangele mich von Gedächtnisinsel zu Gedächtnisinsel in einem Ozean von Vergessenem, dem die Inseln kämpfend entrissen werden müssen.«

Bei den vielen Hürden, die er dabei zu nehmen hat, begegnet er auch einem Text des russischen Schriftstellers Andrej Tarkowkij, der ihm Trost und Ermutigung gibt, trotz oft versagendem Schwung, jene Gedächtnisinseln abzugrasen: »Es heißt, die Zeit sei unwiederbringlich. Das ist insofern richtig, wie man sagt, daß man das Vergangene nicht zurückholen kann. Doch was bedeutet eigentlich das Vergangene, wenn für jedermann im Vergangenen die unvergängliche Realität des Gegenwärtigen eines jeden vorübergehenden Moments beschlossen liegt? In einem bestimmten Sinne ist das Vergangene weit realer, zumindest aber stabiler und dauerhafter als das Gegenwärtige. Gegenwärtiges gleitet vorüber und verschwindet, zerrinnt wie Sand zwischen unseren Fingern, sein materielles Gewicht erhält es erst in der Erinnerung.«

Ganz offenbar sehnt er sich also nach der Stabilität der Vergangenheit. Doch was, wenn auch das Vergangene allmählich zerrinnt? Wenn auch das Letzte, worauf jemand zurückgreifen kann, im Verschwinden begriffen ist? Muss er sich dann nicht versichern, dass es nicht verschwindet? Es festhalten, indem er es aufschreibt, solange er das noch kann? Andererseits: Hätte er dazu nicht wenigstens ahnen müssen, dass ihm die Vergangenheit entgleiten wird?

Es gibt keine Hinweise darauf, ich bewege mich im Bereich der Spekulation.

Er selbst begründet sein Vorhaben mit »einer Mischung aus Langeweile und sich häufenden Endzeitgedanken, die sich am besten durch eine kreative Tätigkeit vertreiben lassen. In praktischen Dingen des Alltags im Haus und im Garten eher zu Lustlosigkeit und Unwillen neigend, weil handwerklich denkbar ungeschickt, bin ich stets an den Schreibtisch verwiesen. Meine Zeit, recht langsam begreife ich es, wird knapper. Dies fördert meinen Wunsch, noch irgendwas Sinnvolles zu tun, etwas, das mein Gehirn nicht vorzeitig erstarren läßt, wie ich das zur Zeit an einem alten Freund mit Trauer und Entsetzen erleben muß.« Ein Hinweis auf die Krankheit meines Patenonkels, vor der er sich möglicherweise selbst fürchtet, die er bisher nur von anderen kennt, die aber auch ihn Jahre später heimsuchen wird. Er spricht ferner davon, »daß vielleicht doch irgendwann irgendwer sich für diesen Rückblick interessieren und ihn mit einem kleinen Schmunzeln lesen wird«.

Doch was von ihm als anekdotenhafter Schmunzel-Rückblick angelegt ist, wird das Verständnis seiner (und damit natürlich auch meiner eigenen) Person vertiefen. Insofern ist seine Krankheit mit all den ihr innewohnenden Verlusten am Ende, so merkwürdig es klingen mag, auch ein persönlicher Gewinn. Ein bisschen kommt es mir vor, als hätte ich einen Schatz gehoben.

Weil er sich gern selbst ermutigt sieht, weil er weder seiner Willenskraft noch seinem Durchhaltevermögen, »an denen es mir immer ein wenig gefehlt hat«, vertrauen mag und außerdem Zitate sehr liebt, zitiert er den französischen Schriftsteller Maurice Blanchot: »Wer sich erinnern will, muß sich dem Vergessen anvertrauen, diesem Risiko des absoluten Vergessens und diesem schönen Glücksfall, zu dem das Erinnern wird.« Unglaublich, vieles von dem, was er da schreibt, dreht sich um den Kern der späteren Krankheit. Was er tatsächlich schreibt, ist also weit mehr als das, was er zu schreiben vorgibt.

»Erinnerungen sind aus wundersamen Stoff gemacht – trügerisch und dennoch zwingend, mächtig und schattenhaft. Es ist kein Verlaß auf die Erinnerung, und dennoch gibt es keine Wirklichkeit außer der, die wir im Gedächtnis tragen. Jeder Augenblick, den wir durchleben, verdankt dem vorangegangenen seinen Sinn. Gegenwart und Zukunft würden wesenlos, wenn die Spur des Vergangenen aus unserem Bewußtsein gelöscht wäre. Zwischen uns und dem Nichts steht unser Erinnerungsvermögen, ein allerdings etwas problematisches und fragiles Bollwerk.«

Das ist allerdings nicht mein Vater, sondern aus der Autobiografie des von ihm sehr geschätzten Klaus Mann.

Umgeben von schattenhafter Erinnerung bewegt sich mein Vater heute in einer wesenlosen Gegenwart – dem Nichts bereits näher als sich selbst. Doch zum Zeitpunkt, da er dies aufschreibt, kann er das Ausmaß der späteren Verschattung noch nicht einmal ahnen.

Da er mit Ausnahme eines sehr begrenzten Zeitraumes nie Tagebuch geführt habe, schreibt er launig, verstehe sich der berühmte »Mut zur Lücke« in seinem Fall von selbst, »weil es oft genug vorkommen wird, daß ich gar nichts habe, um die Lücken zu füllen, folglich also auch keinen Mut benötige.« Wenn er damals gewusst hätte, dass in nicht allzu ferner Zukunft diese Lücken größer sein würden als die Bereiche, die sie umgeben; dass sein Leben also maßgeblich von ebenjenen Lücken bestimmt werden wird, hätte er wahrscheinlich auf diese Pointe verzichtet. Erinnerung und Vergessen, die großen Themen, die er so ahnungsvoll in seinem Vorwort anschneidet, werden für ihn bestimmend bleiben, auch wenn sie im Brennglas seiner Demenz eine dramatische Neu-Gewichtung erfahren.

Dass er seinem Durchhaltevermögen zu Recht nicht traut, zeigt ein zweites Vorwort auf Seite 92. Darin gesteht er, dass er aus Trägheit und Unlust sechs Jahre pausiert hat. Mit dem Verweis wohlgemerkt, dass es unverantwortlich sei, dermaßen mit der Zeit umzugehen. »So zu tun, als lebte man ewig.« Dabei ist er damals schon 79 Jahre alt. Mit sich selbst geht er hart ins Gericht. »Ich weiche gern vor Schwierigkeiten aus, es mangelt mir an Durchhaltevermögen und an Ehrgeiz. Das war schon immer so. Eine gewisse Schwachheit gegenüber den Anforderungen des Lebens.« Schon in der Schule sei es sichtbar geworden. Er sehe sich, schreibt er damals, in einer Linie mit seinem ebenfalls bequemen Vater, der prekäre Dinge grundsätzlich an die Mutter delegiert habe, die einfach besser habe »fighten« können. Doch durch die Umtriebigkeit verschiedener Freunde, die auch im sehr fortgeschrittenen Alter immer noch äußerst fleißige Schreiber sind, will nun auch er einen Neubeginn wagen. »Es ist doch langsam peinlich, so viel Fleiß und Mühe und Ausdauer im engsten Freundeskreis zu erleben, und selbst, na ja …«

Dann schreibt er noch mal gut 100 Seiten, deutlich weniger konzentriert als in dem sieben Jahre zurückliegenden Teil. Einige Gedanken des ersten Teiles wiederholt er fast wörtlich, ein bisschen scheint es, als würde die Krankheit bereits in ihm angelegt sein und ihre Vorboten schicken. Kurz vor Ende des Zweiten Weltkrieges reißen die Aufzeichnungen ab. Zu einem Zeitpunkt also, an dem das »wahre« Leben für den 19-jährigen Mann, der er damals ist, eigentlich erst beginnt.

Ich kann ihn heute nicht mehr fragen, ob er je die Absicht gehabt hatte weiterzuschreiben. Eigentlich hatte er wohl mit seiner Flucht in den Westen enden wollen. Das ist ihm nicht ganz gelungen, ein paar Jahre fehlen, aber er ist diesem Zeitpunkt schon recht nah gekommen. Das meiste war für ihn bereits gesagt. Jedenfalls das, was er sagen wollte.

Nun aber, der Spur der Krankheit folgend, geht er den Weg genau anders herum, die Flucht in den Westen, die Weichenstellung für sein früheres Leben, ist für sein jetziges nicht mehr entscheidend. Ihm steht nun die Flucht in die

Vergangenheit bevor (die sich für ihn viel schwieriger gestalten wird). Wie lang oder kurz sie auch immer sein mag: Dort liegt seine unmittelbare Zukunft. Dort ist sein »Zuhause«. Die Kindheit ist das erste Kapitel seines Lebens. Und sie wird auch sein letztes sein. In ihr kreuzt sich sein Leben. Auf der sich verkürzenden, rückwärts verlaufenden Lebensskala, liegt der Tod nun immer näher bei der Geburt.

LANGEBRÜCK 1926

»Alt ist man dann, wenn man an der Vergangenheit
mehr Freude hat als an der Zukunft.«

John Knittel

Am 1. Juni 1926 gegen 10 Uhr wird mein Vater als Kind »der ledigen Hausdame Luise Didier« in einer Klinik in Dresden-Blasewitz geboren. Der Tag der Geburt ist ein eher kühler Sommertag mit einer Höchsttemperatur von 18 Grad und gelegentlichen Regenschauern. Der Dollar notiert mit 4,195 Reichsmark (Geld) und 4,205 (Brief). Zumindest von väterlicher Seite ist seine Geburt unerwünscht. Mein Großvater zögert, meinen Vater als seinen Sohn zu begreifen, die Mutter, das geht aus den Aufzeichnungen hervor, muss einen langen Kampf führen – sowohl um die Ehe als auch um die amtliche Anerkennung ihres Kindes. Erst eineinhalb Jahre später werden die Eltern heiraten. Erst dann wird aus der ledigen Hausdame »Frau Wenderoth«. Vor dem Standesbeamten erklärt mein Großvater, »von der Geburt aus eigener Wissenschaft unterrichtet zu sein und, daß er der Vater des vorgenannten Kindes ist«.

Der Großvater ist Handlungsreisender, seine Ware Kaffee. Wie die Großmutter hat er keine höhere Schulbildung, hat eine Lehre in einer Eisenwarenhandlung gemacht. Ist leidenschaftlicher Zeitungsleser – wie mein Vater. Auf frühen Bildern erscheint er als junger Mann mit vollem dunklen Haar und energischen Zügen: ausgeprägte Backenknochen, aber der Mund eher weich. Der Kopf schon damals auffallend rund. Auf späteren Aufnahmen sieht man ihn häufig mit einem großen breitkrempigen Hut, Zigarre rauchend. Der Blick stets fest, niemals lächelnd, verströmt er eine Aura von herrischem Stolz.

Vermutlich ist meine Großmutter, 19-jährig, der Anlass dafür gewesen, dass ihr Mann seine erste Frau und den aus dieser Ehe gezeugten Sohn rigoros verließ. Er ist für sie eine Art Vaterersatz, ein Märchenprinz, der sie aus der Armut befreit. Denn sie ist seit ihrem 16. Lebensjahr Vollwaise und nur deshalb nicht ins Waisenhaus gekommen, weil die Eltern ihrer besten Freundin sie aufgenommen haben. Dafür ist sie nun in hohem Maße abhängig von jenem Mann, der zu cholerischen Ausbrüchen neigt, und unterwirft sich seinem Regiment. Ihre Versuche zum Badeurlaub scheitern am Desinteresse meines Großvaters, der mit dem Meer nichts anzufangen weiß. Aber zumindest in der Anfangszeit ihrer Ehe reisen sie viel. Mein Vater ist sehr wahrscheinlich das Produkt einer Italienreise, eine, wie er schreibt, »recht angenehme, heitere Vorstellung«.

Die Charaktere der Ehepartner sind höchst unterschiedlich. Auf der einen Seite der zum Leichtsinn neigende, risikofreudige Vater, der sein Freiheitsbedürfnis über alles stellt, spontan und niemals das Ende bedenkend. Auf der anderen seine Mutter, sparsam, bedacht und über die Maßen vorsichtig, die mit blankem Entsetzen reagiert und ihm auch später nie ganz verzeihen wird, dass er seine gut dotierte Stelle – er ist damals Teilhaber der Kaffeefirma »Schmidt + Kallina« – einfach hinschmeißt, da ihm die damit verbundenen Pflichten, unter anderem das frühe Aufstehen, nicht zusagen. Sie kann gut zeichnen und malen und hat ausgeprägte bildhauerische Talente. Der Dresdener Akademieprofessor will sie aufgrund ihrer großen Begabung unbedingt an die Akademie holen – obwohl sie kein Abitur hat. Der Großvater aber will nicht, dass sie »in Bohèmekreisen« verkehrt, eine Begründung, hinter der sich vor allem die Eifersucht des Älteren auf jüngere Männer verbirgt. Und verbaut ihr die Karriere.

Langebrück ist damals ein beliebter Luftkurort am Nordrand der Dresdner Heide, knapp 3000 Einwohner, fast keine Autos, umgeben von Wäldern und Wiesen. Eine Insel der Seligen, wie sie mein Vater nennt, die auch im Krieg, insbesondere im Vergleich mit dem nahen Dresden, relative Sicherheit verspricht (in der Tat ist nie auch nur eine einzige Bombe auf Langebrück gefallen). Der Ort ist von der Eisenbahn in zwei Teile zerschnitten, in das noch eher dörflich geprägte Unterdorf und das vornehmlich aus Villen bestehende Oberdorf. Hierhin ist die Familie auf Anraten des Hausarztes gezogen, der die häufigen Mandelentzündungen meines Großvaters auf die nasskalten Elbnebel zurückführt. Frische Waldluft und ein höher gelegener Wohnsitz würden die Krankheit sicherlich schnell eindämmen (das taten sie nicht). Doch für meinen Vater wird Langebrück zum Symbol einer fast idealen Jugend: »Kein Ort mit Ereignissen, die ein Kinderherz höher schlagen lassen. Aber es lud aufgrund seiner idyllischen Lage Kinder geradezu dazu ein, sich selbst ›Ereignisse‹ zu schaffen.« Indianerspiele aller Art, spielerische Bandenkriege, in deren Zusammenhang er vom Banden- zum Oberbandenführer mit selbst gefertigtem Stempel avanciert: »Ich muß also Führungsqualitäten gehabt haben, von denen später nichts mehr übrigblieb.«

Die Hermannstraße 4 hat die wundervolle Telefonnummer 100. Vor dem Haus mit dem großen vorspringenden Giebeldach stehen zwei riesige Tannen, die später gefällt werden, weil sie sowohl dem Herrenzimmer wie auch der angebauten Veranda die Morgen- und Vormittagssonne nehmen. Im ersten Stock wohnen die Haushaltshilfen, die damals noch »Dienstmädchen« heißen. Jedenfalls bis zum Kriegsausbruch, denn da verliert mein Großvater die Existenzgrundlage, weil kaum mehr Rohkaffee nach Deutschland gelangt und die geringen Importe strikter staatlicher Bewirtschaftung unterliegen. Die obere Etage des Zweifamilienhauses ist immer vermietet, zunächst an einen Waldhornisten der Sächsischen Staatskapelle, später an die pensionierte Lehrerin Fräulein Rother, die meinem Vater gelegentlich Nachhilfeunterricht gibt und zu Weihnachten stets ein sinnvolles Buch. Eine Eigenschaft, die mein Vater im Hinblick auf mich lange beibehielt.

Das Leben ist für ihn eine endlose Folge von Spielen, Raufereien, Fußball, mit der langen Stange Äpfel von den Bäumen holen, Lagern im Wald und natürlich lesen: Karl

May, James Fenimore Cooper, Mark Twain und Paul Rosenhayns *Meisterdetektiv Joe Jenkins.* Einmal steht er mitten in der Nacht auf, weil er mit seinem Kindergartenfreund Götz den Sonnenaufgang über der Hofewiese erleben will. So richtig will das nicht klappen, denn sie sind ja nicht am Meer und können die Sonne erst sehen, als sie hinter dem Waldrand sichtbar wird. Dennoch hat er es als herrlich in Erinnerung, die kühle würzige Luft, die unausgeschlafenen, fröstelnden Helden, einzelne Vogelrufe, die Lichtbahnen, die die Sonne zwischen die Baumstämme legt.

Eine frühe Erinnerung: Nachmittagskaffee mit den Eltern auf der Terrasse. Mit dabei: sein engster Freund Götz. Aus unerfindlichen Gründen müssen beide heftig und endlos lachen. Dem Großvater wird das zu viel, er weist sie an, um das Haus herumzulaufen, jeder in einer anderen Richtung, sich vorn auszulachen und hernach vernünftig zurückzukommen. Als sie sich an der Vorderseite begegnen, ist das Lachen wie weggeblasen, sobald sie jedoch wieder am Kaffeetisch sitzen, setzt es wieder ein – keuchend, prustend, mit roten Gesichtern. Noch einmal werden sie ums Haus geschickt, keinerlei Lachen, aber sobald sie zurück sind, fängt es mit unverminderter Heftigkeit wieder an. »Denke ich heute an diese Geschichte«, schreibt mein Vater, »wünschte ich mir etwas von jenem Lachen zurück, nur ein paar Häppchen, denn ich ertappe mich dabei, daß ich während vieler Tage nicht ein einziges Mal lache. Als hätte ich den ganzen Lachvorrat damals an jenem unbeschwerten Sommertag in unserem Garten aufgebraucht.«

Zu Hause steht, umgeben von stets frisch geschnittenem Flieder aus dem Garten, ein Blaupunkt-Empfänger, der in fernsehloser Zeit noch größte Bedeutung hat. Das Antennenkabel führt hinauf auf die zwölf Meter hohe Stange, die im Garten aufgebaut ist. Niemand stört sich am vergleichsweise schlechten Mittelwellenempfang, Radio wird bei Wenderoths bewusst gehört, nicht nebenbei: Autorennen und Führerreden, das ist das Unterhaltungsprogramm jener Jahre. Sein ganzes Berufsleben lang wird meinen Vater das Radio begleiten.

Das regelmäßige Duschen kennt man damals noch nicht. Mein Vater badet jeden Sonnabend, von einem Thermometer überwacht, stets bei 37 Grad, schlüpft danach in sein Nachthemd und geht direkt ins Bett. Die Tür zum Wohnzimmer, wo die Eltern speisen, steht offen und er bekommt sein Abendessen auf dem Tablett ans Bett serviert. Fleischsalat mit einer großen Semmel von Bäckermeister Willi Stiehler, dazu eine Flasche Malzbier – sehr lange wird an diesem Ritual festgehalten. Im Winter ist das Vergnügen noch gesteigert – wenn um das Haus der Schneesturm heult und im Kachelofen das Feuer prasselt, während durch die manchmal noch geöffnete Ofenklappe roter Schein tanzende Schatten an die Decke wirft. Wenn mein Vater an Geborgenheit und Beschütztsein denkt, kommt ihm bis heute stets dieses Bild in den Sinn.

Lange habe er an den Weihnachtsmann geglaubt, jedenfalls länger als viele andere Kinder, schreibt er. Auch meine Eltern haben mich »altmodisch« lange in dem Glauben gelassen, dass ein alter Mann mit weißem Bart und rotem Anzug den Kindern die Geschenke bringt, die sie sich vorher gewünscht haben. Sie fanden es falsch, den Zauber zu zerstören, deshalb, wie mein Vater schreibt, »weil das Leben den Zauber der Kindheit ohnehin ganz von selbst zerstört und man das nicht auch noch beschleunigen sollte. Denn das Eingesponnensein des Kindes in seine Welt, die ihm ja ganz real erscheint, umschließt doch den Garten der Erinnerungen, aus dem man uns nicht vertreiben kann und der uns Trost spendet in späteren so bitter entzauberten Zeiten.« Was schreibt er da? Ich muss den Satz mehrfach lesen, weil er mir auf verstörende Weise aktuell vorkommt.

Die Langebrücker Winter erscheinen ihm im Rückblick länger, kälter und eindrucksvoller als alle »dürftigen« Winter danach. Wenn er mit steif gefrorenen Fingern nach Hause kommt, warten dort die Dienstmädchen, Else oder Lisbeth, die ihm schon im Flur helfen, die vereisten Klamotten auszuziehen. Im Haus ist es warm, es duftet nach Kakao und Buttersemmeln, und im Ankleidezimmer der Eltern befindet sich ein großer weißer Kleiderschrank, der heute im Keller meiner Eltern steht, in dem zehn bis zwölf Stollen kühl und luftig lagern. Nach den Hausarbeiten darf er auf dem Boden mit Elastolin-Figuren Trapper und Indianer spielen, mit den eigens von der Mutter aus alten Socken des Vaters angefertigten Knieschonern. Manchmal greift er in die Kämpfe ein, indem er mit dem Luftgewehr die Bodentruppen beschießt. Auch wenn er erkältet ans Bett gezwungen ist, vertreibt er sich die Zeit damit, mit dem Gewehr auf die elektrischen Bakelit-Verteilerdosen zu schießen, die über Putz an dem Winkel zwischen Wand und Decke zu sehen sind.

Um die Öfen kümmern sich (solange noch Geld da war, also in Friedenszeiten) die Dienstmädchen, nur höchst gelegentlich trägt mein Vater mal selbst die Asche zur Grube. Auch zum Schneeschippen wird er nur äußerst sporadisch herangezogen, im Grunde ist er jeglicher Aufgaben enthoben. »Mir wurde immer alles abgenommen.« Seine Unselbstständigkeit und Bequemlichkeit empfindet er im Wesentlichen als das Ergebnis seiner »Nichterziehung«. Damit kommt er später immer wieder in Situationen, die er gern vermieden hätte.

Anfang der 1950er-Jahre zum Beispiel, er bewohnt mit seinem Freund Götz inzwischen in Berlin ein Zimmer, sei er wieder mal sehr rasch mit einer Freundin auf die Insel Hiddensee gefahren. »Es muß irgendwie überstürzt geschehen sein«, dabei hat er einige wichtige Dinge liegen lassen – in der stillen Hoffnung, ja Gewissheit, er könne sich seine Sachen ja nachsenden lassen. »So dachte ich, so war ich, so etwas hielt ich für selbstverständlich.« Aus Vitte schreibt er seinem Freund also ein lustiges Ansichtskärtchen mit der Bitte, ihm doch sogleich dieses und jenes zusammenzusuchen, einzupacken und möglichst rasch auf den Weg zu bringen. »Doch dieses Mal geschah, was schon viel früher hätte geschehen müssen. Götz schrieb kühl zurück, er würde gar nichts für mich zusammensuchen, verpacken und absenden.« Er hätte gewiss selbst genug Zeit dafür gehabt. »Aber derlei paßt ja zu Dir. Dieses Mal hast du Dich geschnitten. Ich werde den Teufel tun, dir alles nachzuräumen.« Und dann schickt er tatsächlich: nichts. Mein Vater ist überzeugt davon, dass er diese dramatische Lehre beherzigt hat. Wenn ich mir allerdings anschaue, was er alles bereits in jungen Jahren an meine Mutter zu delegieren wusste, bin ich mir offen gesagt nicht ganz sicher.

Schon lange vor seiner Krankheit verstand er es meisterlich, sich so ungeschickt anzustellen, dass meine Mutter ihm helfend beispringen musste. Anders kann ich mir nicht erklären, dass sie, soweit ich es weiß, zeit ihrer Ehe, bei Reisen den Koffer stets für beide packen musste. Sie war der – vermutlich begründeten – Ansicht, er sei dabei keine besondere Hilfe. Die Frage ist, ob sie ihm nicht viel früher hätte Grenzen aufzeigen müssen. Aber das hätte wahrscheinlich ihre Frage sein müssen, nicht meine.

Heute hat sich der Kreis geschlossen, mein Vater ist sozusagen wieder an dem Punkt des verwöhnten Einzelkindes angelangt, dem jeder Wunsch von den Lippen abgelesen wird. Er hat das nicht gewollt, ist nun in unfreiwilliger Abhängigkeit, aber wieder ist er ungeduldig, wenn man ihn zu lange warten lässt. Es sind nun andere, die ihn waschen, umsorgen. Neue Kleidung rauslegen. Das Essen bringen und den Mund abwischen.

DEM UFER SO NAH

In einer ihm zunehmend fremden Welt wärmt er sich an seinen frühen Erinnerungen. Sie sind sein Geleitschutz durch Zeiten, in denen er sich verloren hat. Im Magnetfeld seiner Erinnerungen bewegt er sich nun wie ein Zugvogel, der eigenartigerweise rückwärtsfliegt. Er folgte dem Duft der Heimat.

Seine Reise zurück gleicht der Entpuppung einer russischen Matroschka. Wie bei jener ineinander schachtelbaren, eiförmigen Puppe, die sich ihrer vielen Körper, mit denen sie an Größe gewann, nach und nach entledigt, bis sie auf die kleine Figur schrumpft, die in dem letzten Körper steckt. Dort ist der Kern der Figur, alles andere ist aus Sicht der kleinen Puppe wie Kleider, die man im Laufe des Lebens anlegt, aber irgendwann eben auch wieder auszieht. Der Kern ist natürlich viel reduzierter als das, was die Puppe uns mit jenen Kleidern so lange vorgab zu sein. Im Kern ist das Wesen der Figur angelegt, alle die größeren Puppen waren nur größer, aber nicht anders. Die kleinste Figur, also die, die am Ende bleibt, ist das Kind.

Mit der Krankheit ist mein Vater auf einer Zeitreise zu sich selbst, seinen Anfängen. Anders als bei den Helden im Kino wird die Zeit, in die er versetzt wird, keine gefährlichen

Prüfungen an ihn stellen. Nein, das Ziel seiner Reise ist eine Phase, die ihm relative Geborgenheit schenkt. Schwierig ist nur der Weg dorthin. Wenn er sich trennen muss von seinen Erfahrungen. Wenn er rückwärtsgeht und ihm der Boden unter den Füßen schwankt. Er stolpern muss über viele Hindernisse, die er nicht sieht. Und bei jedem Umschauen, so hilfreich und notwendig dies für den Weg ist, vergisst, was gerade noch vor ihm lag. Oder bereits hinter ihm? Es ist schön und furchtbar zugleich. Schön, weil er jetzt weiß, wohin es geht. Furchtbar, weil er selbst es nicht steuern kann. Er kann sich auf seinem Weg nur zuschauen. Am Wegesrand bleibt sein Leben zurück wie zur Seite gefegtes Laub. Blätter, löchrig geworden und mehrschichtig ineinander verschränkt; aufeinandergeschichtete Zeit. Gute Lebensabschnitte und solche, um die es nicht schade ist, dass man sie wieder vergisst. Schade nur, dass er selbst nicht bestimmen darf, was gestrichen wird.

Diese Zeitreise, die man nicht individuell buchen kann, ist weder planbar, noch kann man auf ihr besondere Wünsche äußern. Der Betroffene wird noch nicht einmal über die Reisedaten informiert. *Dass* er auf einer Reise ist, sagen ihm in der Regel erst andere. Die ihm helfend beispringen und ihn versorgen (wer nur rückwärtsgeht, kann das natürlich schlecht selbst). Die ihn beruhigen und ihm sagen, es ist nichts dabei, er solle getrost rückwärtsgehen. Dies sei nun einmal die Richtung des Alters. Und weil ihm die Worte mehr und mehr ausgehen, denken sie, sie sollten mit ihm sprechen wie zu einem Kind. Damit behandeln sie ihn, als wäre er schon am Ziel. Und wenn er auch einiges nicht mehr mitbekommt, so weiß er doch sicher, dass er dort noch lange nicht ist.

Man darf ihn nicht unterschätzen, das nicht.

Als der Krieg ausbricht, ist er 13 Jahre alt und teilt das Entsetzen der Eltern nicht, denn die ganze Sache scheint ihm doch eher Spannung verheißend. In Jungvolkuniform verteilt er Einberufungsbefehle in Langebrück. Ohne jede Vorstellung, was das für die Betroffenen bedeuten könnte. Bald gibt es Lebensmittelkarten, abends erlischt die Straßenbeleuchtung. 1940 kommt mein Vater in die Hitlerjugend, je älter er wird, mit immer größerer Abneigung. Nicht unbedingt aus politischen Gründen, die kann er noch nicht übersehen, sondern vor allem deshalb, weil es mit Zwängen verbunden ist, die ihm ein Gräuel sind. Herumkommandiert zu werden, ist nicht seine Sache.

Es gibt vermutlich nicht viele Menschen, die ihre Ablehnung gegen Hitler nicht in erster Linie aus politischen, sondern überwiegend aus Gründen ihrer Bequemlichkeit ableiteten. Die Hitlerjugend empfindet er schon bald als regelrechten Angriff auf seine persönliche Freiheit. Regelmäßige Tage, an denen man sich irgendwo versammeln muss, Uniformstress, verregnete Zeltlager und nervige Geländespiele. Menschen, die nachweislich nicht schlauer sind als er, ihm aber Befehle geben wollen. Und dann haben sie auch noch was gegen die Musik, die er am liebsten hört: den Jazz. Auf der Suche nach dieser Musik hört er mit seinen Freunden ausländische Sender und erfährt nebenbei Dinge vom

Krieg, die ihm die deutschen Sender vorenthalten. Auf der Glasveranda hat er auf einer großen Europakarte mit bunten Stecknadeln die Frontverläufe markiert.

Damals liegt er nun oft im Garten und betrachtet die amerikanischen Bomber am Himmel, die ihm, in der Sonne aufblinkend, wie »Silberfischchen« vorkommen. Er nimmt ihren ästhetischen Anblick wahr, nicht das Todbringende an ihnen. Es ist eine glückliche Fügung, dass seine Zeit als Flakhelfer längst zu Ende ist, als Dresden bombardiert wird. Als bei ihnen im Wohnzimmer, zwölf Kilometer von Dresden entfernt, der Deckenputz auf die Möbel rieselt. »Jetzt geht die Stadt unter«, sagt sein Vater damals. Und das tut sie ja dann auch.

Im Oktober 1944, der Krieg ist in seine letzte Phase getreten, ist noch einmal die persönliche Freiheit meines Vaters bedroht: Dem Wehrdienst war er mit Glück entkommen, der Ausbildung zum Flakhelfer nicht, nun muss er, wie alle Männer zwischen 16 und 60 im Deutschen Volkssturm eine letzte Bastion gegen die vorrückenden Russen bilden. Doch als diese dann wirklich kommen, löst sich der ganze Langebrücker Volkssturm in Windeseile auf: »Ich habe als Mitglied des Volkssturms weder je eine Schaufel oder irgendeine Waffe in der Hand gehabt und so erging es in meinem Heimatdorf den meisten – glücklicherweise.«

Damit enden die Aufzeichnungen meines Vaters.

»Glücklicherweise« – mit diesem Begriff, der lange Zeit wie ein Motto über seinem Leben schwebte, hat er die bauchige Flasche seiner Jugend verkorkt – auf dass sich nichts

Störendes mehr hineinmischen solle. Sie kam ins Kellerregal und wurde eine Weile kaum beachtet. Weil zwischenzeitlich anderes präsenter war. Aber nun, nach Jahren der Lagerung zur vollen Entfaltung gereift, öffnet mein Vater den Korken, damit der gute Geist der Jugend (oder seine besondere Art der Erinnerung daran, ihre Idealisierung) herausgelassen werde – um sich heilsam auf seine Wunden zu legen. So nippt er daran wie an kostbarer Medizin.

Ich hätte gern weitergelesen, natürlich. Aber den Gefallen hat er mir nicht getan. Das Wesentliche war für ihn ja bereits gesagt. Er hatte seine Jugend umrissen und erklärt, warum er so wurde, wie er war (und später auch wieder sein würde).

Bis dahin hatte das Leben einen Rahmen. Eine mehr oder minder verlässliche Ordnung und eine soeben zusammengebrochene. Er war gut durchgekommen, wenn auch mit Glück. Und vor ihm lauerte ein Versprechen. Der Wiederaufbau. Das Wirtschaftswachstum. Die große Welt, denn im Vergleich zu Langebrück würde fast alles größer erscheinen. Ihre Verführungen und ihre Bedrohungen. Nun waren es nicht mehr die Eltern, die für ihn sorgten, er hatte jetzt selbst Sorge für sich zu tragen, was ihm eigentlich zeit seines Lebens eher lästig war.

Was ist das Wichtigste im Leben?

Gesundheit – ohne hängen alle Glocken schief.

Deine Meinung zum Alter?

Furcht.

Und wie ist es heute?

Mit Gott und der Welt zerfallen. Als würde ich am Rande stehen.

Was empfindest du derzeit als den größten Verlust?

Dass ich kaum mehr Zeitung lese, ist schmerzlich.

Was machst du in der Zeit, in der du zur Untätigkeit gezwungen bist?

Da versuche ich, ja was soll ich sagen … zu schlafen. Ruhe zu halten.

Ein bisschen ist es wie bei einer Wattwanderung. Er ist bei Ebbe ins Meer, aber bevor die Flut kommt, muss er wieder an Land sein. Er geht nun an seinen eigenen Fußspuren entlang zurück. In seinem Rücken steigt das Wasser und löscht alle Abdrücke am Boden. Er geht auf den Strand zu mit schnellen Schritten, das steigende Wasser im Rücken. Wie gut, denkt er, dass er schon fast am Ufer ist.

Doch das große Sterben um ihn herum hat ihn einsam gemacht. Er ist der letzte einer Freundesclique, die enger und länger zusammengehalten hat, als dies vielleicht in heutigen Zeiten üblich ist. Er sagt, er vermeide alte Kontakte, »da die auch zum größten Teil gestorben sind«. Und unter den Lebenden gibt es nicht mehr viele, die er herbeisehnt: seine Frau, seinen Sohn, noch ein paar andere aus der Familie. »Ich würde mir schon Mühe geben müssen, noch jemand zu finden, mit dem ich gern in Kontakt träte.« Alte Kollegen? Um Gottes willen! Mitreden könne er da schon lange nicht mehr. Er könne sich keinen Beitrag vorstellen, den er noch zu leisten imstande wäre: »Ich bin nicht mehr en vogue.« Streng genommen ja sogar weniger als das. »Was könnte ich ihnen noch anbieten an Wissen oder Unterhaltung? Da ist nicht viel. Ich könnte ihnen meine Jammrigkeit anbieten, aber das ist ein schlechtes Angebot.«

Meine Mutter muss zu einer Beerdigung. »Ich muss mein Herz festhalten«, sagt mit gewohnt dramatischer Geste mein Vater, der schweißgebadet und mit Angst erwacht. »Warum?«, fragt meine Mutter. »Du gehst und beerdigst den Götz allein, und ich kann nicht mitkommen!« Sie erklärt ihm, dass er mal wieder die Tode durcheinanderbringt. Dass Götz bereits vor über einem Jahr beerdigt wurde und es hierbei um eine 93-jährige Freundin gehe, bei der der Tod angesichts ihres sehr hohen Alters dann vielleicht doch nicht ganz so traurig sei. Nur langsam weicht die Angst von meinem Vater, die Erinnerungsschichten, so dünn sie teilweise geworden sind, haben sich an vielen Stellen verwoben und trügerisch ineinander verdreht. Ein Knoten im Hirn lässt sich nicht einfach ausbürsten.

Zur Beerdigung seines Freundes Götz hatte er eine Rede gehalten und sich dabei eines kleinen Zettels bedient: »Zu Götz' Begräbnis« hatte er sie überschrieben, ein Begriff, der ihm allerlei Kritik von der Mutter einbrachte, zu altmodisch einerseits und zum anderen auch falsch, denn es ging ja »nur« um die Trauerfeier, die Beisetzung sollte später, im engsten Kreise der Familie, stattfinden. »Geht doch keinen was an«, hatte mein Vater gesagt, »liest doch keiner.« Dabei hatte er es für alle kopiert, damit man es abheften könne und besser in Erinnerung behalte, wie elegant und zugleich ungemein empathisch er diese schwierige Aufgabe trotz seines hohen Alters bewältigt hatte. »Mit seiner inneren Vornehmheit, seiner Wärme, verbunden mit seiner Erzählbegabung und seinem Humor fand er immer neue wertvolle Kontakte. Er wurde 86 Jahre. Und zeigte nur wenig Einschränkungen, die das Alter mit sich brachte. Jetzt müssen wir Abschied nehmen, und er hinterlässt uns allen viel.«

Insbesondere aber eine Leere, von der sich mein Vater nie ganz würde erholen können. Die vielleicht seine Demenz befördert hat. Sein Korrektiv war verschwunden, einer der wenigen, die ihm in den Hintern treten durften. Sein Kindergartenfreund und langjähriger Weggefährte, mit dem er es sich zur Tradition gemacht hatte, fast jedes Jahr in die Vergangenheit zu reisen: in die alte Heimat Langebrück. Um im Alters-Schwarz-Weiß, in dem sie nun angekommen waren, noch einmal den Farbtupfern der Jugend nachzuspüren. Um ihr Erinnerungsgeflecht neu zu knüpfen, zu erweitern oder einfach nur zu beleben. Um alte Zeiten aufleben zu lassen und bei Bedarf (und den gibt es eigentlich immer) auch ein wenig zu vergolden. Er fragt häufig, woran sein Freund denn gestorben sei (wir haben sehr oft darüber geredet), ob er verheiratet war und mit wem (er kennt dessen Frau seit fast 60 Jahren). Und wann er zurückkommen werde. Mit seinem Freund Götz war der Letzte gestorben, mit dem er die Erinnerungen an seine alte Heimat teilen konnte. Jetzt lag alle Erinnerung bei ihm ganz allein.

SCHÖNE ALTE WELT

Sie befinden sich kurz vor dem Abspann Ihres eigenen Films, also dort, wo die Namen und manchmal auch Orte gezeigt werden, die eine Rolle spielten. Im Grunde gab es in diesem Film nur relativ wenige Protagonisten. Nicht alle haben Ihre Erwartungen erfüllt. Es war kein großer Film, aber auch keiner, aus dem man rausgehen würde. Er zeigte ein ganz normales Leben. Wenn Sie ehrlich resümieren: Der Anfang war gut, die Mittelstrecke o. k., mit einem längeren Ausschlag nach oben, dann wurde es schlechter, wieder ein bisschen besser, und dann ging die Kurve sehr plötzlich nach unten.

Altersgelassenheit? Die Weisheit der späten Jahre? Vergessen Sie's! Sie sitzen in den Twintowers des World Trade Centers und sehen diesen Punkt am Himmel, der auf Sie zukommt und immer größer wird. Wissen Sie noch, wie Sie sich mit 50 gefühlt haben? Was Sie damals glaubten, was alles noch vor Ihnen lag? Wie Sie Geld beiseitegelegt hatten, um aufs Alter zu sparen. Auf die endlosen Ferien, die Sie erwarten würden. Sie hatten sich dieses überlegt oder jenes und nun kommt jemand und sagt Ihnen, dass es völlig egal ist, was Sie sich dachten oder wünschten. Dass Sie jetzt annehmen müssen, was man Ihnen bietet.

Unter Umständen kann dies noch eine ganze Menge sein. Sie haben zwar nur die Standardvariante gekauft, aber mit ein bisschen Glück kriegen Sie on top noch etwas drauf. Eine Art spätes Geschenk, einfach so. »Normales krankheitsbehaftetes Rentnerleben mit langsamem Ausschleichen« wird einfach ersetzt durch unseren »Fit & klar«-Button, der auch zur Open-End-Party berechtigt. Sie müssen nur noch kurz unten rechts unterschreiben. Danke schön. Und viel Spaß damit.

Es gibt immer mehr junge Alte: 80-Jährige, die Marathon laufen. Pensionäre, die im Fitnessstudio Gewichte stemmen. Glückliche alte Menschen, manche von ihnen klüger als in ihren jüngeren Jahren, geradezu provozierend gesund oder doch zumindest so weit, dass ihre Lebensrealität eine andere ist, als ihre Röntgenbilder weismachen wollen. Senioren-WGs, Menschen auf der Suche nach Gemeinsamkeit und später Sinnfindung. Aktiv-Rentner, die gern konsumieren und bald die größte Zielgruppe der Wirtschaft bilden werden. Staatsmänner, die fast ein Jahrhundert dieser Welt gesehen haben und immer noch absolut druckreif und klug über sie reden können (Henry Kissinger, Helmut Schmidt). Mitneunziger, die mit der Kraft ihres gelebten Lebens den Jungen zurufen, dass sie es sind, die sich empören müssen (Stéphane Hessel).

In einer Studie der Roper Consulting, der amerikanischen Tochter der Nürnberger Gesellschaft für Konsumforschung, wurden unter anderem Brasilianer, Amerikaner und Deutsche gefragt, was sie am Alter am meisten fürchten. Das

Ergebnis ist grundverschieden: Während die Brasilianer am ehesten den Verlust der Libido fürchten und die Amerikaner das Übergewicht, wollen die Deutschen in erster Linie nicht dement werden: Sie fürchten um ihren Verstand.

Wenn man sehr klug ist oder fatalistisch oder einfach relativ gesund, kann man sich mit dem Alter arrangieren. Obwohl die Ausgangsposition ja nicht gerade einfach ist. Der Grundumsatz des Energiestoffwechsels sinkt, die Körpersysteme werden fehlerhaft. Die Haut verliert ihre Elastizität, das Arbeitsgedächtnis seine Leistungsfähigkeit. Die Muskeln werden schwächer, die Knochendichte nimmt ab. Über die Atmung wird weniger Sauerstoff aufgenommen. Das Herz wird größer, aber die Muskelmasse nimmt ab. Die Herzfrequenz sinkt, gleichzeitig steigt der arterielle Blutdruck. Das Immunsystem arbeitet weniger gut als in früheren Jahren, die Wundheilung verzögert sich. Durch lebenslange Ablagerungen verdickt und trübt sich die Augenlinse. Das Geschmacks- und auch das sexuelle Empfinden geht zurück, der Hörsinn sowieso.

Natürlich gibt es einen ganzen Industriezweig, der sich darauf einstellt. Gegen den müssen Sie sich erst mal wappnen: Er impft Ihnen Jugendwahn ein und macht Ihnen ein schlechtes Gewissen, wenn Sie nichts gegen Ihre Falten tun (und sollten Sie sich so akzeptieren wollen, wie Sie sind, kostet Sie das mindestens 17 Wochenendseminare). Er hilft Ihnen, aber er setzt Sie auch einem ständigen Optimierungszwang aus. Sagt, das mit Ihren Brüsten können wir richten, und dafür, dass Ihr Ehemann Sie wieder so zuverlässig liebt wie früher, geben wir ihm einfach eine blaue Tablette. Wenn Sie vermuten, dass Ihr Körper nicht genügend Vitamine und Mineralstoffe hat, können Sie bis zu zwei Drittel Ihrer Rente in Nahrungsergänzungsmittel investieren. Es gibt Uhren mit übergroßem Zifferblatt, handgelenkschonende Dosenöffner, Haltegriffe und rutschfeste Gummimatten für die Badewanne. Und sehr viele Fernsehsendungen, für die Sie keinerlei Verstand benötigen. Für praktisch jeden Bereich des fortgeschrittenen Lebens wurden bereits kleine und größere Prothesen entwickelt (eine ganze Reihe von Organen können sogar wirklich ausgetauscht werden). Nur fürs Gehirn gibt es derzeit noch keinen Ersatz. Je mehr die moderne Wissenschaft Ihnen also erlaubt, älter zu werden, desto mehr treiben Sie auf etwas zu, das eben diese Wissenschaft noch nicht in den Griff bekommen hat. Ein Dilemma, könnte man sagen.

Vielleicht ist es Ihnen ja gegeben, das gesamte Leben als Erfahrung zu betrachten, bei der man nichts ausklammern darf; nicht die Schatten, nicht die Schmerzen, nicht den Verlust in seiner konzentrierten Form. Weil es ja dazugehört. All das dürfen Sie jetzt durchschreiten und daran reifen. Aber was sollen Sie mit dieser Erfahrung tun? Sie fühlen sich, als säßen Sie in einem Karussell, das man vergessen hat abzustellen. Die ersten Minuten finden Sie es vielleicht nicht schön, aber doch aufregend in seinem Schauer; aber schnell wollen Sie nur noch raus. Dabei sind Sie jetzt mitten im Leben angekommen. Auch wenn es Ihnen ein bisschen zu schnell geworden ist: Sie spüren sich. Die Nadel sitzt direkt am Nerv.

Aber alle arbeiten daran, dass es Ihnen nicht zu sehr wehtut. Die Pharmaindustrie entwickelt bereits »intelligente« Tabletten, die, ausgestattet mit elektronischen Minichips, Blutwerte messen, aufs Handy oder den Computer übertragen und die nötige Dosierung anzeigen. Die Pflege der Zukunft wird das Leben in den eigenen vier Wänden sicherer machen: Es wird deutlich verbesserte Erinnerungs-Apps fürs Handy geben, und auf einem Tablet können mit der Funktion »Wohnung verlassen« alle Elektrogeräte per Knopfdruck ausgeschaltet werden – damit die Herdplatte nicht durchbrennt. An der Wand befestigte Sensoren werden alle Bewegungsabläufe im Raum erfassen können. Eine intelligente Software unterscheidet, ob sich die betreffende Person lediglich nach einem Gegenstand bückt oder gestürzt ist und Hilfe benötigt. In diesem Fall wird automatisch eine rund um die Uhr besetzte Hausnotrufzentrale verständigt, die über eine Freisprecheinrichtung direkten Kontakt mit dem Hilfsbedürftigen aufnimmt. Ist dieser nicht ansprechbar, wird augenblicklich ein Arzt verständigt. Zusätzlich können die Mitarbeiter mittels eines grafisch verfremdeten Bildes die Situation bereits aus der Ferne einschätzen und entsprechend reagieren.

Auch ein Pflegebett mit integriertem E-Help-System wird die Kommunikation zwischen Pflegebedürftigen und Angehörigen erleichtern. Durch einfaches Betätigen einer Taste können Demenzpatienten mithilfe einer Freisprecheinrichtung direkt vom Bett aus eine Verbindung zu Verwandten oder einer Rufzentrale aufbauen. Sollte der Gesprächspartner nicht erreichbar sein, werden automatisch weitere eingespeicherte Rufnummern angewählt. Durch einen Belastungssensor wird beim nächtlichen Verlassen des Bettes – zur Sturzprophylaxe und besseren Orientierung – sofort eine Beleuchtung eingeschaltet. Demenzpatienten werden schon in wenigen Jahren technisch weitaus stärker umsorgt sein als heute. Und dennoch wird die entscheidende Rolle immer der Mensch spielen.

DAS GROSSE PUZZLE

»Als er seine ersten Vergesslichkeiten bemerkte,
griff er auf ein Mittel zurück, das einer seiner Lehrer
am Medizinischen Institut empfohlen hatte:
›Wer kein Gedächtnis hat, macht sich eins aus Papier.‹
Das war jedoch eine kurzlebige Hoffnung,
denn es kam so weit, dass er vergaß, was die Erinnerungsnotizen,
die er sich in die Taschen steckte, bedeuten sollten.«

Gabriel Garcia Marquez: Die Liebe in den Zeiten der Cholera

Irgendjemand hat im Kopf meines Vaters Netze gespannt, in denen sich die Buchstaben verfangen. Er möchte Wörter formen und kann sie nicht finden. Er fragt sich, warum, und weiß es nicht. Die Wörter kleben an der Zunge, er spuckt sie aus oder schluckt sie runter, aber manchmal verkannten sie sich wie Gräten sperrig im Gaumen. Die Wörter sind nicht mehr seine Freunde. Sagen nicht, was er denkt. Wenden sich von ihm ab und gegen ihn. Wortschnipsel, die in seinem Kopf umherirren. Er versucht die Bruchstücke sinnhaft zusammenzusetzen und fühlt sich wie vor einem Puzzle mit 9 000 Teilen. Steht ratlos davor und weiß nicht, an welchem Ende am besten anzufangen ist. Manchmal nimmt er einfach eine große Schere und schneidet sich die Stücke so zurecht, dass er sie mit Gewalt ineinanderpressen kann. Das stimmt zwar in den wenigsten Fällen, aber irgendeine Art von Ordnung braucht ja der Mensch.

Er wartet nun auf etwas, von dem er nur ahnen kann, was es ist. Inständig hofft er, es möge ihn aus seinen gedrückten Tagen erheben und in ein hell strömendes Licht führen, in dem alles überwunden ist, das an ihm zieht. So mühelos und leicht, wie man frische Schneeflocken mit einer Hand aufgreifen kann, denkt er. Er wartet den ganzen Tag auf das Licht und die Leichtigkeit, wartet, wenn er mit gesenktem Haupt den Raum durchschreitet, wartet, wenn seine Frau etwas sagt und er ein scheinbar bestätigendes »Mmh« oder »Ja« von sich gibt, selbst wenn er sie nicht verstanden hat. Wartet auch, wenn der Pfleger kommt, wartet, wenn er geht, wenn er nach anderen ruft und die Zeit nicht verstreichen will. Selbst wenn er schläft, wartet er.

Sein Schweigen legt sich über die Stille des Zimmers. Es ist ein schweres, zu allem entschlossenes Schweigen, weil es erstickt, was sich ihm in den Weg stellt. Weil es wie kaltes Feuer alles Lebendige mit sich reißt und den Atem nimmt. Weil man ihm nichts entgegensetzen kann. Weil nichts Bestand hat vor diesem Schweigen. Weil es jedes gedachte Wort in sich auflöst und den Raum versiegelt.

Wie komme ich denn die Treppen runter?

Du bist doch unten.

Aber da ist doch noch der Fahrstuhl …

Nein, es gibt hier keinen Fahrstuhl. Und du musst auch nicht weiter runter.

Ja, Herrgott noch einmal, willst du mich denn nicht verstehen?

Zum Glück habe er keine Schmerzen, sagt er. Wenn nur nicht immer dieses wattige Gefühl im Kopf wäre, dass es ihm so vorkommt, als würde man die Welt ein Stück von ihm fernhalten. Als würde er nicht mehr zu ihr gelangen und sie nicht mehr zu ihm. Als meine Mutter vom Einkaufen zurückkommt, sagt er, er habe sich oben aus dem Medizinschrank mal eine Tablette gegen Kopfschmerzen genommen, weil das ja immerhin recht nah an dem ist, was ihm fehlt (auch, wenn es ja keine Schmerzen sind). Ihr schwant Böses, was, wenn er nun etwas ganz anderes geschluckt hätte? Andererseits, es stehen ja schließlich keine Gifte im Schrank. Mein Vater sagt, die Tablette habe nicht gewirkt. Die Beschwerden seien von ganz allein zurückgegangen.

Da sitze ich und schaue auf den Mann, der mir kein »starker« Vater, aber immer ein sehr liebenswerter war. Ein feiner Geist, der sich nie bedeutungsschwer, sondern mit angenehmer Selbstironie durchs Leben bewegte. Der mir selbst in seiner Verwirrung näher ist als viele andere Menschen, obwohl mir meine Freundin immer wieder bestätigt, ich hätte ein bisschen zu viel von ihm. Jedenfalls von jenen Seiten, die andere schnell als Zumutung begreifen können: die Bequemlichkeit, diese Art, sich nicht mit Dingen zu beschäftigen, von denen man hofft oder erwartet, dass sie einem andere, die es besser können, schon abnehmen werden. Es ist zu viel von ihm in mir, als dass ich ihn dafür tadeln könnte.

Manchmal drohe natürlich auch ich unter seinen dunklen Stimmungen zu ersticken, ich versuche mich ja jedes Mal etwas »leichter« zu geben, als ich es tatsächlich bin. Wiederhole mantraartig, dass man sich dem Lauf der Dinge fügen müsse und es natürlich noch viel Schlimmeres im Leben gebe. Wenn ich also für Stunden versuche, halbwegs gute Laune zu verbreiten oder wenigstens die schlechte so weit abzuziehen, dass die Luft im Haus wieder etwas lichter wird, strengt mich das sehr an. Natürlich gibt es zum Glück immer wieder Momente, die für das alles entschädigen, sonst wäre ich vermutlich nicht in der Lage, so viel Energie aufzufahren, nur um seine in etwas weniger selbstzerstörerische Bahnen zu lenken. Ich reagiere oft körperlich auf Situationen, die ich als Überforderung empfinde. Mein Körper erzählt mir vom Schmerz der Familie, der sich nun auch bei mir einzulagern versucht. In Gelenken, Wirbeln und wo es ihm gerade einfällt. Es ist praktisch nicht möglich, eine emotionale Firewall hochzuziehen, wenn man dem anderen verbunden ist.

So nehme ich einen Teil seiner Last auf mich und bin nach meinen Besuchen in der verschatteten Welt der Familie oft ausgelaugt. Wenn ich die Tür in Lichterfelde hinter mir schließe, genieße ich den langen Fußweg zur S-Bahn, der mich ein bisschen zurück auf den Boden bringt. Unter der permanenten Anspannung haben sich sozusagen meine Wurzeln verkürzt, und ich muss aufpassen, nicht umzufallen. Jedem Anfang wohnt ein Zauber inne, aber das Ende hat keinen Zauber, durch das Ende muss man zunächst einfach durch.

Auch wenn ich es nicht mit einem Todkranken zu tun habe, macht mir sein Bild doch deutlich, dass nach einer langen Lebensfahrt nun bald die Endstation naht. Natürlich überfordern mich die Besuche oft, und ich frage mich, wenn ich nach wenigen Stunden bereits oft urlaubsreif bin, wie macht es meine Mutter, die schließlich den ganzen Tag seinen Gedanken und Stimmungen ausgesetzt ist? Und sich nie in einen unbelasteten Freiraum zurückziehen kann, weil es diesen Raum für sie nicht gibt. Wie kann man einander aushalten, wenn nur noch der eine den anderen stützt? Niemand kann behaupten, dass die selbstlose Liebe nicht verdammt anstrengend wäre.

Meine Eltern haben einen Zahnarzttermin am Nachmittag um 15 Uhr. Am frühen Morgen hatte mein Vater bereits geschrien: »Ich liege seit einer Stunde wach und der Zahnarzt kommt nicht!« Es ist nicht leicht, ihn zu beruhigen. Er findet es unerhört, dass der Termin erst am Nachmittag sei und fragt, von Unruhe erfüllt, nun sicherheitshalber jede Viertelstunde: »Wann gehen wir denn zum Zahnarzt?«

Am Abend gibt es Germknödel mit Pflaumenkompott. Sechs Stück insgesamt, für jeden zwei. Seiner Versicherung, er habe keinerlei Appetit, zum Trotz, isst mein Vater grundsätzlich alles, was man ihm vorsetzt. »So große schöne Knödel«, sagt er in Erwartung der bevorstehenden Leckereien. »Warum die allerdings geworfen werden müssen, weiß ich auch nicht.« Geworfen? »Ja, hattest du das nicht erwähnt?« »Nein, habe ich nicht.« Um zu testen, wie wach er ist, deute ich an, dass alle sechs Knödel für ihn sind. Nehme aber, bevor er sich innerlich zu sehr darauf eingestellt hat, die Bemerkung zurück und sage, dass ich ihn »verulkt« habe. Er schaut ein bisschen verwundert, so als müsse er über das Gesagte nun erst einmal angemessen nachdenken, und überrascht dann mit einem Konter, in dem er sich selbst literarisiert. Er sagt: »Enttäuschung machte sich auf seiner Miene breit.« Mit diesen Sätzen macht er mir Freude, zeigen sie mir doch, dass seine Reflexionsebene gestört sein mag, aber sehr häufig eben immer noch funktioniert.

Ironie und Überhöhung gehören im Allgemeinen zu jenen Fähigkeiten, die Demente mit als Erstes verlieren, aber statistische Häufigkeiten ändern nichts an der Tatsache, dass Demenz immer noch eine sehr individuelle Krankheit ist. Weil er sehr wohl merkt, womit er mich erheitern kann, wird mein Vater einige Minuten später, als meine Mutter immer noch nicht zum Essen erschienen ist, erneut ironisch: »Es ist zu befürchten, dass sie etwas gefunden hat, das sie spannender findet als das Essen mit uns.«

Als er beim Gehen zu stolpern droht, sagt meine Mutter zu ihm: »Du musst immer die Füße heben!« »Na, das ist mir völlig neu!«, antwortet er.

Wenige Minuten später ist alles Ironische aus ihm gewichen, und scheinbar unvermittelt fällt er in eine düstere Stimmung. Weil er sich nicht an das erinnern kann, was er möchte, sagt er: »Ich werde wahnsinnig oder bin es schon. Ich bin geteilt.« Er empfindet, dass er den Anschluss an sich selbst verliert. Nicht mehr Herr im eigenen Haus ist. Er schweigt lange, und als ich aus dem Zimmer bin, sagt er zu meiner Mutter jenen Satz, vor dem ich mich schon längere Zeit fürchte: »Violchen, wie heißt gleich unser Junge?«

Am nächsten Nachmittag kommt Frau Buchholz vom Pflegedienst, und mein Vater ist irritiert, weil er nicht so recht weiß, wie er dies einordnen soll und wie darauf am besten zu reagieren ist. Er rät meiner Mutter vieldeutig: »Entweder diese Frau kommt und du stellst die Teetassen auf den Kopf oder andersrum.« Frau Buchholz schaut die Medikamentenlisten durch. »Woher kenne ich Sie?«, fragt mein Vater in plötzlicher Gesprächigkeit. »Gar nicht«, sagt Frau Buchholz und ergänzt: »Noch nicht.« Mein Vater vertauscht den Bezug und erinnert sich, dass er diese Formulierung in jüngeren Jahren in anderen Zusammenhängen hin und wieder gebrauchte. »Früher wäre das ’ne unverschämte Bewegung gewesen«, sagt er und lacht. Aber nun genug palavert, jetzt bitte zum Kern der Sache: »Also, mein Name ist Wenderoth und Ihrer?« Dann erkundigt er sich, wo sie arbeitet und für wen. Als Frau Buchholz erklärt, dass sie die stellvertretende Pflegedienstleiterin ist, zeigt sich mein Vater hocherfreut: »Da sind wir ja sozusagen an der richtigen Adresse!«

Aber wie sie denn an seine Anschrift gekommen sei? »Durch Ihre Frau«, erklärt Frau Buchholz. »Das ist ja ganz reizend«, sagt mein Vater. »Und dass Sie sich so überstürzen.« Sie sei deutlich schneller gekommen, als er von ihr gewusst habe. Insofern auch eine glückliche Fügung. Zumal er sowieso »gerade Bedarf« habe. »Wobei ich einfügen muss, dass es mir natürlich sehr sympathisch ist, dass Sie mir sympathisch sind.« Ein gutes Gefühl gehe von ihr aus. »Und deshalb wird Mama

Ihnen jetzt einen Tee auf den Tisch blitzen.« Dann fragt er sie noch, wo sie privat wohne, und als sich herausstellt, dass es fast um die Ecke ist, schiebt er, wie um zu zeigen, dass er schon noch ein bisschen was draufhat, einen Begriff aus der klassischen griechischen Tragödie hinterher: »Dann ist ja der Deus ex Machina recht nahe.« Frau Buchholz lächelt freundlich.

Später schaut mein Vater aus dem Wohnzimmerfenster und glaubt am Meer zu sein. Leider zerstört meine Mutter die Illusion. »Und wo sind wir?«, fragt sie ihn prüfend. Der Vater schaut konzentriert aus dem Fenster, bevor er antwortet: »An der Antenne vom Nachbarhaus.« Die Mutter lacht, und er versteht nicht, warum. Glaubt ihm in diesem Haus denn niemand mehr? »Selbstverständlich, hab's doch gesehen. Ich sehe sogar den Aufsitz der Antenne!« Und, wie um zu unterstreichen, dass er Herr seiner Sinne ist, beschreibt er es nun ganz genau: »Unten ist 'ne Antenne, dann kommt noch eine und noch eine. Insgesamt sind es drei. Und daneben ist eine rote Tanne.« Die Mutter fragt, ob er denn wisse, wo ihre eigene Antenne sei. Eine für einen Dementen durchaus anspruchsvolle Frage, weil sie das angegriffene räumliche Vorstellungs- und zugleich das Erinnerungsvermögen fordert. Der Vater, längst geübt im Kaschieren seiner schwindenden Fähigkeiten, antwortet: »Wenn man sie sucht, ja!«

Du bekommst noch dein Geburtstagsgeschenk.

Ich weiß, aber daran erinnere ich nicht.

Soll ich verraten, worum's geht?

Nein, für Verrätereien bin ich nicht.

Wenig später liegt mein Geschenk vor ihm auf dem Tisch. Der Fotoband *Genesis* des brasilianischen Magnum-Fotografen Sebastiao Salgado: eine fotografische Hommage an die Schönheit der Welt. Ein dicker, schwerer Band, der ihn, was ich nicht bedacht habe, gleich auf mehreren Ebenen überfordert. Die Seiten so riesig, dass ihm bereits das Umblättern schwerfällt. Das ganze Buch so groß, dass es »praktisch nicht zu bewältigen« ist. Außerdem empfinde er es in seinem Zustand »eigentlich eher bedrückend. Sehe nur viele finstere dunkle Bilder und wenig Heiteres«. Schwarz-Weiß-Fotos sind nichts für seine Seele, farbig hätte er es sich gewünscht. Was soll er mit Ureinwohnern, die sich seltsame Holzscheiben zwischen die Ohrläppchen stanzen oder Knochen am Genital tragen? Schmerz verursacht ihm bereits der Anblick. Auf anderen Fotos Strukturen, die man nicht klar erkennt. Ist es Sand, die Oberfläche von Steinen oder ruhendes Meer? Und dort, Tausende von Pinguinen, eine Tierart, die er nicht einordnen kann. Und so unzählig, dass er sich beinahe erdrückt fühlt von ihnen. Er sieht nicht die Schönheit in den Bildern, sondern eine Aufgabe, der er nicht gewachsen ist. Das Bedürfnis des Dementen ist Klarheit, nicht Vielschichtigkeit oder Irritation. Ein großartiges Buch, in diesem Fall leider ein schlechtes Geschenk.

Meine Mutter muss etwas kopieren, kommt aber mit dem Gerät nicht klar. »So ein Pippelzeug«, schimpft mein Vater. 60 Euro, sagt die Mutter, habe es damals gekostet. »Für so einen Schrott?«, raunzt mein Vater. »Wieso kaufst du so was?« Dabei war er es ja, der es angeschafft hat. Aber aus nachvollziehbaren Gründen ist ein Faxgerät natürlich nichts, was emotional besonders aufgeladen wäre (damit rumgeärgert hat sich überwiegend meine Mutter, die auch stets die Rollen nachjustieren und wechseln musste) – und damit seiner Erinnerung entzogen. Meine Mutter hat den Tipp bekommen, sich ein neues Gerät zu kaufen, weitaus einfacher zu bedienen. »Was soll das wieder kosten?«, klagt mein Vater, ganz so, als wäre immer noch er es, der die Finanzen kontrolliert. Aber vielleicht ist es auch nur eine Art von Gesprächsroutine; Wörter sagen, die vielleicht passen, zu Übungszwecken Sinnfälliges bemerken. Ein bisschen Schmieröl in die Räder gießen. Eine teilweise schon geschlossene Fabrik, in der man die Maschinen für alle Fälle immer noch wartet.

Meine Mutter schneidet ihm die Fingernägel. Was ihm nicht ganz passt, andererseits, würde es jemand anders machen, wäre es ihm noch weniger recht. »Die gefallen dir doch alle nicht«, sagt meine Mutter. Außerdem hätten sie keine Zeit. Bis auf eine Schwester, die sich das einrichtet, »aber bestimmt nicht, weil du so nett zu ihr bist«. »Also, wenn ich jedes Mal zusammenzucke, muss ich mir jemand bestellen«, sagt mein Vater, um ein bisschen an der Schneidekompetenz meiner Mutter zu kratzen. Zweimal sei er bereits von ihr »bis aufs Blut geschnitten« worden. Meine Mutter verweist darauf, dass dies bei früheren Malen geschehen sei und sich der Schmerz schließlich nicht addiere. Jedenfalls nicht dieser.

»Die sind wie Stahl, deine Nägel«, sagt sie mit zartem Vorwurf, weil es ihre Arbeit erschwert. »Nur meine Gesundheit nicht«, gibt mein Vater zurück. »Aua!« Aber es war nur ihr Handrücken, der ihn streifte. »Nicht so empfindlich«, ermahnt sie ihn, niemand sehe sich so vor wie sie. »Aber vielleicht hast du nicht die richtigen Geräte«, wendet mein Vater ein. »Ich hab einfach Angst, wenn du das machst.« Und dann zieht er hart zurück, obwohl er gar nicht geschnitten wurde – sozusagen präventiv. »Es war ein Reflex«, entschuldigt er sich. »Na, du hast viele Reflexe«, sagt meine Mutter und ist entschieden der Meinung, dass er sich anstellt.

Ich müsste noch die Haut zurückschieben.

Das tut am wehsten.

Das ist so festgewachsen, musst du ab und zu selbst machen mit dem Fingernagel.

Das hab ich noch nie gemacht, in meinem ganzen Leben nicht!

Es kann sich dann leicht entzünden.

Das hat es noch nie.

Es ist eine Frage der Pflege.

Hat nie jemand gemacht. Ich am wenigsten.

Die Frau Stuck, sagt meine Mutter, habe so ein großes Maniküregerät, wenigstens einmal würde sie das gern professionell machen lassen. »Wenn ich dann noch am Leben bin«, wirft mein Vater ein, weil er ja sonst nur schwer dagegen argumentieren kann. »Na, die kommt schon in einer Woche, da wirste ja wohl noch da sein«, sagt meine Mutter burschikos. »Das weiß man nicht«, hält mein Vater seine Todesdrohung aufrecht. »Du kokettierst damit«, beschwert sie sich.

»Ich weiß nicht, was das soll.« »Aah!«, schreit mein Vater, um abzulenken. Meine Mutter erinnert ihn daran, dass er ein Mann sei. Er kokettiere doch nur, greift mein Vater geschickt den Vorwurf ihres vorangegangenen Satzes auf. »Jetzt wirst du wieder sarkastisch«, sagt meine Mutter. »Ja, das ist die einzige Rettung.«

Nach fast einer Stunde sind die Nägel fertig. »Oh Gott, oh Gott«, sagt mein Vater, um den seiner Meinung nach unverhältnismäßigen Aufwand zu kommentieren. Ob man das nicht anders, einfacher lösen könne? Ja, wenn er alle paar Tage darauf achte, würde es möglicherweise reichen zu feilen, erklärt meine Mutter. »Da ist meist wenig Zeit«, sagt mein Vater, der wenig Begeisterung dafür aufbringen mag und auch die Grundidee wohl nicht ganz verstanden hat.

Ein ganz anderes Problem, jedoch ebenfalls lösungsbedürftig: Von der Bank, erklärt ihm meine Mutter, habe sie sich die Unterlagen fürs Telefonbanking schicken lassen. Die Pin sei auf der Internetseite ersichtlich, haben sie ihr geschrieben. »Wenn ich www hätte«, sagt meine Mutter, die das Internet immer »www« nennt, »würde ich über www auch meine Banküberweisungen machen und nicht über Telefon.« Das sei, wenigstens nach ihrem Verständnis, eben doch für Leute ohne www! Die ganze Sache hat sie so aufgeregt, dass sie erst einmal eine halbe Beruhigungstablette genommen hat. Mein Vater hat den Kontext nicht ganz verstanden, ist aber ohne Weiteres in der Lage, etwas Passendes dazu anzumerken. Im Grunde ist das seine Überlebensform geworden. Etwas zu sagen über Dinge, die er nicht ganz versteht.

Mitunter fällt ihm da einiges ein, und wenn er merkt, dass er weitschweifig klingen könnte, sagt er einfach: »Das gehört durchaus dazu!« Da die meisten Dinge ja in Verbindung miteinander stehen, kann man auch mal einen gewagten Zusammenhang behaupten. Oder wenigstens so tun, als behaupte man etwas. Weil das einen lebendigeren Eindruck macht, als wenn man nur schweigt. Sie seien ja ausschließlich umgeben von Menschen, die über das Internet kommunizieren, sagt also mein Vater, wobei es sich ihm nie ganz erschlossen hat, was es denn mit diesem Internet eigentlich auf sich hat. Wo es sich zum Beispiel befindet, hat ihm bisher niemand überzeugend erklären können. Vom Internet weiß er, dass es offenbar recht weitverbreitet ist und für alte Menschen in hohem Maße unverständlich.

Mit schlurfenden Schritten geht mein Vater in die Küche, schaut an die Wand und sagt: »Viola, mach doch endlich mal dieses Kalenderblatt ab, das ist doch eine Verlotterung, wenn hier noch die alte Zeit von der Wand schaut.« Positiv: Er stellt immer noch zuweilen fest, wenn etwas nicht der Ordnung entspricht. Negativ: Er kommt nicht auf die Idee, dass er selbst in der Lage wäre, sie herzustellen. Er könnte das veraltete Kalenderblatt einfach abreißen, technisch zwar eine kleine Herausforderung, aber doch machbar. Er müsste so daran ziehen, dass er nicht zu viele Blätter gleichzeitig fasst, ein einzelnes durch eine prüfende Bewegung zwischen Daumen und Zeigefinger isolieren und dann mit beherztem Ruck nach unten ziehen. Es wäre ein kleiner, aber doch selbst gestalteter Beitrag zur Hausordnung, mit dem er sich selbst und uns beweisen könnte, dass er noch Einfluss nehmen kann auf die Dinge, die hier geschehen. Nur kommt er darauf nicht. Seine Konzentration fließt in die Benennung des vermeintlichen Missstandes; ihn abzuschalten übersteigt seine Möglichkeiten.

Der Wunsch nach Ordnung und festen Größen äußert sich auch darin, dass er das elektronische Außenthermometer stets fest im Blick behält. Das Thermometer, das links neben der Terrassentür an der Lautsprecherbox steht, ist seine unbestechliche Verbindung in die Welt. An ihm kann er ermessen, wie sich das Leben um ihn herum verändert. Kann die Kälte beklagen, die Hitze, den plötzlichen Temperatursturz oder -anstieg, kann sich in Oblomow'scher Manier sagen, dass er draußen nichts versäumt, dass es nicht lohnt, in schwere Kleidung zu schlüpfen nur wegen eines kleinen Weges, der ihm nichts Neues zeigt und am Ende ohnehin nur eisige oder viel zu heiße Luft ins Gesicht bläst.

Die komplexen Krisen der Welt kann mein Vater nur noch gefühlsmäßig verstehen (meist reagiert er mit Angst darauf), aber das Thermometer liefert klare, unmissverständliche Zahlen, bei denen man sich nicht allzu lange mit Interpretationen aufhalten muss. Vordergründig haben sie für seinen praktischen Alltag keinen allzu großen Wert, denn außer seinen mehr oder weniger regelmäßigen Terrassengängen, je nach Tagesform zehn bis 20 Mal um den Tisch herum, ist es sehr schwer, ihn dazu zu bewegen, nach draußen zu gehen. Allerdings kann ihm, anders als bei vielem anderen, bei den Temperaturen niemand etwas vormachen.

Seine Beobachtung des Thermometers ist so intensiv, dass sie ihm fast zur körperlichen Erfahrung wird.

Kommt sein Lieblingspfleger oder auch eine andere halbwegs sympathische Person ins Zimmer – bei manchen Schwestern benimmt er sich deutlich dementer, als er ist, weil er nicht im Entferntesten das Bedürfnis hat, mit ihnen zu sprechen – kann er sofort auf ein Terrain überleiten, auf dem er sich sicher fühlt: das Wetter. Manchmal prüft er den anderen auch, um zu sehen, was von ihm zu halten ist. »Na, wie wird denn's Wetter?«, kann aus seinem Mund durchaus eine Fangfrage sein, denn wenn der andere noch nicht einmal die Temperaturen kennt, kann er sich ja in etwa vorstellen, dass der ein rechter Blödmann sein muss.

In seiner alltäglichen Bedeutung hat das Thermometer nun das alte Nussholzbarometer abgelöst. Weil es einfacher zu behandeln ist. Früher war das Barometer im Flur seine Domäne; jeden Abend, bevor er zu Bett ging, und manchmal bereits direkt, wenn er von der Arbeit wiederkam, hörten wir sein mehrmaliges Klopfen mit der Fingerkuppe, die dem Zeiger eine Tendenz entlocken wollte: fallend, steigend, unveränderlich. Er wusste, dass das Steigen des Luftdrucks für schönes Wetter sprach, stieg es über mehrere Tage, durfte man sich auf eine lang anhaltende Schönwetterperiode freuen. Bei schlechtem Wetter war es genau umgekehrt. Aber das Gerät verlangt, dass man weiß, wofür Hektopascal steht und sich die Ergebnisse der letzten Tage einigermaßen gemerkt haben muss. Insofern ist es uninteressant für ihn geworden. Er klopft schon seit Längerem nicht mehr.

Du trägst ja gar keine Hörgeräte …

Das ist, wollen wir mal sagen, ein Punkt unter ferner liefen.

Aber eine Weile hast du ja sehr schlecht gehört.

Das will ich auch nicht ausschließen.

Willst du sie nicht wieder benutzen?

Was wäre zu hören, was nicht gehört ist?

Du könntest uns besser verstehen.

Das wäre ein Grund.

Möchtest du, dass wir sie reinmachen?

Ich werde Mama daran erinnern, dass sie mich erinnern wird.

Was am Anfang dieses ereignisreichen Jahres geschah, erinnert mein Vater nicht mehr: »Ich habe diesen ganzen Vorgang nicht verstanden und ich wünsche auch nicht, ihn zu verstehen.« Dass er in der psychiatrischen Abteilung eines Krankenhauses lag und später im Pflegeheim, wenn auch nur für eine Weile. Er weiß auch nicht, weshalb man ihn dorthin gebracht hat. Er weiß jedoch, dass er es wissen sollte. Also fragt er sich: »Warum bin ich blöd?«

Ich helfe ihm aus dem Pullover, er verklemmt sich jedoch darin, sodass der Kopf für eine Weile verschwunden ist. Irgendwann stößt er aus der Kopföffnung ins Freie, lacht mich an und sagt: »Ich war verschwunden.« Ich erzähle ihm von seinem gefundenen Manuskript. »Darf ich da vielleicht mal reinschauen?«, fragt er. »Natürlich, es ist doch deins.« Er schaut sich den Ordnerdeckel an und wiegt die Seiten in der

Hand, so wie man ein fremdes Kind auf den Schoß gesetzt bekommt und nicht so recht damit umzugehen weiß. Er blättert wahllos in den Seiten, von denen er sich nicht erinnern kann, dass er selbst ihr Urheber ist. Ab und zu hält er inne und liest mit großem Erstaunen einige Absätze. Er sagt: »Donnerwetter!«, »Aha, aha« und dann: »Ich wundere mich über mich selbst.« Als ich ihn Tage später frage, ob er denn mal darin gelesen habe, antwortet er: »Dazu fehlt mir entschieden die Ruhe.«

Eine Nachbarin, die ehrenamtlich hilft, hat sich angeboten, vorbeizuschauen, wenn Not am Vater ist. Der aber ist nicht begeistert, wenn neue fremde Menschen in der Wohnung stehen. Er hat so schon Mühe mit all jenen, die hier aus und ein gehen. Und auch die Mutter sagt, um Gottes willen, noch jemanden kann ich hier nicht gebrauchen. Das Problem ist: Eigentlich braucht sie dringend jemanden, der Haushalt droht ihr über den Kopf zu wachsen.

Es ist offensichtlich, dass sie Entlastung benötigt und sich Ruhepausen nehmen muss. Zeit für sich, zum Auftanken, denn in ihrem gegenwärtigen Leben kommt sie kaum vor. Es kostet unendlich viel Energie, sich um einen Dementen zu kümmern. In jedes einzelne Gespräch muss man ungleich mehr investieren als der andere. In Amerika nennt man Demenz auch »beholder's disease«, also Krankheit jener Menschen, die zuschauen müssen. Denn nur wenige Krankheiten erzeugen über einen so langen Zeitraum so viel Leid bei Angehörigen wie Demenz. Etwa 50 Prozent der Pflegenden werden depressiv, die Wahrscheinlichkeit, selbst an Alzheimer zu erkranken, versechsfacht sich. Nicht, weil es ansteckend wäre, es ist der Stress, der an ihnen nagt. Es wäre so wichtig für meine Mutter, regelmäßig spazieren zu gehen. 300 Meter weiter beginnen die Felder, dort könnte sich ihr Blick weiten. Ein Ort zum Durchatmen. Und mit geringem Aufwand zu erreichen. »Dafür habe ich nicht die Kraft«, sagt meine Mutter, die grundsätzlich nicht alleine spazieren geht.

Wahrscheinlich ein Kindheitstrauma, erklärt sie. Ein russischer Soldat hat sie einmal durch den Wald verfolgt. Es ist nichts passiert, nur die Ahnung davon wirkt immer noch nach. Und als sie, 16-jährig, eines Winterabends vom Ballett kam auf diesem menschenleeren breiten Weg unweit der Straßenbahnhaltestelle, war auch jemand hinter ihr. Ein Exhibitionist, wie sie heute weiß, aber damals konnte sie das weder benennen noch einordnen. Sie trug Hosen und war verwundert, als der Mann ihr heiser zuflüsterte: »Fräulein, sie haben so wunderschöne Kniekehlen«. Zum Glück kam ein Nachbarmädchen herunter und drohte dem Mann mit ihrem Vater, dem Polizisten. Diese Geschichten haben sich meiner Mutter tief eingebrannt. Die Felder sind um die Ecke, aber meine Mutter geht nur dorthin, wenn ich da bin. Oder jemand anders. Also meistens nicht.

MUTTER UND VATER

Bist du eigentlich die Oma von Andreas?

Nein, ich bin die Mutter.

Aber wenn du die Mutter bist, dann könntest du ihn wirklich zwischendurch öfter mal anrufen!

Gerda Viola Wenderoth, 80 Jahre alt, meist jünger geschätzt. Geboren in Magdeburg. An guten Tagen immer noch schlagfertig, an schlechteren überwiegend müde. Hat sich aus dem kulturellen und sozialen Leben weitgehend entfernt. Besuch ist ihr, von wenigen Ausnahmen abgesehen, oft zu anstrengend. Lebt, wie es in einem alten Chet Baker-Song heißt: »Alone together«. Wenn sie sich zurechtmacht, kann das frühere Mannequin in ihr für Momente noch aufblitzen. Aber die einzigen öffentlichen Gelegenheiten, gute Figur abzugeben, sind Arztbesuche geworden. Muss trotz eigener Gebrechlichkeit leisten, worunter mancher Jüngere zusammenbräche: den Vater den ganzen Tag ertragen und, so gut es geht, seine Stimmungen ausgleichen. Eine Form stillen Heldentums: Sie bekommt wenig und muss viel geben.

Die Krankheit meines Vaters hat das Verhältnis zu meiner Mutter neu belebt. Wir wissen jetzt, worüber wir reden. Die Demenz des Vaters hat uns zusammenrücken lassen.

Weil nun existenzielle Dinge im Vordergrund stehen. Weil die meisten unserer Gespräche Überlebensplanungen geworden sind. Wie man das Leben mit einem Dementen füreinander erträglich gestalten kann. Wie man dem Vater Freude bereitet, ohne selbst freudlos zu werden. Wie man seiner Depression begegnen kann, ohne selbst in Depressionen zu verfallen. Sie braucht professionelle Unterstützung, aber sie sagt: »Dazu habe ich keine Zeit.«

Nun kommt meine Mutter nicht gerade aus einer Generation, die ihr Heil beim Therapeuten gesucht hat. Im Gegenteil, die wenigen Versuche einer vorsichtigen Annäherung waren nicht von Erfolg gekrönt. Weil meine Mutter nicht einsehen wollte, wieso sie einem Wildfremden doch eigentlich höchst private Dinge anvertrauen sollte. Weil sie Aufarbeitung stets als Zumutung betrachtete und gar nichts davon hielt, an Dingen zu rühren, die doch viele Jahre zurücklagen und, wie sie fand, nun doch Gott sei Dank ruhten. »Ich wüsste nicht, was Sie das angeht«, hat sie vor sehr vielen Jahren einmal einem Therapeuten geantwortet, der sich ein wenig näher mit ihrer Ehe beschäftigen wollte.

Das Reden würde sie nur anstrengen. Außerdem auch noch der Weg dorthin. Ihr wäre mehr geholfen, sagt sie, wenn sie mal nichts tun müsste. Wir haben unterschiedliche Ansichten darüber, inwieweit man sich mit der Krankheit auch theoretisch auseinandersetzen muss. Zum Beispiel hielte ich es für eine gute Idee, sich an Selbsthilfegruppen zu wenden. »Warum soll ich mir andere Fälle anhören, die vielleicht viel schlimmer sind und mich nur runterziehen«, sagt sie.

Ich habe ihr aus einem Ratgeber ein paar Seiten kopiert, wie sich Angehörige von Demenzkranken verhalten sollten. Darin steht zum Beispiel, dass man ihnen nicht widersprechen soll, dass man nichts tun soll, wovon man annehmen muss, dass es die Desorientierung verstärken könnte. Sätze wie »Erinnerst du dich nicht mehr?« oder »Hast du das schon wieder vergessen?« sollten nicht verwendet werden. Ebenso Fragen nach der gerade vergangenen Vergangenheit. Schuld wird geraten, unabhängig von der Schuldfrage, stets auf sich zu nehmen, was, zugegeben, eine nicht ganz leichte Übung ist. Man sollte auch nicht korrigieren, wenn der andere sich in einer Welt bewegt, die sich offensichtlich auf Trugschlüssen aufbaut. Besser sich auf die Gedanken des Dementen einlassen, sie als seine Wahrheit akzeptieren. Es ist ein ungleich höherer Wert, zu seiner Beruhigung beizutragen, als ihm Denkfehler nachzuweisen.

Nach dem Prinzip der sogenannten Validation wird die Realität des anderen für gültig erklärt. Diese in den 1960er-Jahren von der amerikanischen Sozialarbeiterin Naomi Feil, die selbst in einem Altersheim aufgewachsen ist und von klein auf Kontakt zu sehr alten Menschen hatte, entwickelte und später von der deutschen Psychogerontologin Nicole Richard abgewandelte Kommunikationsmethode hat ein einziges Ziel: eine echte und tiefe Wertschätzung für den Demenzkranken aufzubringen, ihn mit seinen Gefühlen und Gemütszuständen ernst zu nehmen, selbst wenn das im Einzelfall schwerfallen mag. Sagt mein Vater also, er wolle nach Hause zu seiner Mutter, liegt es nahe, ihn zu korrigieren und darauf hinzuweisen, dass die Mutter schon vor einigen Jahrzehnten gestorben ist. Nun muss man seine Mutter aber nicht viermal am Tag sterben lassen, nach dem Prinzip der Validation ist es deutlich sinnvoller, sich über das Geborgenheitsgefühl seiner Jugend mit ihm zu unterhalten. »Wie war denn das damals mit deiner Mutter/deinen Eltern?« Es mag ja sein, dass der Demente in einer »anderen Welt«, seiner Innenwelt, lebt, aber seine Gefühle sind real. Auch wenn sie sich häufig auf die Vergangenheit beziehen.

Indem man wiederholt, was der andere gesagt hat, fühlt er sich verstanden. Nach dem Warum zu fragen bringt den anderen dagegen in Bedrängnis. Nicole Richard, die Begründerin der Integrativen Validation, sagt, diese Methode ermögliche eine Begegnung auf Augenhöhe. Nicht die Erkrankten müssten sich anpassen, sondern die anderen. Indem man Mimik, Stimme und sich sogar die von ihnen verwendeten Worte zu eigen macht, ein Stück weit also so spricht wie sie, zeigt man Empathie und Nähe. Nicht die Defizite des Dementen sollten dabei in den Vordergrund gestellt werden, sondern das ihm noch Mögliche. Besonders wichtig dabei ist, die Antriebe und Gefühle des Erkrankten in kleinen Sätzen wertschätzend wiederzugeben, damit er sich wahrgenommen und verstanden fühlt. »Das macht dich wütend. Ich verstehe das und helfe dir.« Hilfreich ist es auch, dem anderen ritualisiert, immer wieder seine Lebensleistung vor Augen zu führen. Schlüsselwörter aus seiner Lebenswelt: »Deine schöne Zeit beim RIAS«; »Deine Kommentare waren immer sehr gefragt«; »Das Haus im Grünen, das ihr euch aufgebaut habt«;

»Deine Familie, die du ernährt hast«. Unspektakuläre Sätze, die ein Stück seines Lebens für ihn wieder spürbar machen.

Während ich mich also durch die Ratgeberliteratur quäle, macht meine Mutter das meiste intuitiv richtig – weil sie sich mit viel Empathie in seine Vorstellungswelt begibt. Wenn er sie nicht grade selbst so unruhig macht, dass sie wahlweise schreien oder sich eine dicke Decke über den Kopf legen möchte, beruhigt sie ihn mit Worten und Gesten. Er braucht die Berührung und schätzt es sehr, wenn sie sich, wie jeden Abend noch eine Weile angezogen zu ihm ins Pflegebett legt. »Kuschel Muschel« nennt er es und besteht mittlerweile auf diesem Ritual.

Lange nachdem mein Vater schon schläft, geht sie nach oben und ist zum ersten Mal allein mit ihren Gedanken. Erst wenn sie die Wendeltreppe mit dem schmiedeeisernen Geländer erklommen hat, spürt sie, dass sie in ihrem eigenen Haus auch bei sich sein kann. Am Tage ist ihr das nicht möglich, am Tage ist sie im offenen Schussfeld seiner Gedanken. Tausendmal wird sie von den Rufen meines Vaters unterbrochen, die Hilfe einfordern oder nur Aufmerksamkeit. Aus jeder eigenen Betrachtung gerissen, verliert sie den Rest ihrer Privatheit. Alles, was er noch ist, ist er jetzt durch sie. Wie lange aber noch hat sie die Kraft, ihn auf sich zu nehmen? Sie schaut sich zu, und fast wundert sie sich ein bisschen, dass es immer noch irgendwie geht. Dass die ganze fragile Konstruktion, der sie sich selbst ausgeliefert hat, nicht in sich zusammenbricht wie ein Kartenhaus. Was ist der Zement, der immer noch alles zusammenhält?

»Es ist meine Liebe zu ihm«, sagt meine Mutter. Dass er ihr Mann ist und zu ihr gehört. Dass sie es gern macht und bis zu seinem Ende für ihn da sein möchte. »Ohne Liebe und Gottes Hilfe geht es nicht.« Ist er friedlich und lieb, empfindet sie das wie ein Echo auf das, was sie für ihn tut. Eine Art unbewusstes Dankeschön. Stellt man eine harte Kosten-Nutzen-Rechnung an, nimmt es ihr natürlich mehr, als es ihr gibt.

Es fängt damit an, dass sie nicht mehr ausschlafen kann. Aber wie sollte sie auch ausgeschlafen haben? Vor zwei Uhr morgens geht sie selten ins Bett, an schlechten Tagen wird es halb vier. Oft liest sie noch lange, weil dies die einzige Zeit am Tage ist, wo ihr dies möglich erscheint. Aber der Wecker klingelt bereits kurz nach acht. Ihre Karte liegt noch bei der Psychologin, aber in diesem Quartal war sie noch nicht dort. »Sie brauchen mehr Schlaf, dann haben Sie auch mehr Kraft«, hat sie ihr beim letzten Mal geraten, aber das hätte sie sich natürlich auch selbst sagen können. Ein bisschen klammert sie sich nun an den Zeitungsartikel, den sie neulich las: »Weniger Schlaf, länger Leben?« Es ist natürlich nur eine sehr vage Hoffnung. »Was tun Sie für sich?«, wird sie häufig von den Ärzten gefragt.

Es will ihr oft nicht gelingen, den Tag in einen Rahmen zu pressen, so sperrig ist er, dass er sich jeder Form widersetzt. Die Stunden zerlaufen ihr unter den Fingern. Die Ordnung ist in Gefahr. Es häufen sich unerledigte Papierstapel, die an Größe und Umfang bedrohlich zunehmen, wenn sie auf ihrem Sekretär etwas sucht oder ein bestimmtes Fach öffnen will, muss sie eine regelrechte Schneise schlagen. Briefe gehen verloren oder werden auf einmal unauffindbar. Obwohl ihre Ablage in besseren Zeiten doch immer beispielhaft gewesen war. »Je mehr Ordnung, desto ruhiger wird meine Seele«, sagt sie.

Ein ständig wiederkehrender Traum: Jemand hat sich telefonisch angekündigt und ist zu früh. Oder: Sie hat den Termin vergessen und ist noch nicht angezogen. Und dann klingelt es unten, und sie weiß nicht, wo ihre Jacke liegt oder das Hemd. Oder die Hose. Die Dinge sind nicht mehr an dem Platz, an dem sie von ihr abgelegt wurden. Sie ist dann immer sehr froh, wenn sie aufwachen darf. Schön, wenn die guten Träume zu ihr finden. Die guten haben immer dasselbe Thema: Sie fliegt. Sie kennt das Fliegen auch aus jenen Träumen, wenn sie jemand verfolgt, sie fliehen muss und der andere sich immer stärker nähert, aber just in dem Moment, als seine Hand nach ihr packt, fliegt sie weg. Angstbesetzte Träume und nicht das Fliegen, nach dem sie sich sehnt. Bei den guten Träumen tanzt sie mit schwebender Leichtigkeit, ohne den Boden je zu berühren. Mein Vater war ihr leider nie ein Tanzpartner, einfach weil es ihm nicht lag. Natürlich konnte auch er körperlich auf Musik reagieren, aber eben in einer ihm gemäßen Form: Wenn es swingte, wippte er mit dem Fuß. Und manchmal, in seinen eher exzessiven Momenten, schnippte er auch den Takt mit den Fingern mit.

Meine Mutter hat sich immer gern tänzerisch bewegt, und bis vor wenigen Jahren war sie stolz, wenn man sie darauf ansprach, ob sie einmal getanzt habe. In ihrer Jugend und auch noch während ihrer Ausbildung war sie in der Ballettschule und hat den Applaus bei Auftritten genossen. Sie drehte Pirouetten auf einfachen Rollschuhen, und in reiferen Jahren lernte sie noch Skilanglauf und wünschte sich, ihr ganzes Leben würde so mühelos dahingleiten wie diese sanfte Bewegung im Schnee. Es sind Wunschträume, in denen sie, Ballett tanzend, eine weiße Treppe herunterschwebt. Sie bewegt sich darin mit traumwandlerischer Sicherheit – ganz anders als im richtigen Leben. Der Traum kommt immer dann, wenn sie, wie sie sagt, »gut drauf« ist. Das letzte Mal ist schon eine Weile her.

Natürlich habe sie sich das Alter so nicht vorgestellt. In jedem Fall ruhiger, altersgerechter. »Ich hatte auf einen schönen Lebensabend gehofft.« Aber dann war diese große Welle über sie hereingebrochen, die alle Vorstellungen von dem, wie es hätte sein können, mit sich nahm. »Jetzt ist es, wie es ist.« Sie betet darum, dass sie nicht vor ihm geht. Unaufhörlich redet er ja von seinem eigenen Tod. »Weißt du, das geht nicht nach der Reihe«, hat sie ihm neulich gesagt, aber schon die Andeutung, dass der Tod auch sie erfassen könnte, hat ihn augenblicklich zum Weinen gebracht. »Bitte tu mir das nicht an«, hat er sie angefleht. Seitdem achtet er immer besorgt darauf, dass sie sich auch regelmäßig hinlegt.

Natürlich hätte sie gern mehr von der Welt gesehen, als dies mit meinem Vater möglich war. Auch zu seinen besseren Zeiten hat er jede Reise, die das Einsteigen in ein Flugzeug erforderte, boykottiert. Im Grunde auch die meisten anderen. Jedenfalls alles, was irgendwohin geführt hätte, wo man auf einem schlechteren Bett als zu Hause hätte liegen müssen. Oder einem Klima ausgesetzt gewesen wäre, das seinen Vorstellungen vom Moderaten und Angenehmen auch nur ansatzweise widersprochen hätte. Als sie jünger waren, fehlte ihnen das Geld zum Reisen und später der Grund. Denn irgendwann hatte sie sich seiner Vorstellung gebeugt (oder angeschlossen?), dass es zu Hause sowieso am schönsten ist und man im Grunde wenig verpasst, wenn man sich daran hält.

So waren sie in den letzten Jahren höchstens noch ab und zu an die Ostsee gefahren. Schon weil die Reiseapotheke kaum in den Kofferraum passte. Und über jeder dieser Reisen lag bereits ein Schatten, weil es in aller Regel mehr Arzt- als Strandtage gab. Wenn sie einmal ohne ihn sein würde, könnte sie sich schon vorstellen, wenigstens mal wieder eine kleine Reise zu machen. Sofern sie sich ihre Gesundheit einigermaßen zurückerobert und auch die richtige Begleitung hat. Wobei das mit zunehmendem Alter natürlich schwieriger wird. Entweder die Leute machen gar nichts mehr, sind längst tot oder geradezu abstoßend fit.

Aber sie ist bescheiden geworden: Im Grunde würde es ihr ja reichen, wenn sie in der eigenen Stadt ab und zu ein bisschen rauskäme. Vielleicht wieder zum Qigong oder zur Gymnastik. Im Moment fällt ihr das Nötigste schon schwer genug. Viele Telefongespräche nimmt sie gar nicht erst an. Oft legt sie auch den Hörer daneben. Weil sich mein Vater von längeren Gesprächen gestört fühlt (er schläft viel, aber auch sonst möchte er nicht unbedingt zuhören müssen), hat sie sich in der trauten Enge des winzigen Gäste-WCs eingerichtet, was sie ihr »Privatkabinett« nennt. Sie setzt sich auf den geschlossenen Toilettendeckel und legt, damit es nicht so hart ist, noch den Badvorleger drauf. »Ist gemütlich und warm«, sagt sie, ist in seiner Nähe und dennoch beim Telefonieren einigermaßen ungestört.

Vielleicht ist es kein besonders würdevoller Platz, aber auf seine Weise doch praktisch. Manchmal telefoniert sie dort eine ganze Stunde. Wenn jemand fragt, wie es ihr geht, antwortet sie oft: »Sagen wir gut, geht schneller«, oder auch: »Wenn wir das Schlimme wegstreichen, eigentlich ganz gut.« In Wahrheit stellt sie selbst fest, ist es leider genau umgekehrt: Nicht das Schlimme, sondern das noch Gute wird gestrichen. Sie hört manches nicht mehr (»Niemand spricht so leise wie du!«) und manchmal wollen ihr auch die richtigen Wörter nicht einfallen: »Ich hoffe nicht, dass ich auch noch dement werde.«

Neulich hat sie einmal sein Rufen beim Telefonieren überhört. Als sie aus der Toilette wieder auftauchte, war er außer sich, weil es ihm vorgekommen war, als hätte sie sich grußlos aus seinem Leben verabschiedet. »Du gehst einfach weg«, hatte er ihr vorgeworfen, geweint und sie beschworen, ihn nie wieder zu verlassen. Es dauerte eine Weile, bis sie ihn beruhigt hatte. Danach stellte er ihr eine Frage, von der sie nicht genau wusste, ob sie ein Zeichen seiner Verwirrung oder ein Vorwurf gegen sie war: »Bist du eigentlich meine Frau?«

DIE AUSLAGERUNG

Meine Eltern sitzen gemeinsam in einem Fahrstuhl, der nach unten fährt. Vor zwei Tagen ist meine Mutter gestürzt. Das Knie ist lädiert, und sie hat Atemprobleme. Die Energie rinnt langsam aus ihr heraus. In der ersten Zeit war es, als wäre sie von neuer Kraft erfüllt, die man ihr anvertraut hatte für die große Aufgabe, die vor ihr lag. Für eine kleine Weile schien es beinahe, als würde sie ihre neue Rolle ein wenig genießen, weil sie in der Beziehung zu ihrem Mann eine Aufwertung erfuhr. Aber sehr bald war der Strom zu ihrer Kraftquelle versiegt. Sie schläft nun manchmal beim Essen, während sie liest oder kurz bevor sie ins Bett gehen will, ein. Am Abend schafft sie es nicht ins Bett, weil sie glaubt, dass sie erst abends Zeit hat, Dinge zu erledigen, die am Tage liegen geblieben sind. Sie opfert sich einer Aufgabe so übermächtig, als würde sie am Fuße der Eigernordwand stehen. Die in der Paschalinie der Familie gepflegte Vorstellung, »Mutter wird's schon richten«, gerät bedrohlich ins Wanken. Aber wer außer ihr könnte es richten?

Ich sage meinen Eltern, wir müssten reden. Der Vater liegt im Pflegebett und stellt die Rückenlehne so, dass er mich anschauen kann, meine Mutter sitzt auf dem Sofa und schaut mehr in sich und ob das, was ich sage, sich in etwa mit ihren eigenen Wünschen deckt. Ich sage mit einer seltsam nachdrücklichen Stimme, die mir fast fremd ist, dass ich nicht länger gewillt bin, dabei zuzuschauen, wie sie zusammen zugrunde gehen. Ich rede fast 20 Minuten, ein Monolog ernster und nachdrücklicher als das meiste, das ich in meinem Leben von mir gegeben habe. Eine Art Weckruf, hoffentlich nicht zu spät.

Ich sage an meinen Vater gerichtet, dass ich ihnen noch maximal drei Monate gebe, wenn es so weitergehe wie bisher. Dass in der Konsequenz, wenn Mutter noch einmal stürze, vielleicht schwerer als beim letzten Mal, doch beide ins Heim müssten. Dass auch er erledigt sei, wenn ihr etwas passiere. Dass ihr das Maß verloren gegangen ist für das, was sie leisten kann. Dass er alles von ihr wolle und ihr keine eigene Zeit mehr gönne. Dass sie Atem schöpfen müsse und ich deshalb vorschlage, er gibt ihr mindestens eine Woche Zeit.

Was umgekehrt bedeutet, dass er eine Woche irgendwo anders hinmuss. Er versichert, er werde es auf sich nehmen und alles in dieser Richtung unterstützen. Die Mutter, die bis dahin geschwiegen hat, sagt: »Na hoffentlich hast du das nicht bis morgen vergessen.« Ich erwähne, dass ich das gegenüberliegende Heim für die praktischste Möglichkeit halte. Dass dies sicherlich nicht der schönste Platz auf Erden sei, aber vielleicht erträglich, wenn er sich vor Augen führe, dass es ja nur um eine Woche gehe.

Mein Vater überlegt eine Weile, bevor er bekannt gibt: »Das ist einzuleuchten. Wir machen das. Ich verspreche es!«

Und nach einer kurzen Pause: »Sag mal, kannst du mir das bitte noch mal aufschreiben, worüber wir grad geredet haben …«

Drei Tage später ist meine Mutter beim Zahnarzt, deshalb geht überraschend er ans Telefon. Seit einem Jahr schon ist das nicht mehr passiert. Das Vorprogramm immer ähnlich, es gehe ihm schlecht, aber heute ist er besonders mitleidheischend, übellaunig und wortkarg – sodass es für den anderen auch schnell unangenehm wird, wenn er ihm nicht entgegenkommen will. Und danach ist mir heute nicht. Weil ich der Ansicht bin, dass man in einem Fünfminutengespräch nicht unbedingt vier Minuten die eigene (schlechte) Befindlichkeit ausstellen muss. Ich gebe zu, das ist natürlich nicht ganz die Empathie, die man einem Dementen entgegenbringen muss. Andererseits finde ich ihn für einen Dementen auch eine Spur zu strategisch.

Dann kommt er zur Sache: Vorhin habe Frau Klein angerufen, »die Tante, die mich verfrachten will«. Frau Klein ist vom sozialpädagogischen Dienst und hat meiner Mutter versprochen, bei der Suche nach einer vorübergehenden Unterbringung behilflich zu sein. Damit hat sie sich natürlich meinen Vater zum Gegner gemacht.

»Ich habe Angst, dass ich kaputtgehe in der Einsamkeit«, sagt er. Dass er der Sache nicht gewachsen sei. Ich versuche ihn daran zu erinnern, was wir zusammen besprochen hatten. Was ich ihm auf einen großen Zettel geschrieben habe. »Ich protestiere nicht«, sagt mein Vater, »ich fühle mich dabei nur nicht wohl.« Zu Hause werde er angezogen und gewaschen, hier sei er an die Gepflogenheiten gewöhnt. »Dort wird es ganz ähnlich sein«, versuche ich ihn zu beruhigen.

Er erzählt vom gestrigen Besuch einer Freundin und dass es ihm missfallen habe, »dass Mama ihr deine Deklaration gegeben hat«. Dieses »Memorandum«, das doch außer uns niemanden etwas anzugehen hat? Er lässt sich von Pflegern (»Die brauchen mich mindestens so wie ich sie«) waschen und von Schwestern umsorgen, zieht sich vor anderen aus und findet eigentlich nichts dabei, und doch hat er sich ein Gespür für Privatheit bewahrt, das ihn daran zweifeln lässt, ein solches Dokument jemand anderem, und sei er der Familie auch sehr verbunden, einfach auszuhändigen. Er bekommt mit, dass seine bröckelnde Vollwertigkeit dadurch weiter beschädigt wird. Ich selbst finde es völlig in Ordnung, wenn meine Mutter aus Gründen der persönlichen Entlastung den Zettel einer ihrer engsten Freundinnen zeigt. Nur denke ich, dass sie es dann besser heimlich tun sollte. Nicht in seiner Gegenwart.

Die Freundin hat gesagt: »Mensch, Horst, du siehst ja prächtig aus.« Was dieser Satz in ihm bewirkt habe, möchte ich von ihm wissen. »Ich war erfreut.« Die Freundin habe ihn ferner gefragt, ob er denn schon einmal daran gedacht habe, dass er keine Schmerzen habe. Wie viele Leute in seinem Alter hätten permanent Schmerzen. »Da habe ich nachdenklich genickt.«

Und dann kommen wir wieder auf seine geplante Ausquartierung zurück. »Es ist für mich ein schwerer Gang«, aber natürlich sehe auch er, dass die Mutter zusehends verfalle. »Sie schafft es nicht, zur Ruhe zu kommen, solange du da bist«, sage ich und merke, dass er diesen Satz nicht versteht. »Warum sie es mit mir nicht schafft, das weiß ich allerdings nicht.« Weil er sie auf Trab halte, weil er alle fünf Minuten nach ihr rufe, weil er ohne sie nur noch wenig könne. »Ja, das wird es sein«, sagt er und möchte das unliebsame Thema nun aber baldigst abschließen. »Ich mache die Sache!«

Weil ich seine Angst spüre, selbst durchs Telefon ist sie greifbar, versuche ich ihn von der relativen Harmlosigkeit des Planes zu überzeugen. »Es will dich ja niemand operieren, du wirst auch nicht abgeschoben, du sollst nur eine kleine Weile woanders verbringen. Es ist ja auch in jedem Fall in der Nähe.« »Na, am Nordpol wird's ja hoffentlich nicht sein«, sagt mein Vater. Und dann fügt er einen Satz an, der mein Herz erweicht: »Vielleicht sollte ich ihr 14 Tage geben …« Er solle das in sich prüfen, ob er dazu in der Lage sei, sage ich und füge, weil ich ihn ja gern darin bestärken würde, hinzu: »Sie würde das sicherlich als großzügige und respektvolle Geste betrachten.« Das leuchtet ihm ein, sagt er, und weil es ihm gefällt, wie ich mich für die Familie starkmache: »Du bist ein ganz lieber Sohn. Wenn ich Millionär wäre, würd ich's dir vererben.«

Ein paar Tage später sieht er das alles ganz anders. Meine Mutter blättert auf dem Sofa neben ihm im Prospekt des Pflegeheims und versucht ihm die Sache schmackhaft zu machen. »Die sehen doch alle ganz nett aus und gar nicht debil.« Sie liest ihm vor, dass es Kegelturniere, Gymnastikgruppen, Tanz- und Kaffeenachmittage gebe. »Wenn du mal so was mitmachst, das würde dir bestimmt guttun …« »Ganz zauberhaft«, entgegnet mein Vater. Dann wird sein Blick angstvoll, und er fasst sich mit der Hand ans Herz:

Jetzt piekt es.

Das ist doch nur, weil du jetzt ein bisschen aufgeregt bist.

Gibt's so was, aufgeregtes Herz?

Ja klar, wenn man nervös ist, ist das ganz normal.

Also, jetzt ist es wieder stärker.

Je näher der Termin rückt, desto schlechter wird seine Laune. Er macht meiner Mutter das Leben zur Qual. »Wann werde ich deportiert?«, fragt er mich am Telefon und wischt beiseite, dass ich diese Wortwahl für wenig gelungen halte. »Es sind die notwendigen Wörter, die angewendet werden müssen.« Weil ich mir, die Empfehlungen für Angehörige von Dementen missachtend, erlaube, ihm darauf entschieden zu widersprechen, sagt er schließlich: »Ich bin auch nur ein Mensch!« Ich erinnere ihn daran, dass wir ausführlich darüber gesprochen hätten. »Ja, bis zum Überdruss«, sagt er, denn er vergisst zwar viel, merkt sich aber oft schon noch die Dinge, die emotional stark auf ihn wirken. Und schiebt noch einen Vorwurf hinterher: »An mich denkt ihr dabei aber nicht.« Wenig originell wiederhole ich, dass wir darüber geredet hätten und er zugestimmt habe. »Das mag sein«, sagt er derart abweisend, dass ich das Telefonat beende.

Zehn Minuten später ruft er an: Er wolle sich entschuldigen, es tue ihm unendlich leid, dass er so barsch gewesen sei, aber er bitte um Verständnis, er sei in einer »ungewöhnlichen« Situation. »Auch ein Erwachsener macht mal Fehler.« Er habe solche Angst, dass seine Knie zitterten, auch in der Nacht habe er nicht zur Ruhe gefunden. »Ich mache alles falsch und möchte am liebsten tot sein.« Und dann räumt er ein, dass ein Teil seiner schlechten Laune dem Umstand geschuldet ist, dass er von der Mutter vollständig abhängig sei. Dass er diese Abhängigkeit hasse und er sich eingepfercht fühle in einem Zimmer, zu dem er eigentlich keine Beziehung habe. Ich sage ihm, dass ich das verstehe. Auch, dass er manchmal böse ist gegenüber jenen, die ihm nur Gutes wollen. Und dass es deshalb vielleicht nicht schlecht sei, wenn er mal ein paar Tage rauskommt. »Dann könnt ihr euch nicht auf den Wecker gehen.« Das scheint ihm einleuchtend. Wer weiß, wie lange.

Zwei Tage vor dem geplanten Heimbesuch nimmt er am Abend meine Mutter in den Arm und sagt ihr: »Wenn du mich dort ab und zu anrufst, werde ich dir sicher manch bittere Stunde versüßen.« Dabei ist es ja meist umgekehrt: Er verbittert ihr die verbleibenden süßen Stunden. Dennoch ein schöner Satz. Zumal er ihn mit einem unerwarteten Eingeständnis kombiniert. Er sagt, er müsse etwas beichten. Und gesteht, dass er sie angelogen hat. »Ich hatte gar keine Herzschmerzen. Ich habe nur so getan.« Weil er darauf spekuliert hatte, dass man ihn sicherlich nicht weggeben würde, wenn er so krank wäre, wie er versucht habe, sich darzustellen.

Er mag nicht ganz verstehen, wieso meine Mutter lacht, aber es ist ein anerkennendes Lachen. Denn es ist ja in zweierlei Hinsicht eine besondere Leistung für einen Dementen. Ganz offensichtlich hat er eigene Ziele und scheut sich nicht, sie mit kleinen Tricks zu erreichen. So weit nichts Besonderes. Aber was ganz und gar untypisch scheint, ist die Reflexionsebene, die das Eingeständnis erfordert. Er weiß, was er getan hat, und weil er sich dafür ein bisschen schämt, gibt er es zu. Ein komplexer Denkvorgang, der zeigt, was auch in der Krankheit noch möglich scheint.

Ist 'ne schöne Gegend hier, sehr schöne Häuser.

Ja, mag ja sein.

Otto Lilienthal lebte hier, da ist ein Schild.

Von mir aus.

Sollte dich schon interessieren, wo du wohnst.

Ich muss ja nichts drüber schreiben.

Bist du besorgt?

Ich hab die Schnauze voll.

Wovon?

Von all dem hier. Ich gehe höchst ungern hierher, um das zu sagen.

Er ist schlecht gelaunt und wortkarg, als wir bei strahlendem Sonnenschein das Pflegeheim betreten. Raum 36, erste Flurtür rechts, ein freundliches Zimmer mit Balkon. »Ist komisch, so abgegeben zu werden«, sagt er, während meine Mutter noch mit der Schwester über die Medikamentenliste spricht.

Es ist eine Art Urlaub, sage ich. »Frühstück ab halb acht«, erklärt Schwester Conny. Ich merke, wie er zusammenzuckt, eine solch unzumutbare Zeit deckt sich in seinen Augen keinesfalls mit dem in Aussicht gestellten Urlaub. Er fragt also: »Bis wann?«

»Ja, wann frühstücken Sie denn zu Hause?« »Na, meist nicht vor zehn«, wirft meine Mutter ein und beginnt allerlei Gründe aufzuzählen, die dagegen sprächen. Schwester Conny zieht Luft durch die Zähne ein und verweist darauf, dass es um diese Zeit im Speiseraum kein Frühstück mehr gebe, er es aber in seinem Zimmer einnehmen könne. »Neun ist ja auch gut«, sagt die Mutter. Schwester Conny gibt zu verstehen, dass er frei wählen könne. Damit kommt er allerdings auch nicht ganz klar. Er schaut meine Mutter fragend an und sagt: »Ja, was würdest du sagen?« Die ganze Sache dreht sich noch ein wenig hin und her, bis Schwester Conny, die in ihre Liste eine Zeit eintragen möchte, sagt: »Wenn Sie mit anderen Leute essen wollen, dann müssten Sie ein bisschen eher aufstehen.« »Nee, da lege ich eigentlich keinen Wert drauf«, bekennt mein Vater. Und als die Frage auf das Mittagessen kommt: »Da würd ich auch den letzten Termin nehmen.«

Mein Vater hat sich zur besseren Orientierung einen Zettel angefertigt mit seinem Namen, seinem Alter und seiner Adresse. Leider hat er ihn verlegt. Die Schwester holt eine Visitenkarte heraus, auf der steht: Redakteur i. R. »Hab ich nie drucken lassen«, sagt mein Vater. Und was dort noch alles draufstehe? Schwester Conny liest die Adresse und die

Telefonnummer vor und verweist darauf, dass er darunter aber im Moment nicht erreichbar sei, weil er sich ja hier befinde. »Ach so«, sagt mein Vater, der ein bisschen den Überblick verloren hat.

Über dem Bett und über der Badewanne gibt es einen Notfallknopf, mit dem bei Bedarf der Pfleger verständigt wird. Nein, das sei nicht seine Art, entgegnet mein Vater bestimmt. Meine Mutter hat das Ladegerät für sein Handy vergessen. »Weil ich nicht wusste, dass es auch Strom verbraucht, wenn ich ihn anrufe.« Sie hat einen roten Kreis auf die Abnahmetaste seines Handys gemalt. Wenn er hingegen sie anrufen wolle, müsse er die Taste zweimal drücken, erkläre ich. Mit der linken Taste auflegen, wenn sie anruft, schaltet es sich automatisch aus.

Es sind relativ viele Tasten, mit denen er sich hier konfrontiert sieht: K für Keller, EG für Erdgeschoss, der Fahrstuhl bietet ihm zwei Optionen, zwischen denen sich sein Heimleben in den nächsten 14 Tagen im Wesentlichen abspielen wird. Wir lassen ihn die Tasten selbstständig drücken, was ihm insofern schwerfällt, weil er dazu neigt, zu leicht zu drücken, der Fahrstuhl aber eher eine robuste Ansprache verlangt. »Na, allmählich wird mein Informationsstandard höher«, sagt mein Vater und möchte sich etwas hinlegen.

Als meine Mutter am nächsten Tag ein paar Sachen vorbeibringt, die ihm fehlen, hat sich seine Stimmung gewandelt: »Holt mich sofort hier raus!« Keine Spur der Einsicht, die er uns in den Gesprächen zuvor vermittelte. Ab sofort geht es nur noch um seine Befindlichkeit. Am Morgen war er bereits ins Büro gegangen und hatte die 30 Euro zurückgefordert, die bei seiner Ankunft dort deponiert werden mussten. Er hatte sich, wie er später sagt, für seine Flucht rüsten wollen, da ihm die fünf Euro, die er im Nachttisch deponiert hat, dafür keine ausreichende Basis zu sein schienen. Er erhebt nun schwere Vorwürfe gegen meine Mutter, dass sie ihn so knapp hält. »Du bist so geizig!« Dass er hier gar kein Geld braucht, ist ein Einwand, den er nicht gelten lässt. Ebenso wenig der Hinweis darauf, in Heimen würde ja gelegentlich auch gestohlen. »Ach, Horstl«, sagt meine Mutter zu ihm, aber ihm ist nicht versöhnlich zumute. »Ich bin kein Horstl«, braust er auf. Dass er sie nicht braucht und sich in ihr verkannt habe. »Du kannst gehen!«

Einige Minuten später sieht er die Sache wieder anders. »Bleib doch bei mir, ich bin lieb!« Und dass er sich natürlich nicht von ihr trennen wolle. Aber wie sollte er das auch tun? Er verspricht nun, die Entbehrungen des Heims auf sich zu nehmen. »Ich halte aus – aus Liebe zu dir!« Dann fragt er sie, ob sie sich nicht zu ihm legen wolle. Und als wäre es nötig zu verdeutlichen, dass er keinerlei Hintergedanken hege, fügt er hinzu: »Ich tu dir auch nichts.«

In der Nacht stürzt er und liegt im Dunkeln eine Weile unter dem Vorhang des Balkonfensters. Weil er nicht in der Lage ist, sich selbst aufzusetzen, ruft er um Hilfe. Ein Nachbar verständigt einen Pfleger. »Ich habe mir die Kehle aus der Seele geschrien.« Er habe schon keine Luft mehr gehabt, erzählt er später, aber ich ziehe bei seinen Schilderungen prophylaktisch ein paar Prozente ab. Er erzählt ja auch von einem »schweren Sturz«, obwohl nichts gebrochen, verstaucht oder auch nur angekratzt wäre. Aber das heißt natürlich nicht, dass er es nicht so empfunden hat.

Ich mache mir Sorgen um mein Aussehen.
Na, die Haare könntest du dir mal'n bisschen kämmen …
Das ist schwierig.
Warum?
Weil ich so liege, na ja völlig nebensächlich, aber … seh ich nicht furchtbar aus?
Im Gegenteil, du hast etwas zugenommen, steht dir gut.
Tatsächlich?
Du musst nur'n bisschen rausgehen, dann siehst du aus wie'n rüstiger Rentner.
Aber ich liege doch dauernd.
Eben.
Ich war hier noch nie draußen.
Das solltest du aber.
Ich habe nämlich festgestellt, je weniger ich laufe, desto weniger gut laufe ich.
Was könntest du also tun?
Hhmm.

Und dann sagt er, was ihn am meisten beschäftigt: »Es hat hier einen Knatsch gegeben, weil ich Mama gebeten hatte, mich hier rauszuholen. Weil ich hier verrückt werde. Ich habe geweint, um hier rauszukommen. Aber Mama ist Gott sei Dank hart geblieben. Es hat also eine lebhafte Differenz zwischen mir und Mama gegeben, dann hat sie mich überzeugt, dass es richtig ist, ich bleibe hier.«

Die »Angestellten« findet er »vornehmlich höflich und auch nett«, was jedoch nicht verhindern kann, dass er seinen Aufenthalt als Qual empfindet. Auf dem Tisch liegt ein Zettel, auf dem er die Tage abstreicht. Was nicht gestrichen ist, muss noch abgewohnt werden. Er sagt »zur Kontrolle«, damit man ihn nicht beschummelt. Aber er würde das auch spüren. Mit den Leuten könne er sich nicht unterhalten – alle senil. Er habe keine Lust, sie anzusprechen, und sehe auch keinen Sinn darin, weil die meisten von ihnen offenbar ohnehin nicht mehr reden könnten. Die Umgebung sei völlig nichtssagend, er sehne sich nach Ruhe, empfinde sie jedoch gleichzeitig als unerträglich. Auch das Essen behage ihm nicht. Obwohl es Kleinigkeiten sind, in die er sich verhakt. »Heute Nachmittag haben sie'n Tee vergessen, den Kuchen hatten se hingestellt, aber keinen Tee. Das ist sehr typisch für dieses Haus!« Aber vielleicht müsse er sich zunächst auch erst einmal »an die Gewohnheiten gewöhnen«.

Kannst du dir vorstellen, wie sehr ich dieses Bett hasse?

Ja, du musst da raus. Es geht darum, wie man dein nicht so abwechslungsreiches Leben etwas angenehmer gestaltet …

Ja, das ist von niemand hier gestaltet. Wir brüten uns selbst aus.

Was ist mit Lesen?

Fällt mir schwer.

Fernsehen?

Mangels technischer Kenntnisse.

Spazieren gehen?

Ich hatte niemand.

Gibt's jemand, mit dem du dich mal unterhalten kannst?

Es sind einige Leute vorstellbar, aber die sind jenseits der hundert. Eine Frau sitzt immer so da und verwandelt Fleischstücke von der Größe meines Fingernagels in Fleischstücke eines Atoms.

Das ist auch eine Aufgabe.

Ja, aber das zu sehen. Sehen zu müssen. Das ist auch 'ne Aufgabe.

Wir haben ihm sein Handy so programmiert, dass er durch einfachen Knopfdruck sofort mit zu Hause verbunden ist. Da er allerdings nicht sehr zielsicher ist und gern auch mal andere Knöpfe probiert, ist nun die falsche Nummer eingestellt: »Ich brauche dringend Ratschläge für die Bedienung der Instrumente.«

Wann immer er uns erreichen will, wählt er die ADAC-Pannenhilfe, die in seinem Fall natürlich nur unzureichend helfen kann. Ich behebe den Fehler und schreibe auf einen Zettel, welche Taste er drücken muss. Am Ende des Besuchs folgt dann noch ein bemerkenswerter Satz von ihm, der nur dadurch relativiert wird, dass er ihn wenige Minuten später vergessen haben wird. »Das Wichtigste, was ich dir zu sagen habe, hörst du zu: dass ich jedes Opfer bringen würde, um hier weiter zu bleiben, wenn es Mama nützt.«

Aber dann kommen die Anrufe. Meine Mutter verlässt selten das Haus, aber ausgerechnet an diesem Abend ist sie für einige Stunden nicht zu Hause. Sie hat ihm gesagt, dass sie bei einer Nachbarin ist, aber er hat es vergessen. In zweieinhalb Stunden spricht er insgesamt 13 Mal auf den Anrufbeantworter:

1. Hier ist der Horst, der muss dich dringend sprechen, der kann kein Fernsehen sehen. Ich bin wieder so traurig.
2. Ich will dich unbedingt noch mal sprechen, musst aber keine Angst haben, ja.
3. Ich wollte mich nämlich nur entschuldigen für den furchtbaren Auftritt, den ich gestern hier hatte. Ich schäme mich so, das wird nie wieder vorkommen.
4. Vielleicht versuchst du es noch mal, ich bin in Verlegenheit, was ich jetzt machen soll. Also ruf mich doch bitte noch mal an, falls es wichtig ist.
5. Ich hab dich leider wieder nicht erreicht. Ruf dann bitte nicht mehr an, wenn's nicht ganz dringend ist.
6. Hier hat es eben angerufen, und ich dachte, du hättest angerufen, na ja, ich hör schon wieder auf.
7. Die wollen uns viel länger lassen hier, Viola, ich erreich dich nicht, ich bin außer mir. (weint)
8. Hallo, warum empfängst du mich denn nicht?
9. Ja, hier ist der Horst, ich erreiche dich nicht. Ich weiß nicht, wann wir fahren. Alles ist unklar, alles ist offen, ich rufe heute nicht mehr an, Ende.

10. Liebe Viola, ruf mich dringend an, ich glaube, wir werden morgen schon abtransportiert in die Heimat, ich weiß es aber nicht genau. Bitte anrufen, ja!
11. Ich weiß nicht mehr, was wir machen sollen, ob wir morgen abgeholt werden oder übermorgen oder was. Ich bin verzweifelt, ich bin ganz verzweifelt.
12. Ja, hier ist der Horstl, den kennst du ja noch. Was haben wir denn heute für einen Tag, ich weiß es nicht, ich lebe zeitlos, danke!
13. Ich wollte dir bloß sagen, dass ich dich liebe.

Die Heimleiterin hatte betont, wie sehr sie versuchen würden, ihn in eine Aktivität zu bringen. Zum Spazierengehen, in die verschiedenen Gruppen, Gymnastik – alles habe er dankend von sich gewiesen. »Er neigt zur Bequemlichkeit«, sagt die Leiterin. Aber das ist natürlich keine ganz neue Information. Als wir ihn abholen, sagt er, er sei »noch nie in einem so schlechten Hotel« gewesen.

EINE GUT GEORDNETE HAUSAPOTHEKE

In der Nacht hat mein Vater geträumt, er habe sich mit dem Auto verfahren. »Ich wünschte, du wärst nicht gekommen«, begrüßt er mich mit aufgerissenen Augen. »Mir geht's schlecht.« Es ist schwül-heiß, und er hat geschwitzt, die Mutter reibt ihn mit kalten Lappen und Alkohol ab. Sie hat sich am Vormittag eine Massage gegönnt, aber das ist ihr nicht gut bekommen. Ausgerechnet in dem Moment, als sie sich auf der Liege niederließ, rief er mit dem Handy an und sagte aufgeregt, er wisse nicht, was zu tun sei: Draußen würde es regnen. Er war nicht zu beruhigen. Und sie musste versprechen, schnell wieder zu Hause zu sein. Dabei wollte sie ja noch einige Erledigungen machen. Nun ist sie verspannter als vorher.

Der Vater sagt, sein Herz tue weh. Fast 30 Grad Celsius, die Luft ist drückend, bald wird wieder Regen niedergehen. Ich sage ihm, dass auch ich das Wetter als belastend empfinde. Das Hemd klebt mir an der Haut von dem kleinen Spaziergang, der hinter mir liegt. Da hört der Vater aufmerksam zu. »Das tut mir gut, dass du das sagst. Dass es vielleicht auch anderen so geht.« Dabei habe er so viel vorgehabt mit mir. »So, was denn?« Es betreffe einige technische Dinge im Zusammenhang mit dem Spazierengehen. Normalerweise schiebe ich ihn eine gute Stunde im Rollstuhl, danach will er schleunigst zurück, da ihn selbst das Sitzen anstrengt.

Umso verwunderter bin ich, von seinem ehrgeizigen Plan zu erfahren: Da er im Hause, wenn auch unsicher, oft gänzlich ohne Hilfsgeräte gehe, könne er es doch mal draußen zumindest nur mit Stock probieren. Meine Aufgabe wäre es, mit dem Rollstuhl neben oder hinter ihm zu gehen, sodass er sich im Falle einer aufwallenden Schwäche sofort in den Rollstuhl setzen könne. Ich sage ihm, wenn er das wolle, könnten wir das sofort machen. »Heute nicht«, sagt mein Vater.

Ich unterstütze ihn bei jedem seltenen Wunsch nach Aktivität, auch wenn ich es eigentlich für sinnvoller halten würde, dass er den Rollator mal auf der Straße benutzt. Mit dem fährt er täglich auf der Terrasse seine Runden. Danach muss er sich sofort hinlegen, seine körperliche Leistungsgrenze ist dann erreicht. Ich schlage ihm vor, sozusagen vorbereitend auf den großen Gang (für die Straße), mit dem Spazierstock zunächst ein paar Runden um den Tisch zu laufen. Mein Vater sagt: »Das kommt gar nicht infrage.«

Es war immer viel von Krankheiten in unserer Familie die Rede. Gerade und vor allem bei Tisch. Krankheiten waren ein schier unerschöpfliches Thema bei vielen gemeinsamen Essen. Von potenziellen und tatsächlichen Krankheiten wurde gesprochen. Von eigenen, aber bei Bedarf auch von denen anderer. Ich selbst war als Kind viel krank und trug häufig dazu bei, dass diese oft bedrückenden Gespräche noch ausufernder geführt werden konnten. Bereits im Alter von 15 Jahren hatte ich eine recht beeindruckende Operationsstatistik vorzuweisen, außerdem ein paar seltene Tropenkrankheiten – ohne je in den Tropen gewesen zu sein. In jüngeren Jahren habe ich oft gedacht, dass diese Krankheiten deshalb entstanden, weil man ihnen bei uns zu viel Raum gab. War das häufige Reden über Krankheiten nicht geradezu eine Einladung, es sich bei uns gemütlich zu machen?

Der Vater erfreute sich, von seiner irgendwann einsetzenden Diabetes abgesehen, eigentlich stets bester Gesundheit. Er war ein gesunder Mann, der eigenartigerweise oft versuchte, krank zu wirken. Als würde ihn die Aura der Krankheit zumindest vor den schlimmsten Belästigungen des Alltags schützen. Eine kleine Mauer, die man bei Bedarf ziehen konnte. Zog er sich wirklich mal eine Erkältung zu, was äußerst selten der Fall war, litt er darunter stets ostentativ. Ich erinnere mich, wie mir Jahre später einmal ein ehemaliger Kollege von ihm sagte: »Ihr Vater war ein wirklich wunderbarer Mensch, man durfte ihn nur nie fragen, wie es ihm ging.« Denn auf eine solche, ja oft eher der Höflichkeit geschuldete Frage pflegte er detaillierter zu antworten, als es den meisten recht war. Von hypochondrischen Ahnungen war dann oft die Rede, von einem Ziehen im Hals oder einem unbestimmten Schmerz in der Herzregion (die er, um ein wenig Spielraum für die eine oder andere Dramatisierung zu gewinnen, etwas weiter fasste, als anatomisch angezeigt) – Dinge, die andere Menschen in der Regel nicht gern hörten und die er deshalb auch schnell für unsensibel und herzlos hielt.

Die Hausapotheke meiner Eltern war stets gut bestückt und akribisch geführt; Jedes Medikament, das irgendwann einmal verschrieben worden war, wurde in offenen Schuhkartons, die mit dem allgemeinen Krankheitsbild beschriftet waren (Magen-Darm, Herz-Kreislauf etc.) in einem Schrankfach abgelegt, das so groß war, dass man auch eine mittlere Modelleisenbahn darin hätte unterbringen können. Das Medikament wurde mit dünnem Stift mit Verschreibungsdatum, dem Namen des Arztes, der es verschrieben hatte, und der empfohlenen Dosierungsanleitung versehen. Mein Vater hatte mir von einem Spiel, einer Art Mutprobe, erzählt, die er in seiner eigenen Jugend gelegentlich mit Freunden bestritt. Sie griffen dabei mit verbundenen Augen beherzt in den Medikamentenschrank seines Vaters und verpflichteten sich, das blind gewählte Medikament hoch dosiert einzunehmen. So hatte mein Vater in der Blüte seiner Jugend bereits einiges an Angina-Pectoris-Tropfen geschluckt. Später hat er diesen spielerisch lockeren Umgang mit Medikamenten beibehalten und sich in Fällen gedrückter Stimmung gern ein paar Antidepressiva selbst verordnet. Manchmal auch anderen.

Als ich als junger Mann mal Liebeskummer hatte, holte er mit großer Selbstverständlichkeit eine Packung Lexotanil aus dem Schrank und sagte, »ein Viertelchen« würde mir sicherlich guttun. Ein Viertelchen, das war die Dosis, mit der er sich selbst von allerlei dunklen Gedanken kuriert hatte. Oder zumindest annahm, dass das so war. Ein Viertelchen, das hatte ihm einmal ein Arzt geraten, und so gab er es weiter an seinen Sohn. Das Mittel wirkte hervorragend, das Mädchen war mir egal, leider aber auch alles andere.

Nach einigen Tagen fühlte ich mich so stumpf, dass ich beschloss, die Selbsttherapie abzubrechen.

Bei allem fast ritualisierten Reden über Krankheiten gab es in unserer Familie doch immer eine vorgezeichnete Linie, die fast nie überschritten wurde. Hinter dieser Linie befand sich der Tod. Über ihn wurde selten geredet. Mir wurde er sogar mehr oder weniger vorenthalten. Meine Eltern waren der Meinung, dass man mich nicht damit belasten müsse. Auch Beerdigungen seien nichts für einen kränklichen Heranwachsenden. Mit dem Fortschreiten der väterlichen Demenz ist der Tod aber nun so präsent, dass er nicht mehr zu verstecken ist. Wildfremden auf der Straße sagt er nun unaufgefordert, dass er am liebsten sterben möchte. Nicht selten empfängt er mich nun mit diesem Wunsch, den er am Tag bis zu 17 Mal formuliert. Er hat genug von den Beschwerlichkeiten des irdischen Lebens.

FUSSBALLWELTMEISTERSCHAFT

Wolkenloses Hellblau, die hohe Sonne verbrennt das Gras. Mein Vater hadert mit dem wüstenheißen Berliner Juliwetter, das ihn in die Kissen drückt und ihm den Atem nimmt, so als würde ein schweres Tier auf seiner Brust sitzen. »Diese Art von Hitze empfinde ich als persönliches Attentat.« Die Mama, erzählt er, hätte ihn auf der Terrasse mit dem Gartenschlauch abgespritzt, was er als große Wohltat empfunden habe. Nun lasse er die noch feuchte Haut an der Luft trocknen, was eine interessante Empfindung sei. »Ich bin des Oberkörpers frei entblößt.« Er erkundigt sich nun nach dem kommenden Halbfinalspiel Deutschland gegen Brasilien und wiederholt zur Sicherheit gleich mehrfach Zeit und Datum. Als ich ihm sage, dass mit Neymar der Star der brasilianischen Mannschaft fehlt, bemerkt er spitzfindig: »Also unsere Hoffnung ist ihre Schwäche?« Leider könne er das Spiel nicht sehen. 22 Uhr – viel zu spät für einen Kranken. Er sei sehr schwach. Ich sage, falls er aufwacht, könne er ja hineinschauen. Und dass er mich ruhig mal wieder anrufen könne. Er sei nicht so in der Stimmung, entgegnet er.

Zehn Minuten später ruft er an. »Ich wollte dir nur mitteilen, dass ich einen Weg gefunden habe, der für mich beschreibbar ist. Ich werde vorschlafen und mir den Wecker für das Spiel stellen – die Mama hat mich drauf gebracht!« Ich sage ihm, ich halte das für eine hervorragende Idee, da ganz Deutschland am Fernseher sitzen werde. Und – ich merke im Sprechen, dass mein Satz leicht am Ziel vorbeigeht, aber es ist zu spät, ihn zurückzuziehen – dass er ja vielleicht auch selbst drauf hätte kommen können. »Ich komm auf vieles nicht mehr«, sagt mein Vater gequält. Eine Traurigkeit, die zu tief sitzt, als dass ich sie einfach von ihm abheben könnte. So sehr ich es wünschte.

Das Spiel selbst strengt ihn dann sehr an. Schon optisch: Die einen sind blau, die anderen weiß gekleidet mit einem roten Streifen auf der Brust, aber die Torwarte gelb und grün. Und auf den Banden wechseln ständig die Schriften, mal heißt es Fly Emirates, dann wieder Coca-Cola oder Visa oder Name und Logo irgendeiner Bank. Von oben grelles Licht und der Rasen seltsam gestreift, helles und dunkles Grün, wobei es ein Farbton doch auch getan hätte. Das Spiel ist viel schneller als früher, da standen sie lange rum, und ab und zu ist mal einer gelaufen, aber jetzt sind alle immer in Bewegung, verschieben sich in Formationen mal nach hinten, mal nach vorn. In der einen Halbzeit spielen sie von links nach rechts, und gerade wenn man sich daran gewöhnt hat, wechseln sie wieder die Richtung. Man muss genau hinschauen, wenn man alles verfolgen will.

Mein Vater sieht die Bilder, doch erreichen sie kaum mehr seine Emotion. Er stört sich an den Aufnahmen mit jenen merkwürdigen Schnitten, ein komischer WM-Pokal, der stilisiert immer wieder das Geschehen ausgerechnet an den Stellen zerschneidet, an denen man eigentlich das Spiel verfolgen möchte. Vor einigen Jahren noch hat mein Vater auf die Anschaffung eines HD-Fernsehers gedrängt, aber nun kommt es ihm so vor, als sehe er all jene Bilder des Jubels auf einem Fernseher ohne Kontraste und Farben. Als hätte jemand ein Tuch davor gespannt, das ihn zwar Menschen mit hochgerissenen Armen sehen lässt, aber verhindert, dass er davon ergriffen wird. Es ist nur das Rauschen eines Flusses, Bewegung und stetes Geräusch.

Die Namen kennt er auch nicht alle, sind viele junge Leute jetzt dazugekommen, manche hat er schon mal gesehen, bei anderen ist er nicht sicher. Den Trainer erkennt er. Trägt ein schwarzes Hemd, die Ärmel hochgekrempelt und sieht eigentlich besser aus als die, die es früher gab. Er ruft viel, und man kann nicht verstehen, was, aber offenbar hat es damit zu tun, was auf dem Platz geschieht. Das ändert sich allerdings ständig.

Fünf Tage später das Finale. Höwedes hat in Abseitsstellung an den Pfosten geschossen, Müller hat eine gute Chance und Schweinsteiger einen schweren Tag. Fast trifft Messi in der 46. Minute. In der Nachspielzeit müssen die Deutschen zittern, Hummels verschätzt sich, und Palacio hat das Tor auf dem Fuß, aber macht es nicht. In der 113. Minute flankt Schürrle von links, Götze lässt von der Brust abtropfen und knallt den Ball volley ins rechte Toreck. Hochgerissene Arme, Wogen der Begeisterung, Spieler, die sich in einem Knäuel verwirren. Löw fährt sich durchs Haar, die Bundeskanzlerin applaudiert, und mein Vater ist schon fast nicht mehr dabei. Die Interviews nach Spielende, die Siegesfeiern und Reden einer bedeutenden Nacht erreichen ihn nicht mehr. Als der Schlusspfiff ertönt, bittet er darum, den Fernseher auszuschalten. »Mit mir ist eben zu Ende«, sagt er, weil er spürt, dass in ihm etwas fehlt. »Das sagst du schon seit Monaten«, antwortet meine Mutter, weil ihr auch nicht immer nur Gutes einfällt. Aber natürlich weiß sie, dass dies kein Trost ist für ihn. Nur womit kann man einen trösten, der untröstlich ist?

Am nächsten Tag hat er Fieber, die Schwester, die jeden Morgen kommt, misst 38 Grad unter der Zunge. Der Vater will sagen, dass er Schüttelfrost hat, kommt aber nur auf Gänsehaut, jedenfalls in einem assoziativen Sinne, denn das Wort selbst fällt ihm nicht ein. Ihm präsent ist hingegen das Gefühl des Wortes, dass ein Tier dabei eine Rolle spielt und die Empfindung kalt ist. Er sagt also folgerichtig: »Mir läuft eine Bisamratte über die Haut.« Und spricht bereits von »Krankenhaus«, was keinen Wunsch ausdrückt, er hasst Krankenhäuser, sondern eher eine Chiffre für einen Ort, der ihm Sicherheit suggeriert: ein Umfangensein von Fachkräften in weißen Kitteln, die Werte und Kurven sicher zu deuten wissen. Und ihm schon sagen werden, wann endlich Schluss ist.

Das Krankenhaus ist der Ort, an dem man die Verantwortung abgeben kann, die man nicht mehr haben möchte. Die Hausärztin, die am Abend kommt, entscheidet, dass es der falsche Ort für ihn ist. Ein Infekt grassiert, und zwei entzündungshemmende Schmerztabletten sind das Mittel der

Wahl. Nach einer unruhigen Nacht, in der er viel schwitzt, droht am Morgen neues Ungemach: 35 Grad sagt das Thermometer, und statt sich zu freuen, das Fieber überwunden zu haben, sorgt sich mein Vater nun sehr intensiv, was es wohl zu bedeuten hat, dass in seinem Körper bereits keine Wärme mehr fließt. »Es ist ein Messfehler«, sage ich. Aber der Vater beharrt darauf, dass es der Tod ist, der bereits um die Ecke schaut.

Ich rate ihm, später im Fernsehen die WM-Siegesfeiern zu schauen. Auf allen Kanälen übertragen sie den Empfang der deutschen Nationalmannschaft in Berlin, eine halbe Million Menschen warten vor dem Brandenburger Tor. Ob er nicht ein wenig teilhaben wolle am Freudengefühl einer Nation? »Ja, das wäre eine Möglichkeit«, sagt er, was übersetzt so viel heißt, dass es für ihn keine ist. Einerseits die Schwierigkeit, den Bildern zu folgen, sie einzuordnen und etwas dabei zu empfinden, was man als persönlichen Gewinn betrachten könnte. Aber auch das Gefühl, auf unbestimmte Weise verhöhnt zu werden durch die Freude anderer. Er will nicht die Jugendlichkeit in ihren strahlenden Gesichtern sehen. Weil sie ihm selbst doch sein Alter vor Augen führt. Wie können diese Menschen fröhlich tanzen, während er sich durch die letzte Kurve seines Lebens quält? Als meine Mutter gegen seinen Wunsch den Fernseher dann doch kurz einschaltet, um ein wenig von der Freude einzufangen, die ihr selbst nicht mehr vergönnt ist, sagt mein Vater: »Stell dich doch wenigstens davor, ich möchte das nicht sehen!«

DAS BEIN GEHT ZUM BRIEFKASTEN

»Dann wollen wir mal zum Ende kommen«, sagt er nun oft, wenn wir telefonieren. Auch wenn das Gespräch gerade erst begonnen hat. Er betont, wie sehr es ihn anstrengt, aber vielleicht ist es ihm auch zu unkonkret, von irgendwoher eine Stimme zu vernehmen, von der man zwar ahnt, zu wem sie gehört, aber letztlich doch keine Beweise hat. Es gibt ja keine ergänzenden Sinneseindrücke, mit denen sich das Gehirn die Sache zusammenreimen könnte. Es ist nur eine Stimme, der zu folgen ihm schwerfällt. Da nun oft Pausen entstehen, von denen er nicht weiß, wie er sie füllen soll, fürchtet er diese Art der Kommunikation. Wenn man sich anschaut, ist es anders. Das Telefonieren ist ihm unheimlich geworden.

Er klagt über das Wetter, das ihn umbringt, die klimatischen Zumutungen, die sich dort irgendjemand am Reißbrett für ihn ausgedacht zu haben scheint. Er sagt, er liege im Wohnzimmer. Es ist schwer, ihn zum Verlassen des Raumes zu bewegen. Immer noch dreht er seine Runden, zweimal zehn täglich, jedenfalls bei gemäßigten Temperaturen. Ich sage ihm, dass er sehr früh gehen könne oder spätabends. Wenn es weniger heiß ist. »Das musst du schon mir überlassen«, antwortet er. Je mehr er einen Vorwurf wittert, er verhalte sich falsch, desto mehr protestiert er dagegen.

»Predigten kann ich nun gar nicht gebrauchen«, sagt er, wenn ich ihn ermutigen will, das durch die Markise abgedunkelte Wohnzimmer wenigstens zeitweise zu verlassen.

Er fragt, was ich tue, und ich erkläre ihm, woran ich arbeite. Seitdem er neulich sehr empfindsam reagiert hat, bin ich etwas zurückhaltender geworden, darüber zu sprechen, dass ich mich eigentlich unentwegt mit ihm auseinandersetze. Dass es mir schwerfällt, andere Dinge zu machen. Dass es mir nahezu unmöglich ist, heitere, unterhaltsame Stoffe zu bearbeiten. Ich lehne zurzeit einige Aufträge ab, obwohl ich es mir eigentlich nicht leisten kann. Aber es verträgt sich nicht mit dem, was mich beschäftigt. Ich habe den Eindruck, dass ich das nicht darf.

Sein Anruf: »Ich wollte dir folgendes Erfreuliche mitteilen, die Mama hat gesagt, ich soll dich anrufen. Ich traue mir nämlich zu, ohne Rollator zu gehen. Das Bein habe ich hier ausprobiert. Natürlich habe ich keine großen Entfernungen durchschreiten können. Und das Bein sagt nicht, ob es hält.« Das stelle ich jetzt häufiger fest: Er redet seltener von »Ich« (weil ihm unklar wird, was das ist) und spaltet stattdessen einzelne Körperteile ab, indem er ihnen ein Eigenleben verleiht. »Das Bein sagt …«, »das Knie will …« Interessant aber auch, dass er, umgekehrt, äußere Hilfsmittel zumindest sprachlich inkorporiert: Der Notizblock auf dem Nachttisch wird zu seinem »Gedächtnis«, die Hörgeräte, die daneben in einem Kästchen lagern, nennt er seine »Ohren«. »Ich muss noch die Ohren reinmachen. Ohne Ohren höre ich nicht so gut.«

Aber heute geht es ums Bein. Von dem er nicht sagen kann, wie es sich ihm gegenüber verhält. »Ich weiß nicht, wie es reagiert, wenn wir ein paar Kilometer gingen. Aber wir werden das im Auge behalten müssen, ich sage das nur, damit du das in dein Kalkül übernimmst.« Mein Vater, der große Schwierigkeiten hat, mit dem Rollator fünf kleine Runden um den Terrassentisch zu drehen, der sich danach sofort apathisch in sein Pflegebett legen muss, spricht davon, einige Kilometer nur mit dem Stock gehen zu wollen. Ich würde es für einen Fortschritt halten, wenn er vielleicht 100 Meter schafft. Aber ich versuche ihn zu stützen, wenn ihm der Gedanke an das Projekt Gehen ohne Rollator Freude macht, möchte ich sie ihm nicht nehmen. »Das gehen wir sofort an, wenn ich das nächste Mal da bin!«, sage ich und ich spüre seine grenzenlose Freude durchs Telefon.

Eine Woche danach greife ich seinen Gedanken erneut auf. Wir gehen zusammen los, er vor mir, ich hinter, manchmal neben ihm. Er an einem Stock, ich schiebe den Rollator für den Fall, dass er sich schnell stützen oder setzen muss. Ich finde, dass das Gerät schwergängig ist, und merke erst nach ein paar Hundert Metern, dass ich mit angezogener Bremse fahre. Mein Vater betrachtet vermeintliche Veränderungen an den Nachbarhäusern und hält sich recht wacker. Wir steuern den Briefkasten an der nächsten Kreuzung an, in den meine Eltern seit Jahrzehnten ihre Post stecken. Doch dort befindet sich nur noch die Halterung, offenbar ist er einer Einsparungsmaßnahme zum Opfer gefallen. »Eine unglaubliche Sauerei«, sagt mein Vater und bittet darum, sich kurz in den Rollator setzen zu dürfen. »Warum macht man es den alten Leuten denn so schwer?« Meine Mutter winkt schon von Weitem, als er, nur mit dem Stock bewehrt, zum Haus zurückläuft. Er freut sich über den Beifall, den wir ihm zollen, und nimmt sich vor, diese Ausflüge zum Briefkasten, den es nicht mehr gibt, zu wiederholen. In der Zeit, da ich nicht da bin, verspürt er diesen Wunsch allerdings nicht. Und meine Mutter kann ihn nicht dazu überreden.

Wie einfach es wäre, könnte er mit seinem motorisierten Bett einfach losfahren. Die Treppen hinunter, durch die Gartenzauntür hindurch. In die Welt, die ihm abhandengekommen ist. Die Nachbarn würden natürlich schauen, aber sei's drum. Er würde ja auch am Fenster stehen, wenn er einen sähe wie sich. Er würde sein schönstes Jackett tragen, und die Mutter hätte ihm das rote Seidentuch eingebunden, nur die Hausschuhe würde er vermutlich nicht extra wechseln, von außen macht es ja keinen Unterschied, wenn die Bettdecke über ihm liegt. Die Kopfstütze wäre leicht erhöht, damit er möglichst viel sehen kann. Alle Autos würden vor ihm zurückweichen und von den Straßenrändern Menschen Fähnchen schwenken und ihm begeistert zuwinken. »Horst, Horst!«, würden sie rufen, und er würde sich wundern, dass ihn so viele kennen. Und sich freuen.

Er könnte die Straße mit dem schwierigen Namen entlangfahren, die zur alten Schule seines Sohnes führt, mit eigenen Augen sehen, dass der Nachbar schräg gegenüber weggezogen ist, ohne sich zu verabschieden. Er würde hart beschleunigen, um den Spaß an der Sache zu erhöhen, und wenn er nach etwa 900 Metern abbiegt, stünde er schon fast auf dem großen Kaiser's-Parkplatz. Natürlich würde er dort nicht parken, sondern einfach mit seinem Wunderbett durch den Eingang zischen, die gesamte Käse- und Fleischtheke abräumen (»Sie müssen es nicht erst einpacken, ich wollt's gleich essen!«) und dann wesentliche Teile der Weinabteilung (gern deutsche Trauben). Er würde alles direkt ins Bett werfen, und an der Kasse würden sie ihn durchwinken, weil ihnen ja klar wäre, dass hier ein Mann ist, der es eilig hat. Der keinen einzigen weiteren Tag verträumen wollte und gerade dabei war, sich machtvoll ins Leben zurückzumelden.

Aber das ist natürlich nur so ein Gedanke. Das Bett steht unverändert still an seinem Platz. Darin mein Vater, der sich fragt, was er den Rest des Tages noch machen soll. Es ist 15 Uhr, und es müsste sich doch etwas finden lassen, was ihn a) interessiert, b) an diesem Ort zu realisieren ist und c) nicht überfordert. Aber was sollte das sein? Gartenarbeit war ihm schon immer egal, ebenso jede Art von Gymnastik. Als Heimwerker ist er auch in besseren Zeiten nicht in Erscheinung getreten, der Fernseher verkündet nur Bedrohliches (er empfindet seine eigene Situation als düster genug), Musikhören ist ihm zu fordernd (außerdem unklar, wo sich das Hörgerät gerade befindet), und würde er in der Küche helfen, es würde vermutlich niemals Abendbrot geben.

So lange er nachdenkt, es will ihm nichts einfallen. Also ruft er einfach in die Küche, dass ihm etwas wehtut. Er sich sorge. Oder das Ende naht. Alle drei Varianten erzielen relativ zuverlässige Ergebnisse und beschäftigen meine Mutter fünf Minuten bis zu 24 Stunden – je nachdem, wie hoch er den Regler zieht. Er kann seine Frau also jederzeit dazu zwingen, ihm Beruhigendes sagen zu *müssen.* Ihr Mitleid, ihre Liebe und die Versuche, ihn zu besänftigen, füllen nach einer Weile die Leere, die er empfindet. Das Gefährliche an der Art, wie er sie damit besetzt, besteht darin, dass er sie damit zuverlässig von dem abhält, was sie gerade vorhatte. Am Ende verliert immer auch sie sich ein Stückchen selbst. Sie lebt jetzt nur noch für ihn.

»Ich geh zeitig ins Bett, seitdem ich hierher verschlagen wurde. Man hat mich ja nicht gefragt, ob ich hierhin will. Das Eingesperrtsein ist schwer zu ertragen. In Wirklichkeit bin ich natürlich nicht eingesperrt. Ich fühl mich nur nicht wohl, obwohl ich alles habe, fehlt etwas. Aber Mama ist für mich da. Wenn sie nicht da ist, bin ich sehr unruhig. Wenn sie da ist, bin ich friedlich.« Natürlich nicht immer.

Seine Stimmungen wendet er nun verstärkt auch gegen andere. Die Morgenschwester pflaumt er regelmäßig an. Sagt sie freundlich »Guten Morgen Herr Wenderoth«, antwortet er betont kurz »Morgen«, um ihr klarzumachen, dass sie bei ihm nicht willkommen ist und es auch nie sein wird. Die Schwester ist noch da, als er meine Mutter anweist: »Gib mir bitte mal die Herztropfen.« Die Mutter bittet um einen Moment Geduld und verweist auf das, was sie gerade noch zu Ende führen muss, aber der Vater befiehlt: »Nein, sofort!« Ist es möglich, dass er das Herrische seines eigenen Vaters ausgerechnet jetzt, im hohen Alter, übernimmt? Die Schwester jedenfalls ist bestürzt: »Ich habe keine Worte.«

Doch auf das Urteil dieser Person legt er sowieso keinen Wert und erinnert sich der anmaßenden Formulierung, die sie vor ein paar Minuten gebrauchte: »Hat diese Ziege doch gesagt: Gehen Sie an die frische Luft, dann wird's schon besser!« Nur, so hatte sie es gar nicht gesagt. Hatte lediglich vorgeschlagen: »Ach, Herr Wenderoth, es ist so schönes Wetter, gehen Sie ein bisschen raus, das wird Ihnen guttun.« Den Inhalt hatte er sich gemerkt, aber Duktus und Zwischentöne waren ihm verloren gegangen. Vielleicht hatte er sie im Zusammenhang mit der Schwester, die ihm ein wenig grob erscheint (manchmal verwendet er auch die Formulierung »angeblicher Pfleger«), auch nicht behalten wollen. An was er sich erinnert, will immer noch er bestimmen.

Er kämpft gegen die Zumutungen eines Alltags, der ihm immer weniger eigenen Raum lässt. Findet es unverschämt, dass der Pflegedienst überhaupt in die Wohnung vorgelassen wird, ummantelt seine prinzipielle Abneigung jedoch mit dem Vorwurf, die Pfleger kämen zu spät. »Was die sich herausnehmen, ich hasse sie alle!« Dabei kommen sie in der Regel pünktlich, er ist es, dem es zu spät erscheint. Oder zu früh. Jedenfalls falsch. Als Einmischung in eine Selbstbestimmtheit, die ihm schon lange verloren gegangen ist. Also protestiert er gegen jeden vermeintlichen Eindringling in die letzten Schichten seiner Privatheit. Und wendet seine Kraft gegen diejenigen, die er am meisten braucht: »Das ist keine Betreuung, das ist wie amerikanisches Militär!« »Was ist amerikanisch?«, fragt die Schwester, die ihn in seiner Wut stellen möchte. Vielleicht hat er gemerkt, dass er zu heftig war, vielleicht möchte er sich aber auch nur nicht weiter unbeliebt machen, denn auf einer bestimmten Ebene weiß natürlich auch er, dass diese Menschen etwas für *ihn* tun. Also antwortet er: »Das Essen.« Sobald die Schwester gegangen ist, tritt er aber sofort nach. »Sollen alle zum Teufel gehen.« Der Mutter, die um ein gutes Verhältnis mit dem Pflegepersonal bemüht ist, hält er vor: »Warum quatschst du so viel mit denen?«

Heute ist er besonders empört, weil er glaubt, einen wichtigen Termin zu haben. »Es ist unerhört, wie spät Sie kommen«, hält er dem Pfleger vor. »Ich muss doch ins Konzert in die Philharmonie!« Auf die geistesgegenwärtige, aber im Grunde ja naheliegende Frage, was für ein Konzert denn um diese frühe Zeit (es ist acht Uhr morgens) gegeben werde, antwortet er: »Hab ich nicht im Kopf, hab's nur überflogen.« Was ihn nicht davon abhält, unvermindert auf den Menschen zu schimpfen, der ihm gleich die Hose runterziehen wird. »Das kommt zum Prozess«, droht er. »Ich werde es bei der Regierung anzeigen!«

Ich weiß nicht, ob er in seinem Leben überhaupt schon mal jemanden angezeigt hat – eigentlich ist er das Gegenteil von einem Prozesshansel –, aber nun scheint ihm der Hinweis auf höchste Instanzen notwendig, um jener ihm fremden Person zumindest ein paar formale Grenzen zu setzen. Natürlich ist es etwas schwierig, prinzipielle Machtfragen zu stellen, wenn der andere sich gerade anschickt, einem den Unterleib zu waschen. Und so sind die Pfeile meines Vaters stumpf und prallen am Schild des Pflegers ab, der stoisch und mit bewundernswerter Freundlichkeit auf die morgendlichen Misstrauensbekundungen reagiert. Als der Pfleger ihn schließlich vor die Wahl stellt, ob er denn nun gewaschen werden möchte oder lieber nicht, antwortet mein Vater mit spitzem Vorwurf in der Stimme: »Na schön, dann verzichte ich eben auf das Konzert.«

Die Schwestern, die zu ihm kommen, sind ihm fast alle suspekt. Tragen meist komische Dinge, Accessoires der Jugend, mit denen ihm offenbar zusätzlich sein Alter vor Augen geführt werden soll. »Ich klebe jedenfalls meine Wimpern nicht an«, sagt mein Vater, der für modischen Schnickschnack wenig Verständnis hegt. Ob er sich denn nicht wenigstens ein kleines Tattoo vorstellen könnte, frage ich, um ihn zu necken. »Ich will dergleichen nicht, ich bin froh, wenn es mich nicht juckt«, antwortet er, als wäre dies die Konsequenz einer solchen Maßnahme. Die Mädchen (die Schwestern und Pflegerinnen sind »Mädchen« für ihn), redet er sich ein, kichern ihn an, verlachen ihn. Mit dieser kleinen Überheblichkeit, die nur die Jugend kennt. Er weiß nichts über sie, und sein Interesse ist auch äußerst begrenzt. Aber er sieht in ihnen eine Energie, die ihm fehlt: Ihre Körperlichkeit spiegelt seinen Verlust. Weil sie jung sind, bezichtigt er sie eines verschwenderischen Lebens, das nur der gesunde Körper verzeiht. Im Grunde wirft er ihnen ihre Jugend vor; seine muss er mühsam aus der Erinnerung nähren, aber ihre füllt ganz übermächtig den Raum. Manchmal hasst er sie dafür.

Die gestern da war, hatte ihn am frühen Morgen mit nassforscher und vielleicht auch ein wenig zu lauter Stimme »Morschen. Naah?«, begrüßt und dann noch ein »Die Sonne nachher'n bisschen genießen!« hinterhergeträllert. »Ja, ja«, hatte er kurz zurückgenuschelt, erstens, weil er die Sonne nicht ausstehen kann, und zweitens, weil ihm das als maximale Würdigung ihres hingeschnippten Sätzchens vorkam. Sind *die* gedankenlos oder ist er dünnhäutig geworden? Die einen reden ihm zu viel (»Diese Quasselstrippe soll mich betreuen?«), die anderen zu wenig (»Kriegt die Zähne nicht auseinander!«).

Nur mit Renee kann er eigentlich immer. Renee ist der Einzige, den er gelten lässt. Die anderen empfängt er fast standardmäßig mit einem herausfordernden »Na, heute so spät?«, aber bei Renee ist das anders. Er ist einer der wenigen, auf den er sich freut. Weil er ihm angenehm ist. Weil er auf seine beruhigende (»Immer schön langsam!«) und zugleich burschikose Berliner Art eine geradezu heilsame Wirkung bei ihm entfaltet. Weil er ihn nie zu irgendetwas nötigt. Und ihm zumindest scheinbar immer die Möglichkeit gibt, das, was er vorschlägt, auch nicht zu tun. Weil seine Stimme viel tiefer ist als diese aufgeregten Frauenstimmen, die sich hier oft im Raum breitmachen (in Wirklichkeit sind sie gar nicht aufgeregt, sondern nur höher). Weil er etwas Aufgeräumtes und zugleich Gemütliches verbreitet, weil er klar und langsam spricht und stets davon redet, dass alles seine Zeit braucht – was sich nahezu hundertprozentig mit der Meinung meines Vaters deckt.

»Schön, dass Se wieder da sind. Man hat sich aneinander gewöhnt«, begrüßt also mein Vater Renee, und der sagt: »So isset.« Im Grunde erscheint meinem Vater die frühe Stunde noch nicht geeignet, um sich zu erheben, und als er diesen

Zweifel formuliert (»Stehen wir schon auf?«), kommt ihm Renee sofort entgegen: »Das ist 'ne jute Frage. Wenn der Herr Wenderoth möchte, stehen wir auf …« »Er möchte nicht«, sagt natürlich mein Vater, der es interessant findet, über sich selbst in der dritten Person zu reden, und Renee wendet, wie meistens in solchen Fällen, eine kleine List an: »Aber wir machen das ganz anders: Wir machen uns bisschen frisch, wir ziehen uns an, und denn geht er wieder ins Bett.« Weil das auf eine vernünftige, also zustimmungsfähige Perspektive verweist, pflichtet mein Vater nach minimalem Zögern bei. »Na gut.« Renee erklärt die Vorgehensweise (»Erst mit Ruhe, und dann mit'm Ruck«), und schon sitzt mein Vater auf dem Bettrand und betrachtet den bedeckten Morgenhimmel, als könnte er ihm ein Geheimnis entlocken.

Sie reden kurz über die aktuelle Wetterlage (Mein Vater: »Besonders fürs Autofahren ist's ja gut, wenn kein Schnee ist«), und dann gehen sie ins Bad. Dort wäscht Renee meinen Vater und zieht ihm danach die Kleidungsstücke über (»Schlupf, schlupf, na bitte«), die meine Mutter bereits am Vorabend herausgelegt hat. Da der Vater zum Frieren neigt, trägt er gern mehrere Schichten übereinander und will dies soeben erklären, aber Renee hat ihn, wie immer, schon längst verstanden. »Wenn eem warm ist, kamma immer noch wat ausziehen, aber wemma nüscht hat, wat willste denn machen?« »Dann wird's kritisch«, pflichtet mein Vater bei und hat spürbar Freude an diesem Mann, der zu verstehen scheint, worum es ihm geht. Renee bringt ihn ins Bett zurück, deckt ihn vorsichtig zu und streichelt ihm sacht die Wange. Sagt: »Auf zur Gemütlichkeit, tschüs, mein Juter«, und dass er ihn morgen früh wieder wecken wird. Und als er schon gehen will, wird mein Vater persönlich. »Sie sind mir sympathisch«, und Renee drückt seine Hände und schaut ihm fest in die Augen. »Wat meinen Sie, wat Sie mir sind …«

Die meisten anderen Pfleger bekommen ganz anderes von ihm zu hören. Er ersinnt nun fast regelmäßig angebliche Termine: Er müsse in die Kirche (»Da kann man wenigstens ausruhen«), zum Amt (»wichtige Dinge erledigen«), auf die Toilette oder ins Schloss Charlottenburg (»wenigstens dort stören sie einen nicht«). Aggressive Angriffslust und das Bedürfnis nach Harmonie wechseln in schneller Folge. Weil er gelegentlich auch gegen meine Mutter ausfallend und grob wird, verordnet die Hausärztin, um sicherzugehen, eine halbe Haloperidol-Tablette, ein Mittel gegen Halluzinationen, von dem wir eigentlich froh waren, dass er es hatte absetzen können. Als er wieder sanfter in der Welt steht, fragt er meine Mutter, die als Reaktion auf seine Anwürfe manchmal schweigend beim Essen sitzt: »Warum meidest du mich eigentlich so?« »Ich meide dich doch gar nicht, aber du bist nicht nett zu mir.« »Violchen, wir müssen lieb miteinander sein.« Und damit ist die Sache für ihn erledigt. Jedenfalls vorübergehend.

Denn schon bald ist er wieder in Angriffslaune. Er finde es ungeheuerlich, zetert er, dass seine eigene Frau Partei ergreift für die »Angestellten«. Sie hat die Pflegerin in Schutz genommen, die sich verspätet hatte, und ihn darauf hingewiesen, dass sie immer ganz lieb zu ihm sei. »Ja, die hat sich große Mühe gegeben, aber ich habe nicht geantwortet«, sagt mein Vater. Sollen sie doch denken, er sei blöd, er lässt sie einfach auflaufen. Man kann über Demenz sagen, was man will, aber sie gibt natürlich auch gewisse Möglichkeiten. Man darf sich zum Beispiel schlecht benehmen. Einfach so. Niemand kann einen dafür zur Rechenschaft ziehen. Meine Mutter sagt, sie versuche Frieden zu stiften. Es sei unklug, Leute gegen sich aufzubringen, von denen sie in gewisser Weise ja abhängig seien. »Wenn dir das gefällt, wie es ist, dann ist ja alles in Ordnung«, frotzelt mein Vater.

Er selbst ist immer noch empört darüber, dass die Schwester zu früh gekommen ist und meine Mutter offenbar nicht in der Lage sei, sich gegen solch unhaltbare Zustände zur Wehr zu setzen. »Ein Großteil der Bewohner des Hotels« wisse ja nichts von diesen Umständen und könne also auch nicht dagegen vorgehen. Dabei sei es eigentlich ganz einfach, fährt mein Vater fort. »Man könnte die ganze Sache beseitigen mit einem kleinen Schildchen, auf dem steht: Wir machen darauf aufmerksam, dass unser Betrieb an den Wochenenden erst um zehn Uhr beginnt.« Meine Mutter greift seine Vorstellung, sich in einem Hotel zu befinden, auf und sagt: »Und du meinst, das gefällt den anderen Gästen auch?« Doch mein Vater ist sich sicher: »Jeder Gast wäre froh, wenn er aufgeklärt würde. Unaufgeklärte Gäste sind unerwünscht.«

»Ah ja«, kommentiert meine Mutter.

Wenn du natürlich kein Empfinden dafür hast, dann liegst du auf 'ner anderen Reihe.

Du denkst wohl, ich bin gegen dich?

Ich weiß nicht, wofür oder wogegen du bist.

Dass ich zuerst auf deiner Seite stehe, darauf kommst du gar nicht.

Nee, das drückt sich jedenfalls nicht aus.

Du, das kostet mich zu viel Kraft, wenn ich mich hier ärgere.

Für mich ist es auch nicht zuträglich, aber ich mache den Mund auf. Ich lasse nicht alles über mich ergehen, das habe ich mir abgewöhnt.

Eine Weile geht es so hin und her, mein Vater insistiert auf einer korrekten Bedienung durch Angestellte, die es nicht gibt. Man brauche ein entsprechendes Schild (»Als ob das 'ne große Geschichte wäre zu sagen, sonntags fangen wir 'ne Stunde später an!«), und meine Mutter versucht die Pfleger zu verteidigen, indem sie berechtigterweise darauf hinweist, dass deren Pünktlichkeit ja ganz wesentlich an der Schwierigkeit der jeweiligen Patienten hänge. »Wenn sie Schwierigkeiten haben, die ich benannt habe, dann geschieht's ihnen nur recht«, folgert mein Vater. »Schwierigkeiten hat hier nur, wer den Kodex der Hotellerie vernachlässigt!«

Ob er mit Hotel dieses Haus meine, fragt meine Mutter. »Na klar, das wird doch so geführt. Was soll es denn sonst sein?«, entgegnet er. »Etwa ein Privathaus?« Das sei es jedenfalls bisher gewesen, antwortet meine Mutter ruhig. »Da irrst du dich aber gewaltig. Du hast hier nichts zu melden!«, korrigiert der Vater im Gestus eines Menschen, der die Sache durchschaut. Sie habe gedacht, es gehöre ihnen beiden, entgegnet sie zaghaft. Schließlich stünden sie ja auch im Grundbuch. »Weil es loddrig geführt wird«, sagt mein Vater. »Diese Informationspolitik ist einfach loddrig!« Und da er offenbar umgeben ist von Unverständigen, erklärt er die ganze Sache vorsichtshalber noch mal:

Wenn du früh in ein Hotel gehst oder abends und dich da einmietest, dann nimmst du an, dass du am Frühstück teilnimmst, und nicht, dass das Frühstück nach dir kommt. Eine Stunde später. So wird ein Schuh draus. Aber hier: mangelnde Information.

Wir haben doch aber gar keine Gastwirtschaft.

Eben, das macht es schwierig. Die können machen, was sie wollen. In Häusern wie diesem.

Das Haus ist doch ganz harmlos.

Ja, wenn keine Menschen drin wohnen, dann vielleicht. Dass du dich auf die Seite der Hauseigentümer stellst, das ist nicht gut.

Und wenn ich nun selbst Hauseigentümer bin?

Dann machst du'n großen Fehler!

Und welchen?

Zum Beispiel in dieser Frage, an der sich alles entzündet.

Und dann kommt er zu dem Ergebnis, dass zumindest eine Teilschuld ja bei der Mutter liegen müsse. Sie hätte ihn in einem solchen Fall schließlich darauf hinweisen müssen, dass sich jene Leute, die ja hier nur Gastrecht genießen, verspäteten. Er habe aber nichts Entsprechendes vernommen. Und sei ja noch nicht so verblödet, dass man ihm alles erzählen könne. Das doch bitte nicht. »Dahinter mag ja eine wunderbare Gesinnung stecken, wenn ich mir sage, ich versteck mich hinter'm Personal, da bin ich gut aufgehoben, meine Meinung ist das nicht. Dem Personal muss gesagt werden, was geht und was nicht!« »Jawoll«, sagt meine Mutter und beendet damit das Gespräch, das sowieso schon ein bisschen zu lange dauert. Vorübergehend breitet sich eisiges Schweigen über dem Frühstückstisch aus. Bis …

Kann ich bitte mal den Quark bekommen?

Gleich … du wirst ihn noch rechtzeitig bekommen.

Danke.

Es sei denn, die Hotelleitung erklärt: Quark nur bis zwölf Uhr.

Dann haben wir ja noch ein bisschen Zeit. Hast du dich jetzt eigentlich ausgemeckert?

Ich denke nicht, diese Unterhaltung fortzusetzen, alles ist gesagt.

Und was gedenkst du jetzt zu machen?

Ich lege mich jetzt wieder hin. Wie lange, weiß ich nicht.

Du musst heute noch laufen.

Ich muss gar nichts.

Weil es von Belang für ihr eigenes Frühstück ist (die Brotscheiben sind abgezählt), fragt sie ihn etwas später, wie viel Schnitten er denn gegessen habe. Es müssen sechs gewesen sein, was für jemanden, der vorgibt, keinen Hunger zu haben, natürlich eine ganze Menge ist. »Weiß nicht, hoffe, dass ich danach nicht fragen muss«, entgegnet er gereizt. Sie habe schon gehofft, sagt sie, er hätte ihr wenigstens eine kleine Schnitte aufgehoben. »Wie man sich irren kann, was?« Und dann schweigen sie sehr lange. Bis meine Mutter, der er es an diesem Tag nun wirklich nicht leicht macht, mit großer Selbstlosigkeit einen Strategiewechsel beschließt. Weil sie unter den dunklen Stimmungswolken, die sich über dem Tisch zusammengebraut haben, zu ersticken droht – während Vater dies ganz gut wegzustecken scheint. Aber schließlich ist er den Beweis schuldig, dass seine Negativität stärker ist als ihre guten Gedanken. Darauf vertrauend, dass er zu vergesslich ist, seine selbst auferlegte Angriffsstimmung offensiv durchzuhalten, sagt sie also, dass sie sich auf die ersten Amseln freut, die schon Mitte März auf den Bäumen im Garten sitzen und vom Erwachen des Frühlings künden. Doch Vater ist nicht nach romantisierenden Naturbetrachtungen. Und er drückt seinen Widerwillen nun eigenartigerweise in Versform aus:

Jedes Jahr dieselbe Fuhre. Bloß ich erwache nicht und gehe in die Grube. Wer bin ich denn? Ein kranker alter Mann, der nicht mehr richtig reden kann.
Er redet noch ganz gut.

Jetzt werden die Schicksalsmädchen kommen ….

Wer ist denn das?

Na, das sind die Röntgentanten.

Du meinst die Frau, die dir die Spritze gibt?

Ja, und dann schichtet sie hier riesige Pakete auf.

Nur, wenn sie deine Medizin vorsortiert.

Wenn ich wenigstens deine Zungen hätte, um mit den Menschen zu reden.

Du hast doch eine eigene Zunge …

Die sagt nichts mehr.

Es ist also einer jener Tage, an denen meine Mutter weitaus mehr Kraft braucht, als ihr zur Verfügung steht. Er setzt ihr zu, wo er es kann, und ist unleidlich bis zu einem Grad, da man ihm gern eine Ohrfeige geben würde (nur eine leichte, zum Aufwachen). Der Vater sieht, dass er es nicht schafft, am Licht des Tages teilzuhaben, weil eine imaginäre Decke darüber gebreitet wurde und die Depression stärker ist als er. Und weil er sich nicht gut fühlt und auch keine Mittel hat, dieser Situation zu entfliehen, will er wenigstens dafür sorgen, dass es seiner Umwelt nicht besser geht als ihm. Ich will nicht unfair sein, in seinen positiven Stimmungen kann er genauso präsent und mitreißend sein. Er hat noch nie eine Laune bei sich behalten können. Die anderen bekommen die volle Breitseite – im Guten wie im Schlechten.

Urteilt man freundlich, könnte man das als starken Mitteilungsdrang bezeichnen. Aber man kann es auch als Rücksichtslosigkeit betrachten, stets die eigene Befindlichkeit in den Mittelpunkt zu stellen. Natürlich ist dies nichts, was man einem Dementen vorwerfen könnte. Nur war dies als Charakterzug eben schon lange zuvor in ihm angelegt. Und hat sich unter den widrigen Bedingungen der Krankheit nun noch verstärkt. Meinem Vater ist nicht klar (oder es ist ihm egal), dass er sich hochgradig selbst schadet, indem er meine Mutter angeht. Und ihr die Energie raubt, die sie für ihn benötigt. Dass er sich damit gewissermaßen sein eigenes Grab schaufelt. Aber er bekommt schon mit, wenn er sich unfreundlich benimmt. Es ist nicht so, dass ihm das irgendwie durchrutscht. Nein, er sitzt immer noch am Steuerrad seiner Gedanken. Auch wenn es sich nicht mehr so leicht drehen lässt.

Du warst heute den ganzen Tag arg.

Ja, und ich hatte mir's vorgenommen.

Arg zu sein?

Ja.

Na, dass du das eingehalten hast, wundert mich.

Nur abends ist es wieder zusammengebrochen.

Möchtest du weiter arg sein?

Ich bin doch ein Wrack, Viola. Sogar ein bösartiges Wrack. Ich bin nichts.

Wieso bist du nichts?

Na, du führst hier das Regiment. Völlig zu Recht, ich könnte es gar nicht führen.

Deshalb muss man nicht arg sein.

Nein.

Andererseits, es ist natürlich eine Option. Warum sollte man nett sein, wenn einem nicht nett zumute ist? Und immer diese Frau dort sitzt, die sich als Mutter seines Sohnes ausgibt. Die an ihm rummacht, Krümel entfernt, Schnittchen reicht und häufig unverständlich redet, insbesondere, wenn sie mal wieder vergessen hat, ihm die Hörgeräte ins Ohr zu stecken. In letzter Zeit geht sie sogar etwas gebeugt. Gut, dafür kann sie nichts, aber schöner war sie doch ohne. Außerdem fragt sie ihn oft dieses und jenes, auch wenn er gar nicht gefragt werden möchte. Er will seine Ruhe. Doch wenn sie nicht fragt, ist es ihm natürlich auch nicht recht. Er fühlt sich schnell übergangen, und man muss ihm das Gefühl geben, seine Meinung zähle etwas. Auch wenn er durchaus mitbekommen hat, dass es in letzter Zeit eine leichte Tendenz gibt, die Meinungen anderer höher zu achten als seine eigene. Und ihm das natürlich missfällt.

»Was wird hier gespielt?«, fragt er sich. Was ist das für ein Hotel, in dem die Meinung des Gastes nicht mehr zählt? Es ist ja erst 17 Uhr und im Grunde doch eine Stellungnahme erforderlich. »Fünf, sechs, sieben, acht, neun Uhr, das ist doch alles keine Abendbrotzeit!« Und die eigene Frau fällt ihm in den Rücken. Skandalöse Zustände, die er nicht auf sich sitzen lassen wird. Er wird sich vielmehr überlegen, eine entsprechend saftige Eintragung ins Gästebuch zu machen. Sie werden schon sehen, was sie davon haben. Die haben sich verspekuliert: Er wird den Betrieb einfach lahmlegen. Hat seine Frau nicht gerade gesagt, er sei den ganzen Tag arg gewesen? Ja, was erwartet man denn von ihm? Warum darf er denn nicht destruktiv sein, wenn ihm danach ist? Wenn er versucht, konstruktiv zu wirken, ist es ja auch nicht recht. Und eigentlich fällt ihm in dieser Richtung auch nicht so viel ein.

Daran denke ich, als ich in den Urlaub geflohen bin.

Von draußen schlägt meeresnasser Wind an die grünen Persianas. Der Entfeuchter röhrt im Nebenzimmer. Alexandra und ich machen Urlaub in einer Sommerwohnung. Es ist Weihnachten, und ich lasse meine Eltern allein. Ich könnte nicht viel ändern, wäre ich da, versuche ich mir einzureden. Aber ein schlechtes Gewissen bleibt. Man hat immer ein schlechtes Gewissen, hat mein Nachbar gesagt, der eine demente Mutter hat. Das schlechte Gewissen reist mit. Aber ich brauche ein bisschen Abstand. Luftholen. Und es macht mir nichts aus, dass es für Mallorca Ende Dezember keine Schönwettergarantie gibt. Die Hotels sind leer, es gibt fast keine Touristen. Schon gar nicht an diesem Ort, der vielleicht nicht der schönste ist. Und in jedem Fall ausreichend hässlich, damit sich keine lauten Neureichen hierher verirren. Aber Juan macht den besten Pulpo a la Gallega der Südküste. Und das Meer ist auch immer da. Im Meer löst sich alles auf.

In der Nacht habe ich einen seltsamen Traum. Aus irgendeinem Grund sitze ich auf der Reservebank der Fußballnationalmannschaft, und die Trainerin (wieso Trainerin?) sagt, sie werde mich für X einwechseln. Sie nennt einen Namen, den ich nicht kenne (was die Sache erschwert, denn sie sagt, ich solle dessen Rolle »offensiver interpretieren«).

Dann gibt sie mir mehrere Minuten taktische Anweisungen (irgendwas mit »Doppelfünf« und »3-6-2«), die ich nicht verstehe. Ich bin mir auch nicht ganz sicher, wer die gegnerische Mannschaft ist, allerdings habe ich den Eindruck, dass sie sehr körperlich spielt, und ich mache mir ernsthafte Gedanken über meine Gesundheit. Und auch über meinen Trainingsrückstand (ich habe seit etwa 30 Jahren nicht gespielt). Ich finde, ALLE auf dem Feld bewegen sich sehr viel schneller als ich. Ich will der Trainerin also gerade sagen, dass es vielleicht doch keine wirklich gute Idee ist, mich einzusetzen, als sie mir mit einem beherzten Klaps auf die Schulter noch ein paar letzte Instruktionen gibt, die mich vollständig überfordern, weil ich im Grunde von Fußball nicht viel verstehe. Dann wache ich zum Glück auf.

Ich telefoniere mit meinen Eltern. Durch Deutschland fegt das Sturmtief Herrmann, knickt Bäume ab und lässt Züge sich verspäten. Er leide unter dem wechselhaften Wetter, sagt mein Vater, es zerre an seinen Nerven, und der Wind lässt ihn nachts kaum schlafen. Außerdem ist es viel wärmer, als es um diese Jahreszeit sein sollte. Wahrscheinlich wird es ein fast schneeloser Winter werden, sagt er bedauernd und sieht die tief verschneiten Tannen seiner Jugend. Ein bisschen Schnee könnte ihm diese Zeit konservieren, aber so klafft ein unüberbrückbarer Widerspruch zwischen dem, was er sieht, und seiner tiefen Sehnsucht nach »zu Hause«. Die milden Temperaturen betrügen ihn um seine Heimatgefühle. »Absurdes Wetter«, sagt er. Wir reden über die Anschläge von Paris, die ihn fassungslos machen. »Was sind das bloß für Leute, die andere einfach erschießen?« Aber schlimmer noch, denn sonst käme er ja nicht sofort darauf zurück, ist »dieser Substanzverlust, den ich nicht aufhalten kann. Ich muss Viola vieles fragen, was ich früher zur Hand gehabt hätte.« Auch habe er große Angst vor den Dingen, die noch kommen.

TOD ALS AUFGABE

»Genau in dem Augenblick, in dem die Raupe dachte, die Welt ginge unter, wurde sie zum Schmetterling.«

Annelie Keil

Der Begriff Krise stammt aus dem Griechischen und bedeutet unter anderem Scheidung, Entscheidung und Wahl. Mein Vater befindet sich vermutlich in seiner letzten großen Krise. Klaren Verstandes müsste er sich fragen, wohin sie ihn führt. Was sie mit ihm macht. Wie er sich mit ihr verändert. Oder ob sie ihn am Ende zu dem führt, was er ist. Die philosophische Forderung »Werde, der du bist« ist für ihn nicht einfach zu erfüllen. Erstens ist es eine Provokation, denn die wenigsten wissen, wer sie sind, und zweitens wirft es die Frage auf, warum man etwas werden sollte, was man ohnehin schon ist. Gemeint ist natürlich, dass man sich erkennen soll. Seine Lebensaufgabe, das, was vor einem liegt, aber auch das, was man nicht zu ändern vermag. Die Frage ist, ob die Krankheit auf den Kern eines Menschen zurückführt, ob sich der Mensch in ihr also zur Kenntlichkeit entwickelt. Oder ob sie seinen Charakter grundsätzlich verändert. »Werde, der du bist« ist für einen Dementen eine Aufforderung, der er nicht nachkommen kann, denn es fehlen ihm drei wesentliche Komponenten: Reflexionsfähigkeit, Selbst-Bewusstsein und in die Zukunft gerichtetes Denken. Der Demente wird also nicht, was er ist oder sein sollte, sondern das, was er einmal war. Jedenfalls ein Teil davon.

Natürlich hätte ich gern früher mit meinem Vater über den Tod gesprochen. Aber solange er weit weg war, hatte er sich als Thema nicht gerade aufgedrängt. Und nun, da er so nahe ist, können wir nicht mehr darüber reden, wie es vielleicht vor ein paar Jahren noch möglich gewesen wäre. Aber vielleicht war es auch nie möglich. Vielleicht wäre es immer ein gänzlich unmögliches Gespräch gewesen, das wir aus gutem Grund nie gesucht haben. Weil es immer eine Linie berührt hätte, hinter der etwas Unaussprechliches lag. Das wir lieber im Schweigen versteckten. Eigentlich wollte ich ja auch nicht mit der Todesangst des eigenen Vaters konfrontiert werden. Ein Vater hat tapfer zu sein, sein Schicksal in Würde hinzunehmen und irgendwann zu gehen. Aber bitte nicht jammern, keine Larmoyanz. Keine vertränten Augen in der Abflughalle. Wir wünschen uns Größe von unseren Vätern.

Ein bisschen habe ich Folco Terzani beneidet. Sein Vater, der Schriftsteller Tiziano Terzani, hatte ihn kurz vor seinem Tod gebeten, ein langes Zwiegespräch aufzunehmen, das in dem viel gelesenen Buch *Das Ende ist mein Anfang* mündete. Ich beneide ihn wohlgemerkt keineswegs um die Perspektive dieses Gesprächs (die ja in der größtmöglichen Erschütterung, also dem Tod seines Vaters bestand), wohl aber um die Art der Gesprächssituation. Die so bewusste Haltung des

Vaters, der krebszerfressen, aber mit klarem Verstand und stiller Heiterkeit und ohne jede Verlustangst über das große Loslassen philosophierte. Der nichts dabei fand, sich von einem Körper zu lösen, der ihn ohnehin am Ende zu sehr beengte. Der ein ganzes erfülltes Leben gelebt hatte, »um niemand zu werden«. Und keinerlei Bedauern dabei, eher eine tiefe Freude, dass sich der Kreis nun schloss und er dem Schicksal aller Materie folgen würde.

Ein Gefühl des Transzendenten und die durch Meditation genährte Erkenntnis einer großen Weltverbundenheit. Keine Konflikte mehr und kein Streben, keine Angst oder Wünsche, nur noch Stille. Und der Atem, der kommt und geht. Terzani wollte keineswegs, dass ihm weitere Jahre geschenkt würden, denn er hatte ja alles erlebt, was man erleben konnte. Und er war geworden, was er war. Nämlich nichts. Noch war er mit seiner Familie zusammen, aber innerlich hatte er sich bereits von ihr gelöst. Keine Spur von Angst, sondern Freude, dass auch die Schmerzen und das Leid gehen würden, und das Wissen um die großen Zusammenhänge, dass ja alle gestorben sind, die Berühmten wie die Namenlosen. Abermillionen von Menschen, die auf dem großen Friedhof Erde waren und denen er nun folgen würde.

Ein Journalist und Schriftsteller, der die Welt gesehen hat, und den Tod vor Augen zum maître à penser, zum Gedanken-Lehrer und spirituellen Vorbild wird. Weil er den nur scheinbar einfachen Zusammenhang verstanden hatte: dass man stirbt, weil man geboren wird. Und sich die Sache trotzdem lohnt. Zum Zeitpunkt seiner Aufzeichnungen hatte Terzani meinem Vater unter anderem voraus, dass er seine Überlegungen mit ruhigem Geist entwickeln konnte. Und in seinem Leben aus einer Fülle schöpfen konnte, die auf großen Reisen und Erfahrungen in fremden Ländern beruhte. Mein Vater aber ist nie gern gereist. Wie soll er da wissen, wie man sich mit leichtem Gepäck auf den Weg macht?

Viola, du hast einen Geisteskranken geheiratet.

Da warst du ganz schön in Ordnung, als ich dich geheiratet habe. Aber du hast jetzt ein sehr hohes Alter.

Ich mag nicht mehr auf der Welt sein.

Das sagst du mir jeden Tag. Meinst du, das baut mich auf?

Nein. Aber meine Freunde sind alle tot. Warum bin ich nicht tot?

Weil du bestimmt bist, länger zu leben als sie.

Und ich muss das aushalten?

Der Arzt und Philosoph Viktor von Weizsäcker unterschied in der menschlichen Existenz fünf pathische Kategorien, welche uns mögliche Arten des Erlebens widerspiegeln. Der Mensch steht dem Leben demnach aus der Perspektive des Müssens, Sollens, Wollens, Könnens und Dürfens gegenüber. Das Müssen ist für ihn »der Karfreitag des menschlichen Daseins«, die Krönung menschlichen Leids. Besonders im Wollen zeigt sich das Ich, mit dem Wollen stellt sich der Mensch dem entgegen, was ist. Das Sollen enthält Weisung und Aufforderung, das Können drückt die zukunftweisenden Möglichkeiten des Menschen aus. Das Dürfen ist für Weizsäcker der »Ostermorgen« des menschlichen Daseins, der dem Karfreitag des Müssens folgt. Es steht für Geburt und Wiedergeburt, Transformation und Erweckung. Der Mensch darf seine Ruhe finden. Sterben. Erlösung erfahren.

In einem umfassenden Sinne hat mein Vater vielleicht nicht wirklich viel gut gekonnt, aber das wenige durchaus überzeugend. Er hat nicht viel gemusst, und was er sollte, hat ihn wenig gekümmert. Im Wollen war er schwach, aber das Dürfen hat er weitgehend ausgeschöpft. Bis auf einen letzten Wunsch: Er würde sich gerne verabschieden dürfen. Nur lässt man ihn nicht. Er muss warten, bis er gerufen wird. Auch wenn er der Zeit keinen Wert mehr beimisst, die er bis dahin verbringen muss.

Dabei scheint es schon seit Längerem, als stünde der Tod bereits hinter der Gardine. Idealerweise hätte er eine Haltung zu ihm. Man kann ja nicht ernsthaft jemandem folgen, von dem man gar nicht genau weiß, wohin er einen führt. Allerdings lässt der Tod bekanntlich nicht mit sich handeln, und wenn er etwas will, setzt er es auch durch. Er verfügt über große Autorität und hat die Mittel dazu. Auch hält er wenig von Terminen und kommt, wann er will. Vage angekündigt, aber meist doch überraschend. Vor einigen Jahren noch sagte mir mein Vater, er habe keine Angst vor dem Tod als solchem, nur vor dessen Art. »Er kann sanft und fürchterlich holen.« Mein Vater hatte auf Milde gehofft und sieht sich wenige Zeit später getäuscht.

Denn die Ankündigung steht ihm nun allzu deutlich im Raum. Und er völlig hilflos davor.

Dabei hat jeder Mensch im Prinzip ein ganzes Leben lang Zeit, sich darauf vorzubereiten. Er weiß ja, dass er nicht davonkommt, wenn es um sein Leben geht. Dass das Ziel jeder Laufbahn der Tod ist. »Mit diesem Ur-Gefährten des Lebens gilt es Freundschaft zu schließen«, schreibt die Gesundheitswissenschaftlerin Annelie Keil, »denn als Wurzel aller Angst, dass wir verlieren und verfehlen könnten, was wir sind, schenkt er uns gleich zu Beginn eine der wichtigsten Lebenserfahrungen: Leben ist nur eine Möglichkeit, die einzige, wunderbare und gleichzeitig immer auch eine Art letzte Gelegenheit. Unsere Geburt ist die erste biografische Krise, in der wir auf brüchigem Boden Land gewinnen müssen. Sie lehrt uns bereits am Anfang des Lebens, dass die menschliche Existenz eine Krisenexistenz ist.«

»Bei unserer Geburt treten wir auf den Kampfplatz und verlassen ihn bei unserem Tode«, heißt es ähnlich bei Jean-Jacques Rousseau in den *Träumereien eines einsamen Spaziergängers*. Die Kunst des Lebens sei der Kunst zu sterben durchaus ähnlich. Und Seneca schreibt: »Die erste Stunde, die uns das Leben gibt, verkürzt es schon. Weil wir geboren werden, sterben wir; der Anfang enthält das Ende.« »Älter werden ist die tägliche Arbeit des Lebens. Von der Wiege bis zur Bahre erfindet und inszeniert es einen biografischen Prozess … So sehr Wandel und Veränderung die Natur des Lebens bestimmen, so sehr sehnt sich jeder Mensch nach stabilen Verhältnissen mit festem Programm und guten Erfolgsaussichten«, sagt Annelie Keil und kommt zu dem Schluss, dass im Älterwerden Beständigkeit und Gewissheit ihre Berechenbarkeit verlieren.

Auch Nietzsche verwies früh auf das trügerische Gesicht aller Versuche, so etwas wie Ordnung im Leben festhalten zu wollen. »Wollten und wagten wir eine Architektur nach unserer Seelenart – so müsste das Labyrinth unser Vorbild sein.« In ihm, dem Seelenlabyrinth, hat sich mein Vater nun verlaufen. Wie kann ein Mensch in einer Welt, die ihm zur reinen Zumutung geworden ist, Land gewinnen? Er könnte sich mit der Erinnerung an frühere Krisen behelfen, die an ihm vorübergezogen sind. Und die er ja auch irgendwie bewältigt hat. Aber was kann er tun, wenn sich ihm der Schatz seiner Erinnerungen zunehmend entzieht?

Der Mensch sucht im Allgemeinen mehr das Glück als sein Heil, also die Ganzheit seines Lebens. Und es ist fraglich, ob er sich damit einen Gefallen tut. Weil das Heil insofern bedeutender ist, als es eine Antwort auf die Sinnfrage des Lebens zu geben scheint.

Bei den christlichen Mystikern besteht das Heil in der Einheitserfahrung mit der Welt. Der Mensch ist demnach ein Tropfen im Ozean (Teresa von Avila), ein Fünklein Gottes (Meister Eckhart). Die Mystiker bieten nicht, wie die traditionellen Religionen, Ewigkeitssymbole an, keinen Himmel, kein Nirwana oder ewiges Leben. Sondern den Durchbruch ins Transzendente. Das Leben kann in dieser Denkweise nicht ausgelöscht werden, denn das tiefste Wesen des Menschen ist unsterblich.

Mit dem Alter, sagen die Mystiker, gilt es, seine Geburt zu vollenden. Der Tod, nach der Geburt das zweitwichtigste Ereignis im Leben, ist diese Vollendung. Erst mit ihm schließt sich der Kreis. »Was wir zutiefst sind, ist zeitlos, und in diese zeitlose Existenz werden wir zurückkehren«, sagt Benediktinerpater und Zen-Meister Willigis Jäger. Durch eine Geburt in ein größeres Leben, in eine Fülle, die sich unserer Vorstellungskraft entzieht. »Die eigentliche Reife des Menschen beginnt tatsächlich dann, wenn er sich nur noch in das fügen kann, was ihm beschieden ist. Keine Zeit des passiven Dahindämmerns, sondern die Erfüllung unserer menschlichen Existenz. Gerade dann, wenn den Menschen die Initiative des Handelns aus der Hand genommen wird, ereignet sich oft das Eigentliche im Leben. Er kann dann nur noch sagen: Dein Wille geschehe …«

Der »Untergang« ist immer auch der Übergang in eine andere Existenzform, sozusagen ein Überleben anderer Art. »Wenn ein Tänzer einen Schritt verlässt und einen neuen macht, ist das nicht der Untergang des Tanzes. Wenn ein Geiger den nächsten Ton spielt, ist es nicht der Untergang der Melodie, sondern der Fortgang der Musik.«

Aber wie soll man das einem Dementen sagen?

Mein Vater spürt, dass der Moment nahe ist, da er seinem Schöpfer gegenübertreten wird. Er wartet, dass eine durchdringende Stimme ihn endlich aufruft. Doch in diesem demokratischsten aller Räume wird offenbar dennoch völlig willkürlich regiert. Es gibt keine Wartenummern, die man ziehen könnte. Weder erklärt sich die Reihenfolge von selbst, noch wird auf Nachfragen etwas zur voraussichtlichen Wartezeit gesagt. Während mein Vater also hier sitzt und nichts tun kann, außer geschehen zu lassen, was ohnehin passiert, stöbert er im Dunst vergangener Zeiten. Erinnerung an eine Jugend, von der er eigentlich annahm, dass sie endgültig vorbei war. Aber nun öffnet sie sich ihm zum zweiten Mal. Wie ein Buch, das man schon einmal gelesen hat und in das man dennoch immer gern wieder hineinschaut. Insbesondere, wenn man ja weiß, dass es sich bald endgültig schließt.

Vor ein paar Jahren haben sich meine Eltern darüber unterhalten, wo sie möglicherweise einmal begraben sein wollen. Ein kleines eingezäuntes Grundstück fernab der normalen Friedhöfe, die für die Angehörigen ja immer auch eine Verpflichtung sind, schwebte meiner Mutter vor. Ohne Stein und Blumenschalen und den Durchgangsverkehr normaler Friedhofsgräber, dafür im Schatten einer hohen Eiche oder wunschweise auch unter einem Nadelbaum. Mehrere Freunde hätten das mit guten Erfahrungen so gemacht. »Das ist wunderbar, in der Natur, völlige Ruhe«, hatte meine Mutter gesagt und gehofft, sie könne mit ihrem Werben den Vater auf ihre Seite ziehen.

Der hatte sich natürlich nicht geäußert, weil finale Entscheidungen nun wirklich nicht seine Sache sind. Außerdem erschien ihm das Thema damals schon unangenehm und äußerst verdrängenswert. Im Grunde grenzt es bei der emotionalen Gemengelage meines Vaters an ein kleines Wunder, dass überhaupt ein Testament besteht. Später hat er sich, wieder unter dem sanften Druck meiner Mutter, nach jahrelangem Aufschub schließlich sogar bereit erklärt, eine Patientenverfügung zu unterschreiben, die ihn im Falle eines Falles davor schützen soll, allzu lange mit Schläuchen in der Nase dahinzuvegetieren. Damit war er bei diesem heiklen Thema aber bereits an seine Grenzen gegangen und wünschte nun, nicht mehr damit belästigt zu werden. Heute, da er die Belästigung eher von der Seite des Sterbens sieht, ist seine Gesprächsbereitschaft deutlich gewachsen. Aber nicht immer kann oder mag er so klar formulieren wie an diesem späten Herbsttag.

Was beschäftigt dich heute?

Mein Leben, wie es jetzt auszulaufen scheint.

Was kommt dir dabei in den Sinn?

Mir ist bewusst, dass der Vorgang des Alterns, wie er nun mich erwischt hat, inoperabel ist, und das macht mich oft sehr traurig. Ich wünsche mir den Tod, aber ich fürchte ihn auch.

Denkst du viel an dein zurückliegendes Leben?

Es ist eher so, dass ich vordringlich die Zeit bedauere, die nun verflossen ist. Ich bedauere unendlich, dass es so, wie es war, nicht weitergehen kann.

Nun könnte man sagen, das ist in einer bestimmten Weise normal …

Natürlich kann man sagen, dass das Unnormale normal ist. Normal ist, zu sterben. Aber denjenigen, den es trifft, für den ist es alles andere als normal, geradezu undenkbar.

Glaubst du daran, dass sich die Seele erhält?

Ja schon, einmal glaube ich daran, dann gibt es Tage, wo ich das alles für Quatsch halte und sage: Schluss, Feierabend, das war's.

Gern würde ich meinem Vater einen wie Montaigne zur Seite stellen. Jenen Mann, der im 16. Jahrhundert, auf der Schwelle zwischen Mittelalter und Neuzeit, in einer Epoche der Bürgerkriege, in der sich viele Gewissheiten aufzulösen schienen, eine eigene Art des Denkens entwickelte. Ein Experte der Zwischenzeit, ein Mann der Mitte, ein Vermittler. Nicht mehr bürgerlich und kaum im Adel verwurzelt, zog er sich in den Turm seines Anwesens zurück und diktierte 107 Versuche, richtig zu leben. Er glaubte, dass die Gesellschaft nur vom Einzelnen her genesen könne, und war überzeugt davon, dass jeder Einzelne nur dann zur vollen Entfaltung komme, wenn man ihn nur in Ruhe ließe.

»Schmiedet eure Seelen«, riet er und empfahl, seinem Gehirn ein Klistier zu verschreiben, um ruhig zu werden und dann dahin zu rollen, wohin die eigenen Neigungen wollen. Er bewegte sich frei, ohne das Korsett einer Religion oder Philosophie. »Gott fing damals an in der Seele der Menschen zu sterben. Für ein paar Generationen stand der Mensch allein in der Welt, in dieser Zeit lebte Michel Eyquem Montaigne«, schreibt Mathias Greffrath in seinem klugen Buch über Montaigne. Mein Vater hat Montaigne, soweit ich weiß, nie gelesen und wird ihn nie mehr lesen können, aber ich weiß, dass er ihm gefallen hätte (auch wenn ihm dessen innere Leichtigkeit nicht gegeben ist und nie war). Weil er trostreich ist auch für die Schwachen. Und (falsch gelesen) viele Gründe zur Rechtfertigung der eigenen Bequemlichkeit liefert.

Montaigne trug keinen Wahrheitsanspruch vor sich her und akzeptierte selbst Unarten als menschliche Eigenheiten. Er tat nur, was ihm nötig schien, und nichts, wozu man ihn nötigte. Verurteilte selten, war weder Revolutionär noch Rebell und schuf auch kein neues System, doch weckte er Individuen. »Freiheitsdrang und Müßiggang« zählte er zu seinen wichtigsten Charaktereigenschaften. Er befreite sich aus dem Druck zur Perfektion, bekannte sich zu seiner Gewöhnlichkeit. War ein unheldenhafter Held. Wollte auf nichts hinaus, sondern kreiste ausschließlich um sich selbst und beobachtete in freier Assoziation seine Gedanken: »Ich für meinen Teil lobe mir ein sanft hingleitendes schattiges und stilles Leben.«

Doch über nichts schrieb er so viel wie über den Tod. Ihn anzuerkennen ist ein guter, vielleicht der beste Grund dafür, »die Tauglichkeit des Endlichen zu entdecken« (Hugo Friedrich). »Wie unsere Geburt uns die Geburt aller Dinge war, so wird unser Tod uns der Tod aller Dinge sein. Deshalb ist es die gleiche Torheit, darüber zu weinen, dass wir in 100 Jahren nicht mehr leben werden, wie darüber zu weinen, dass wir vor 100 Jahren noch nicht gelebt haben … Ist es vernünftig, sich so lange vor einer Angelegenheit zu fürchten, die so kurze Zeit dauert? Lange Zeit leben und kurze Zeit leben: Durch den Tod wird das ganz einerlei. Denn Dinge, die nicht mehr sind, sind weder kurz noch lang.«

Montaigne tröstet: dass Alter und Krankheit uns ans Sterben gewöhnen. Und wir nach dem Tod nichts versäumen, denn die Welt werde dieselbe bleiben. »Und wenn ihr einen Tag gelebt habt, so habt ihr alles gesehen. Ein Tag gleicht allen Tagen. Es gibt kein anderes Licht und keine andere Nacht. Diese Sonne, dieser Mond, diese Sterne, dieses Weltgebäude, es ist dasselbe, das eure Ahnen genossen haben und das eure Enkel erheitern wird.«

Wie schade, dass solche Sätze, die den Blick weiten könnten, meinen Vater nicht mehr erreichen. Montaigne wäre ihm ein guter Wegweiser zu mehr Gelassenheit. Doch für neue Erkenntnisse verschlossen, befindet sich mein Vater in einer tief sitzenden Verspannung, die sich durch philosophische Gedanken nicht lösen lässt. In den Augenblicken, da er sich mit dem Schicksal abgefunden zu haben scheint, tröstet er sich mit dem Gedanken, dass es ja jeden erwische. Die Reichen wie die Armen. Die Klugen und die Dummen. Dass es kein besonderes, nur ihm auferlegtes Schicksal sei, sondern der Welten Gang. Immerhin, dieses kleinste Rettungsboot vom großen Montaigne-Dampfer hat er sich geschnappt und treibt nun auf ihm hinaus.

Montaigne beruft sich auf die griechischen und römischen Philosophen der letzten großen Zerfallsperioden: Stoiker, Epikuräer und Skeptiker, die großen Denkschulen der hellenistischen Philosophie, deren Wurzeln im dritten Jahrhundert vor Christus liegen. Der Skeptiker in ihm führte dazu, dass seine Texte durchdrungen sind mit relativierenden Wörtern wie »vielleicht«, »gewissermaßen« oder

»ein wenig« – eine Eigenschaft, die von Bescheidenheit und Fehlbarkeit kündet, wobei ihm die Epikureer vielleicht deshalb am nächsten waren, weil sie sich lieber auf das Positive konzentrierten, als sich das Schreckliche zu vergegenwärtigen.

»Die Jahre brachten ihm den Tod immer näher. Das war unausweichlich, und das einzige Mittel war, nicht nach vorne zu schauen«, schreibt Sarah Bakewell über Montaigne. »Also wandte er sich in die Vergangenheit zurück und gewann dadurch Trost, dass er voll Heiterkeit auf seine Kindheit und Jugend zurückblickte.« Montaigne bediente sich also eines Denk-Tricks. Bei meinem Vater verhält es sich anders: Er wird sozusagen gleichsam von selbst dorthin geleitet. Das Glücksgefühl ist nur deshalb nie anhaltend, weil er, anders als Montaigne, seine Gedanken nicht steuern kann, die Rückfälle in die Jugend also unkontrolliert erfolgen.

Die antiken Philosophen rieten, sich auf den Tod vorzubereiten: »Philosophieren heißt sterben lernen« (Cicero). Montaigne folgte zunächst den Stoikern, die mit Vorliebe einübten, wovor sie am meisten Angst hatten. Konfrontationstherapie würde man das heute nennen. Sie bedienten sich dabei gern geistiger Übungen der Lebenspraxis, bei denen es um achtsame Selbsterforschung ging. Zum Beispiel sollte man sich sehr intensiv den letzten Tag seines Lebens vorstellen. Sich beobachten, was dieser Gedanke in einem auslöst. Inneren Frieden, Trauer, maßloses Entsetzen darüber, der Welt entrissen zu werden? Der epikureische Schriftsteller Lukrez empfahl dabei, zwei Optionen zu bedenken: Erstens, man hat mehr oder weniger gut gelebt. Kann also nicht bedauern, allzu viel verpasst zu haben (wobei die meisten Menschen beim Verpassen eigenartigerweise eher an »etwas« als an »sich selbst« denken). Zweitens, man hat es nicht. In diesem Fall könne man auch von einer Fortsetzung des Lebens nichts erwarten, was dies lohnend erscheinen lasse. Insofern hätte sich das Dilemma gelöst.

Oder um es mit den Worten Montaignes zu sagen: »Der Tod ist weniger zu fürchten als Nichts, wenn es etwas Geringeres als Nichts gäbe. Er betrifft euch weder tot noch lebend: Lebend nicht, weil ihr seid; tot nicht, weil ihr nicht mehr seid … Ihr sterbt schon, während ihr noch lebt. Denn ihr habt den Tod hinter euch, wenn ihr nicht mehr am Leben seid. Oder, wenn es euch so herum besser gefällt: nach dem Leben seid ihr tot; aber während des Lebens seid ihr Sterbende; und der Tod trifft den Sterbenden viel härter und viel lebhafter und wesentlicher als den Toten. Habt ihr euer Leben genutzt, so seid ihr satt, steht zufrieden auf und geht! Habt ihr nicht verstanden, es zu nutzen, war es euch unnütz, was kümmert es euch dann, es zu verlieren, wozu wollt ihr es noch länger?«

Mama sagt, du willst sterben …

Ich spüre die Schwäche.

Du musst sie hinnehmen, es geht allen alten Menschen so.

Ich habe mich noch nicht abgefunden mit dem Gang der Dinge.

Aber du bist alt genug, eine Einstellung dazu zu haben. Du hast ein erfülltes Leben gehabt und könntest ja auch sagen, alles schön gelaufen, aber nun bin ich nicht mehr so stark …

Wenn ich zu dem Punkt käme, hätte ich etwas Wichtiges erreicht.

Hast du Angst vor dem Sterben?

Ja.

Warum?

Ich sträube mich gegen alles, was mir schwerfällt. Weil es mir schwer wird. Weil ich mich lieber ausruhe.

Möchtest du sterben, weil du dann Ruhe hast?

Natürlich möchte ich nicht sterben.

Weil du noch was vorhast?

(Schweigen)

LANGEBRÜCK 2010

2010 waren wir noch einmal zusammen in den Heimatort meines Vaters gefahren: Langebrück. Eine Reise, für die wir uns viel zu lange Zeit gelassen hatten. Ein später Ausflug in seine Vergangenheit, der mir die Chance gab, nachzuholen, was ich bis dahin versäumt hatte. Wir freuten uns beide. Mein Vater trug seine kakifarbene Weste, eine Hose ebensolcher Farbe und die schon damals schlohweißen Haare sehr kurz. Das Hörgerät war justiert, er bester Laune, aufgekratzt wie immer, wenn er die Nebel seiner Jugenderinnerungen lüften durfte. »Jetzt fällt mir wieder was ein!« Je weiter die Geschichten zurücklagen, desto treffsicherer war er. Brachte er im aktuellen Leben schon mal etwas durcheinander, seinem Langzeitgedächtnis machte niemand etwas vor. Die Krankheit muss schon damals in ihm geschlummert haben, aber sie war noch nicht greifbar. Gelegentliche Aussetzer schrieben wir seinem Alter zu.

Er war voller Tatendrang. Seitdem vier Bypässe frisches Blut durch sein Herz pumpten, war er in ein zweites Leben getreten, als hätte er noch mal durchgestartet. Während ich ab und zu gähnte, war ihm keinerlei Müdigkeit anzumerken. Er verstand auch nicht, wieso ich mir keine Geschichtsdaten merken kann. »Du weißt nicht, wann die erste Schlacht bei Tannenberg war?« Und so freute er sich wie ein kleines Kind, wenn er scheinbar Verschüttetes wieder aufdeckte. Die Zahnräder griffen, die Maschine lief noch. Seine Erinnerung an lange Vergangenes schien schärfer denn je. Es war die Vergangenheit, mit der er sich seiner selbst vergewisserte. Eine Art Rückversicherung.

Schon damals fuhr ich nicht gern mit ihm Auto. Lange hatte er behauptet, als Autofahrer könnte man ihm nichts vormachen. Was natürlich eine gewaltige Selbstüberschätzung war. Alle zaghaften Versuche, ihn über meine Mutter zum Aufhören zu bewegen, waren bis dahin gescheitert. »Das Auto lasse ich mir nicht nehmen«, beharrte er. Nicht, dass er aggressiv gefahren wäre, eher war es so, dass er die anderen in die Aggressivität trieb. »Also, ich fahr gemütlich, kein Rennen.« In der Regel so langsam, dass er den Hintermann zu riskanten Überholmanövern verleitete. Manchmal empfand ich auch die Abstände zu den Seitenspiegeln als deutlich zu gering und dass er es zuweilen nicht so genau mit der Spur nahm. Ich hatte den Eindruck, er fuhr gern zwischen den Spuren. »Was verstehst du vom Autofahren?«, sagte er, wenn ich zu leiser Kritik anhob.

Dagegen konnte ich wenig einwenden: Ich habe das Autofahren vor etwa 20 Jahren aufgegeben – aus Mangel an Talent und Routine. Das letzte Mal, als ich am Lenkrad saß, habe ich in Hamburg mit einem Leihwagen eine rote Fußgängerampel übersehen. Gut, ich hab noch abbremsen können, aber etwa ein Dutzend Menschen waren berechtigterweise aufgebracht und machten mit den Händen allerlei Zeichen, die ich als eher unhanseatisch empfand.

Mein Vater hielt das Lenkrad fest in der Hand, als er sagte: »Ich sehe keinerlei Probleme in unserer Beziehung.« Mein Hang zur Unordnung, nun gut. »Das hast du weder von mir noch von deiner Mutter!« Bis vor Kurzem notierte er sich, welche Bücher oder CDs er mir wann geliehen hat. Hin und wieder trafen auch Mahnschreiben von ihm ein. Eine Weile habe ich das als befremdlich empfunden, bin jedoch heute, da sich meine eigene Bibliothek auf wundersame Weise im Laufe der Jahre immer mehr verkleinert hat, der Meinung, man muss selbst guten Freunden gegenüber zu genau solchen Maßnahmen greifen. Jedenfalls, wenn man seine Bücher wiederhaben möchte.

Damals beschwerte er sich auch, dass ich keine Frau habe. Eigentlich wollte er sagen: er keine Enkel. »Manchmal denk ich, du jagst einem Phantom nach, das es im wirklichen Leben gar nicht gibt.« Er fand zum Beispiel, dass ich mit Penelope Cruz, die ich in den Flur des Treppenhauses gehängt hatte, den Maßstab etwas sehr hoch angelegt hatte. Ich konfrontierte ihn mit einem Satz, der von ihm stammte, mich nachhaltig prägte und von dem er in späteren Jahren meinte, er würde ihn so nicht mehr aufrechterhalten. Als ich vielleicht zwölf Jahre alt war und noch wenig über die Welt der Erwachsenen wusste, hatte er mich, wer weiß in welcher Stimmung, beiseitegenommen und gesagt: »Junge, die Ehe ist keine zeitgemäße Institution!«

Er stellte das Navi ein. Das Toyota-Navigationsgerät war die seit Langem größte technische Herausforderung im Spätherbst seines Lebens. Vier Jahre war es ungenutzt im Wagen, jeder Sichtkontakt eine Demütigung, mein Vater mit der Bedienung heillos überfordert. Auf jener Reise nach Langebrück sagte er überraschend: »Ich beherrsche das Navi jetzt!« Die computerisierte Frauenstimme, von der er sich nicht so recht erklären konnte, wie sie in das Gerät kam, wies uns an: »Biegen Sie in 400 Metern rechts ab!« »Ich denke gar nicht daran!«, beharrte mein Vater. »Ich erlaube mir da selbstverständlich Abweichungen.« Die Stimme insistierte, mein Vater fuhr trotzdem geradeaus. »Das weiß ich besser, Kindchen!« Nun nahte die Autobahnauffahrt, ein Umstand, der seine volle Konzentration verlangte. In solchen Fällen ermahnte er mich stets, das Gespräch auszusetzen. »Gequatsche ist da nicht so gut!«

Wir machten Rast, und mein Vater packte die Käsestullen aus. Ich bin sicher, dass er aufgrund seiner Belesenheit und eines sehr entwickelten freigeistigen Denkens das Zeug zum Weltbürger gehabt hätte. Wenn er es nicht wurde, so liegt es mit hoher Wahrscheinlichkeit daran, dass ihm die nähere Umgebung immer lieber war als Länder, für die er ins Flugzeug hätte steigen müssen. Vor vielen Jahren sein einziger großer Trip, eine Pressereise durch Asien mit einem Containerschiff, der ihm als beschwerlich in Erinnerung blieb, vor allem wegen der Seekrankheit. Auch habe er in der Hitze jener tropischen Nächte oft jenes seltsame Gefühl gehabt, »nicht mehr ich selbst zu sein«. Seitdem machte er nur wenige nennenswerte Versuche, über Franken oder den Bayerischen Wald hinaus seine Urlaube zu verbringen. Mein Vater biss an jenem Tag in seine Käsestulle und sagte einen Satz, für dessen Souveränität ich ihn liebte: »Man kann nur beschämt feststellen, dass man eigentlich ein Provinzler ist.«

Man kann nicht sagen, dass er in seinem Leben oft Restaurants besuchte. Aber wenn er es tat, folgte er dabei stets einem bestimmten Muster: Er schätzte helles bayerisches oder fränkisches Bier und einfache Gasthöfe, in denen man einen guten Schweinsbraten bekam. Wie alle Moden war ihm zum Beispiel auch Sushi zuwider. Ich war mit meinen Eltern als Kind etwa zehnmal im bayerischen Luftkurort Grafenau, der für ein pubertierendes Kind in etwa so spannend ist wie die Lektüre der Gelben Seiten. Die Welt hat mir mein Vater nicht gezeigt, und eine Weile habe ich ihm dies, zumindest im Stillen, auch vorgeworfen. Das Reisen habe ich mir später angeeignet, als ich anfing, für Reportagemagazine zu schreiben. Ein großer Reisender bin ich deshalb wohl trotzdem nicht geworden. Grundsätzlich lehne ich Aufträge in Krisengebiete, Malariazonen, Länder, die mir zu heiß oder zu kalt erscheinen, oder solche, in denen man mich nötigt, in einem Zelt oder mit anderen in einem Raum zu schlafen, beherzt ab. Die Auswahl engt sich dadurch naturgemäß etwas ein.

Wir sind uns recht ähnlich, doch.

Frappierend die Gesichtszüge auf älteren Fotos. Mein Vater hat als Jugendlicher verträumte Augen, die, wie er selbst beschreibt, »einen nicht unangenehmen feuchten Glanz hatten, den die Mädchen zu mögen schienen«. Sein eigener Vater erkannte darin freilich anderes, weit weniger Schmeichelhaftes. Während eines Waldspaziergangs sagte er zu seiner

Frau: »Schau dir seine Augen an, das wird mal ein schwacher Mensch.« Dieser Satz ist meinem Vater immer nachgegangen, auch deshalb, weil er ihm, »überblicke ich die Jahrzehnte, nur wenig entgegenzusetzen hatte«. Nein, ein starker Mann ist mein Vater nie gewesen, Männlichkeit hat er mir nicht vermittelt, das mag auch mit seinem Vater zu tun gehabt haben.

Den beginnt er erst wahrzunehmen, als dieser schon alt und krank ist. Als er an Herzkranzgefäß-Verengung leidet, ist mein Vater zehn, als der Krieg ausbricht und dem Vater die Existenz nimmt, gerade mal 13. Mit zunehmender Bewusstheit erlebt er also den Niedergang des eigenen Vaters, an den er sich über weite Strecken eigentlich nur als einen Mann erinnern kann, der auch sein Großvater hätte sein können. Die einst so stolze Persönlichkeit seines Vaters ist zusammengeschnurrt zu gedrückter Griesgrämigkeit und verlorener Lebenslust. Sein Mut, sein Selbstbewusstsein und seine Zuversicht sind gebrochen. Er raucht keine dicken Brasil-Zigarren mehr, obwohl sich der Geruch noch lange im Bücherschrank des Herrenzimmers hält, und lässt auch den Alkohol stehen. Geselligkeit meidet er. Kein Kino mehr, kein Theater, stattdessen lange wortlose Essen mit starrem Blick, dem sich der Sohn oft zu entziehen versucht.

Mit der Hand am Herzen nach innen lauschend, versinkt er in finsterem Grübeln in den Nebeln der Depression. Mitten in der Nacht, wenn ihn die Angina-Pectoris-Anfälle heimsuchen, schreit der Großvater gellend um Hilfe. Und mein Vater lauscht, vor Schrecken wie gelähmt, aufrecht im

Bett. Manchmal hält er sich die Ohren zu, weil er das Stöhnen des Vaters nicht ertragen kann. »Eine traumatische Erinnerung«, wie er sagt, die ihn vielleicht auch zu dem zögerlichen, mitunter etwas ängstlichen Menschen werden ließ. Gewissermaßen also ein Gegenbild des eigenen Vaters. In seinen Aufzeichnungen stellt er sich die Frage, die ja auch oft an die Demenz gestellt wird. Ob sich der wahre Charakter eines Menschen erst in der Krankheit und Not zeigt oder ob erst die Krankheit ebendiesen Charakter verändert. Ich schaue mir meinen Vater an und stelle mir im Stillen dieselbe Frage. Meine vorläufige Antwort: Die Krankheit hat seine ohnehin angelegten Charakterzüge nur verstärkt.

Zeit seines Lebens war er konfliktscheu, zweifelnd, zögerlich, unselbstständig und kaum in der Lage, Entscheidungen zu treffen, selbst wenn dies erforderlich gewesen wäre. Dies hat seine Ehe zuweilen belastet und war auch den Depressionen förderlich, unter denen er manchmal litt. Mir fällt ein Zitat des italienischen Schriftstellers Luigi Malerba ein, der einmal sinngemäß über die Stadt Rom schrieb: »Bei genauerer Betrachtung hat die Stadt vielleicht mehr schlechte als positive Seiten. Doch die positiven wiegen die schlechten bei Weitem auf.« So ähnlich könnte man das wahrscheinlich auch von meinem Vater sagen.

Positiv: eine reflektierte Distanz zu sich selbst, die sich daraus ergebende Selbstironie, einen weitgehend gelassenen Lebensansatz, dem Karrierestreben vollständig egal war. Als man ihm einmal die Abteilungsleitung nahelegte, verneinte er, weil er Konferenzen nicht mochte und mittags lieber schwimmen ging. Er liebte es so zu arbeiten, dass er im Grunde nie urlaubsreif wurde. Er hatte aber auch ein Freiheitsbedürfnis, dem jede Art von Reglement zuwider war. Er war jemand, der Aufschneider und allzu Lautes verabscheute und eher die leisen Töne schätzte. In vielem erkenne ich mich wieder, in seinen Schwächen, die ich nicht verurteile, weil sie mir menschlich sind (und ich mich sonst ja auch permanent selbst verurteilen müsste) und in seinen leisen Stärken. Und in den offensichtlichen. Das Schreiben hat er mir ja mitgegeben, die Art der skurrilen Beobachtung, eine recht weitreichende Fantasie. Und die Überzeugung, dass sich die meisten Dinge im Leben von selbst regeln. Aber auch jene Art von Zögerlichkeit, die einen Menschen zwar sympathisch machen kann, kühne Lebensentwürfe aber eher verhindert. Wir sind beide nicht stressresistent und haben einen gewissen Hang zur Hypochondrie. Wir hören dieselbe Musik. Mein Vater hat mich zum Jazz gebracht. Und zur Klassik. Wenn auch mit einem Jazz-Argument: »Bach swingt!«

Lange hatte mein Vater die Beschäftigung seines Sohnes mit spirituellen Dingen als eher befremdlich wahrgenommen. Seit seiner Herzoperation hatte sich das geändert, ein Foto des Chirurgen Professor Konertz steht als Ausdruck seiner Dankbarkeit im Regal seines Arbeitszimmers. Außerdem betete er seit damals wieder regelmäßig. Ich selbst sitze seit einigen Jahren, um einer inneren Unordnung Herr zu werden, oft auf einem Bänkchen und schaue eine Weile auf eine weiße Wand. In der Zen-Meditation heißt es, dass das intentionale Handeln den Menschen begrenzt. Ich selbst habe nie irgendeine Stellung angestrebt, habe, zur Sorge meines Vaters, konsequent alle Redakteursposten, die man mir anbot, abgelehnt, und fühlte mich gelegentlichen Durststrecken zum Trotz darin immer sehr wohl.

Inzwischen hat er seinen Frieden damit geschlossen, weil er das Freiheitselement seines Vaters in mir wiedererkennt. Er selbst stammt ja aus einer ganz anderen Generation der Arbeitswelt: kannte weder Mobbing, Konkurrenzdruck oder Angst um den Arbeitsplatz. 1962 auf Lebenszeit beim RIAS angestellt, so wie es damals üblich war. Eine gesegnete Zeit, die ein Arbeiten mit Spaß statt mit Druck ermöglichte. Ein Chef, der zu ihm sagte: »Wo Sie Ihren Kommentar schreiben, ist mir egal, meinetwegen am Wannsee. Aber liefern Sie rechtzeitig und gut!« Soweit ich weiß, entstanden die Sommer-Kommentare meines Vaters nicht selten genau dort. Dafür, dass mein Vater keinerlei Ehrgeiz hatte, hat er es relativ weit gebracht. Aber viel musste er dafür eigentlich auch nicht tun. Für Leute, denen man anmerkte, dass sie sich anstrengen mussten, hegte er stille Verachtung. Menschen, die ihren Ehrgeiz zeigten, verabscheute er.

Die drei wichtigsten Ereignisse seines Lebens: erstens, »alles aufzubieten, um nicht zur Wehrmacht eingezogen zu werden«. Dreimal entgeht er dem, indem er vor der Musterung im Wehrbezirkskommando Dresden auf nüchternen Magen eine Zigarre raucht und dann ein ganzes Fläschchen Herztropfen Essentia aurea schluckt. Möglich aber auch, dass er auf sehr humane Ärzte stieß, denn sie müssen die Ausdünstungen der Medizin gerochen haben.

Zweitens, »die Entscheidung, Langebrück zu verlassen«. Sein Vater hatte zu ihm gesagt: »Geh in den Westen, dort ist die Zukunft!« Aber dort lauern auch Rückschläge: Als er an seiner Promotion über Friedrich von Gentz sitzt, spricht ihn eines Tages der Bibliothekar an. »Wissen Sie schon, dass zu Ihrem Promotionsthema bereits ein Buch erschienen ist?« »So, von wem denn?« »Golo Mann!« Mein Vater liest dessen Buch in einem Zug durch, klappt entmutigt seine Promotionsarbeit zu und beginnt sie nie wieder. Er besitzt noch zwei Briefe von Mann, in dem dieser seine Entscheidung bedauert: »Sie hätten das sicher ganz anders gemacht!«

Drittens, »dass ich deine Mutter kennengelernt habe«. Auf dem Kurfürstendamm. Nachdem er die Dame im maisgelben Kostüm, Fremdsprachenkorrespondentin und Mannequin, bereits eine ganze Weile verfolgt hat, will sie ihm entrinnen und versucht unvermittelt, die dicht befahrene Straße zu überqueren. Es ist mein Vater, der herbeispringt und sie am Arm zurückhält. »Aber Madame, Sie werden doch nicht Ihr zartes junges Leben beenden wollen!« Heute sind sie 55 Jahre verheiratet.

Am Nachmittag kamen wir im einzigen Hotel Langebrücks an. »Keine große Küche«, hatte mein Vater bereits vorgewarnt, aber deshalb waren wir ja auch nicht dort. »Zwölf Kilometer nach Dresden, 15 Kilometer bis Dresden Hauptbahnhof. Weiß ich noch aus meiner Taxifahrerzeit«, sagte mein Vater. Um ihren alten Adler Primus, Baujahr 34, 38 PS, vor den Russen zu retten, hatte er nämlich nach dem Krieg ein Taxigewerbe angemeldet. Ein amerikanischer

Offizier, den er einmal fuhr, sagte ihm, wie er sich in West-Berlin mit Benzincoupons der BBC versorgen konnte, und steckte ihm die Visitenkarte des Korrespondenten der *New York Times* zu. »Wenn Sie mal journalistisch was machen wollen.« So wurde er später Journalist.

Nach einer kleinen Mittagsruhe der erste Spaziergang. »Wunderst du dich nicht, dass ich ohne Stock laufe?« Es war mir nicht gleich aufgefallen. »Ich gehe besser zurzeit, weiß auch nicht, woran es liegt, soll mir aber recht sein …« Zur Sicherheit nahm er den Stock trotzdem mit. Auch weil man damit so gut zeigen kann.

Dort drüben etwa auf die Mauer, über die er einmal hatte springen müssen, weil der Ehemann seiner Geliebten verfrüht erschienen war. Gegenüber von Dr. Ulrich, dem Hausarzt der Familie, damals ein ganzes Haus voller schöner Schwestern, von denen bekannt war, dass einige als Prostituierte arbeiteten. Das alte Bahnhofshotel, seit Jahrzehnten leer stehend, in dem er zuweilen die Nachmittage mit seinen Freunden beim Billard verbrachte. Die Ecke, an der der betrunkene Postbote in der Weihnachtszeit einmal nach Gutdünken und ohne Rücksicht auf die Adresse Westpakete verteilte – und dafür gekündigt wurde.

Gegenüber der Post betrieb Fräulein Zocher einen kleinen Kolonialwarenladen und schenkte ihnen beim Einkaufen immer Bonbons, was sie ihr »völlig unverdient und äußerst ungerecht« mit einem »Kanonenschlag« im Briefkasten honorierten. Mein Vater sprach die Kellnerin vom Fleischerimbiss an, weil er sich nicht erklären konnte, wieso nebenan, in seinem alten Blumenladen, jetzt ein Fahrradgeschäft war. »Wissen Sie, da hab ich doch immer die Blumen fürs Grab der Eltern geholt. Kann ihnen ja schlecht 'n Fahrrad da hinlegen ...«

Später dann ein Waldspaziergang in der Dresdner Heide. Der Vater aufgeräumt, mit apfelfrischer Gesichtsfarbe, inspiriert vom späten Nachhall seiner Jugend. »Nein, ich habe nicht viel an dir rumerzogen«, sagte er. Sei ja den ganzen Tag nicht da gewesen. »Zu 90 Prozent hat's die Mama gemacht.« Viel Unfug habe er mir beigebracht, das schon. In der Kirschenzeit steckte er sich manchmal Kirschen ins Ohr, lenkte mich kurz ab, um dann den Kern aus dem Mund zu holen. Ich mühte mich Stunden ab und versuchte es ihm, zur Empörung meiner Mutter, mit rot getränkten Ohren gleichzutun. Märchen wandelte mein Vater stets gern etwas ab, »mit Vorstellungen ganz persönlicher Art«.

Er ging voraus, suchte die alte Rodelbahn hinter der Schule. »Du kannst hier nicht laufen. Du bist grad im Gemüsegarten«, sagte ich. Aber er entgegnete: »Das macht nichts, ich war hier schon, als es den noch gar nicht gab!« Als wir die Rodelbahn schließlich fanden, kam sie ihm viel weniger steil als in seiner Erinnerung vor. Der hohe Holzgiebel des Hauses, das seine Mutter für wenige Ostmark verkaufen musste, als sie nach West-Berlin übersiedelte, ist von hier zu erkennen. Die Mutter winkte immer mit dem Taschentuch, wenn er zum Essen heimkommen sollte. Wie groß die Rhododendren unter der Veranda geworden waren! Die Blutbuche stand nicht mehr da, einige der alten Obstbäume waren verschwunden und auch die Jauchegrube. Dafür gab es jetzt eine Solaranlage auf dem Dach und an der Glasveranda einen neuen Anbau.

Wir klingelten an der Tür zum Haus. Als niemand öffnete, traten wir ein. Hinten im Garten trafen wir auf den jetzigen Besitzer, der in eine Blechkanne Beeren pflückte und über eine schmale Brille den unangekündigten Besuch mit verständlich gedämpfter Begeisterung musterte. »Wollt meinem Sohn nur mal zeigen, wo wir wohnten«, sagte mein Vater und schaffte es, den Mann zu einem Gartenrundgang zu bewegen. Er würde uns gern auch das Haus noch zeigen, aber leider habe er dafür keine Zeit, sagte der neue Besitzer.

Am nächsten Morgen fuhren wir ins Waldschwimmbad. Tiefe Stille. Holzkabinen von 1912, das Wasser ungechlort, außer uns sieben Gäste, ein Bademeister, der Lust auf ein Pläuschchen hat. »Das schätz ich am Sachsen«, sagte mein Vater am Beckenrand. Wir fuhren nach Berlin zurück. Beschwingt und erfreut. Ich erinnere mich, wie ich ihn fragte, ob er mit seinem Leben im Rückblick zufrieden wäre. »Mehr als das, ich kann es nur preisen. Es war eine glückliche Zeit.« Natürlich sagte er, neige man dazu, die Realität in der Erinnerung zu vergolden. »Aber das ist ja nicht schlecht.«

DER AUFSTIEG

Meines Erachtens, und du willst das ja immer nicht hören …

Ich weiß schon, was jetzt kommt.

Was denn?

Dass ich mich bewegen muss.

Richtig. Und was sagst du dann?

Dass ich darauf keine Lust habe. Und es nicht meinem Naturell entspricht.

Aber du sagst jedes Mal, dass es dir guttut, wenn du rausgehst.

Ja, das stimmt.

Wollen wir auf die Terrasse?

Nein, die ist heute ausgestellt.

Wieso denn das?

Na, ich sag die Wahrheit, aber die ist manchmal unbequem.

Aus irgendeinem Grund hat sich in ihm die Ansicht verfestigt, dass sein zentrales Problem das rechte Knie ist, das ihm hin und wieder Schwierigkeiten bereitet. Ich sehe wenig Anlass, ihm diesen Glauben zu zerstören, denn das Knie wäre sozusagen das geringste Übel. Eines, über das sich reden lässt. Auch wenn er das etwas anders sieht. Wenn er die Kniebeschwerden nicht hätte, würde er sich einen Job suchen, verkündet er und hat in diesem Moment vergessen, dass er bereits lange pensioniert ist. Woran er denn denke? »Am besten wäre es wohl, ich würde Aufträge entgegennehmen und mir dann das Beste aussuchen«, sagt er. Aber was wäre das Beste? »Das ist eine Frage, die ich mir selbst permanent stelle.«

Ohne das Knie kannst du mich sehr bald begraben lassen.

Hast du denn ständig dunkle Gedanken?

Eigentlich ja. Und durch solche Sachen wie das Knie besonders.

Man könnte ja sagen, es ist nur das Knie.

Ja, könnte man, aber das Knie ist das A und O.

Na, dann ist es ja geradezu …

Tückisch, nicht?

Und dann lachen wir uns an. Denn er weiß, dass ich ihn erkannt habe. Und gibt mir zu verstehen, dass er immer noch in der Lage ist, sich selbst zu ironisieren. Seinen traditionellen Hang zum Drama, wenn es um seine Gesundheit geht (seine Gesundheit ist ein Drama geworden, aber das war ja nicht immer so). Er weiß, dass ich sein Knie für ein höchstens mittelschweres Problem halte. Nicht, dass ich seine Sorge nicht ernst nehmen würde, aber wenn ein 88-Jähriger sein Knie nicht mehr so gut bewegen kann wie in der Zeit, als er noch Fußball spielte, finde ich das zumindest nicht tragisch. Wie schön, wenn es wirklich nur das Knie wäre.

Völlig unvermittelt sagt er, er habe den Plan noch nicht aufgegeben. Seit Wochen spricht er immer wieder von seinem

Wunsch, einmal die Wohnung zu sehen, in der ich seit einem halben Jahr mit meiner Freundin wohne. Wir wohnen im vierten Stock ohne Fahrstuhl, eine Höhe, die er sich nicht mehr zutraut. Doch sagt er, sei er guter Dinge, nachdem er gelesen habe (er hat es nicht gelesen, meine Mutter hat es ihm erzählt), »dass es eine Organisation gebe, die Leute überallhin bringt. Damit ist die Sache in die Nähe gerückt.«

Allerdings gestaltet sich die Terminfrage als äußerst schwierig. Entweder der Transportdienst fährt zu früh oder zu spät, auch die Zeitspanne entspricht nie ganz dem, was sich meine Eltern vorstellen. Ganz abgesehen, dass es auch nicht ganz billig ist, jedenfalls dann, wenn man keine entsprechenden Einträge im Schwerbehindertenausweis hat. Es muss ein »T« für Transport vermerkt sein und möglichst nicht nur »G«, sondern »AG« für »außergewöhnlich gehbehindert«. Dazu müsste man jedoch zu vorgegebenen Fristen einen Antrag stellen, der wiederum eine mehrwöchige Bearbeitungszeit nach sich zöge, sodass meine Mutter mangels Aussicht auf ein schnelles Ergebnis und wohl auch, weil sie die Anträge in ihrem elenden Amtsdeutsch nicht ganz versteht, ihre Bemühungen zunächst einmal eingestellt hat.

Als ich das nächste Mal zu meinen Eltern fahre, schlage ich einen Versuch vor. Eine Art Trainingsprogramm. Oder einfach ein Spiegel seiner Leistungsfähigkeit. Mein Vater könnte doch, sage ich ihm, einfach zum Spaß und ohne jeden Ehrgeiz, die Treppen zum nahen Lilienthal-Denkmal hochsteigen. So wie er es bis vor wenigen Jahren noch relativ oft gemacht hat. Da der Weg dorthin für ihn nun natürlich zu weit geworden ist, fahre ich ihn im Rollstuhl an den Fuß der Treppe. Ich helfe ihm heraus, er verlangt nach seinem Spazierstock, und schon macht er sich auf den Weg nach oben. Hin und wieder ruht er auf den Absätzen kurz aus, aber er hat keine ernsthaften Schwierigkeiten, nach wenigen Minuten hat er die Treppe erklommen, setzt sich oben auf eine Bank und ist so stolz, als wäre er der erste Mann auf dem Mond.

Auch der Abstieg verläuft ohne größere Schwierigkeiten. Wieder unten angekommen, möchte er zwar sofort zurück in den Rollstuhl, aber sein Selbstbewusstsein hat so viel Auftrieb gewonnen, dass er die erbrachte Leistung in Bezug setzt zu der, die ihm abverlangt würde, wenn er die vier Stockwerke zu unserer Wohnung überwinden müsste. Als ich sage, es wäre lediglich eine einzige Treppe mehr, antwortet er, getragen vom neuen Hochgefühl, spontan: »Dann brauche ich auch keinen Transportdienst.«

Und so reift in ihm der Plan, dass er es selbst schaffen kann. Zumal die Treppen des Lilienthal-Denkmals den Zustand seines Knies nicht etwa verschlechtert, sondern verbessert haben. Was meinen Verdacht erhärtet, dass ein wesentlicher Teil seiner Knieschmerzen eben nicht auf Überlastung, sondern auf zu geringem Gebrauch beruht. Dadurch, dass er sich zu wenig bewegt, sind die Muskeln und Bänder erschlafft. Wenn er es sich doch einmal merken könnte.

Einen Tag später meldet er sich und erklärt, was ihn seit 24 Stunden beschäftigt: Die Sache mit der Treppe habe bei genauerer Betrachtung – er habe verschiedene Leute konsultiert – einige Probleme ergeben. »Dass mein hinkendes rechtes Knie die Strapazen nicht aushält.« Sonst gebe es jedoch deutlich mehr Zustimmung als Einwände. Leider kenne er die Leute, die sich geäußert haben, »im Einzelnen« gar nicht, was ihm wiederum ein eigenes Urteil sehr erschwere. Denn worauf sollte er es gründen, wenn er die Urteilskraft seiner Ratgeber gar nicht bewerten kann? Er habe auch keine Ahnung, was mit jenen Ratschlägen weiter geschehe, »wahrscheinlich wird's in den Gremien erörtert, mehr weiß ich nicht«. Nur, dass er »offenbar ein Musterbeispiel für einen 99-Jährigen« sei. Ist es schlicht Blödsinn, wenn er sich für elf Jahre älter hält? Oder zeigt es nicht umgekehrt, was sein Gehirn sehr wohl noch in der Lage zu leisten ist? Die Zahlendopplung scheint in ihm abgespeichert, auch die Teilbarkeit durch elf, und dass es eine recht hohe Zahl ist, aber kleiner als 100. So kommt er dem Ergebnis doch recht nahe. Als ich ihm rate, sich nicht von Leuten irremachen zu lassen, die er gar nicht so genau kennt, sagt er: »Nein, so blöd bin ich natürlich nicht.«

Zwei Tage später ist er vollauf damit beschäftigt, die ihm nahestehende Welt mit Bekundungen der Zuneigung zu versehen. »Ich muss Andreas anrufen. Damit er ja nicht denkt, nur er hat mich lieb!« Nachdem wir uns am Telefon also gegenseitig unserer Liebe versichern, wechselt er zu dem Thema, das ihn nachhaltig beschäftigt. Die Idee, in meine neue Wohnung zu kommen, erklärt er, habe er aufgegeben. Zu groß die Hürde der vielen Stufen, der vierte Stock viel zu weit entfernt von seinen Möglichkeiten. Ob er denn auf die

Terrasse gehen könne, versuche ich das Gespräch auf sein altes Versprechen zu lenken, dass er für den Besuch trainiere. »Ja.« Ob er es macht? »Nein.« Weil es der Mama nicht gut gehe. »Aber es schadet doch *ihr* nicht, wenn *du* ein bisschen an die Luft gehst«, sage ich, um ihm nahezulegen, was ihm guttäte. Ein milder, angenehmer Tag, später Ausklang eines langen Sommers. Wie kann man bei diesem Wetter freiwillig in einem abgedunkelten Zimmer sitzen und auf ein Ende warten, von dem man ja gar nicht weiß, wann es kommt? Warum er nicht rausgeht? »Weiß auch nicht, warum.« Und auf mein beharrliches Drängen: »Ja, später werde ich mich draußen ein bisschen … vertun.« Ich weiß, dass er es nicht tut. Und er natürlich auch.

Einige Tage später ist er, unter dem positiven Einfluss des Besuches seiner Schwägerin, überzeugt davon, dass er den Aufstieg in meine Wohnung doch schaffen könne. Am Abend spielt Dortmund in der Champions League, und so legt sich unverhofft ein weiterer Gedanke in seine Planungsidee.

Ich muss hier mehrere Vorbereitungen machen, Vorbereitungen insofern, als ich das gern kombiniert hätte mit einem schönen Fußballspiel im Fernseher.

Bist du denn fit genug dafür?

Ich fühle mich für meine Verhältnisse ganz gut.

Hast du auf der Terrasse trainiert?

Ich übe jeden Tag am Geländer. Na, eben nicht das Geländer. Die Stange, die so rumfährt.

Der Rollator?

Genau, damit bin ich allerlei gelaufen. Außerdem gedenke ich ja auch zehn Minuten Pause zu machen auf jedem Stockwerk. Du musst dort jeweils nur einen Stuhl oder ein Sofa für mich hinstellen.

Das mach ich gern.

Und noch eine wichtige Frage: Wer fährt wen nach Hause?

Na, ich würde sagen, wir dich.

Er verlässt das Thema für etwa zehn Minuten, kreist um die mit dem Wetter verbundenen Beschwerlichkeiten, seine allgemeinen und ganz spezifischen Probleme (»Probleme, die sich dir nicht erschließen, weil du ja nicht von ihnen betroffen bist«) und kehrt dann mit großer Dringlichkeit zu dem Vorhaben zurück, das er völlig unerwartet als »Parallelaktion« bezeichnet – ein Begriff aus Musils *Mann ohne Eigenschaften*. Dort plant ein »Vorbereitungskreis Parallelaktion« das gleichzeitige 70-jährige Thronjubiläum von Kaiser Franz Joseph und das 30-jährige von Wilhelm II. In etwa auf dieser Ebene also siedelt mein Vater seinen geplanten Besuch bei uns an. Wobei ich ihm merkwürdigerweise unterstelle, dass er den Begriff, auch wenn er ihn nicht mehr ableiten kann, ironisch verwendet. Nie zuvor hat er in meiner Gegenwart von »Parallelaktion« gesprochen, der Roman und dieses wunderbare bürokratisch anmutende Wort muss ihn also so nachhaltig beeindruckt haben, dass er es jetzt, Jahrzehnte nachdem er das Buch gelesen hat, wie eine Karte aus dem Zylinder zieht. Und durchaus die Wirkung genießt, die er damit erzielt. Er spürt, dass er uns selbst mit verminderten Möglichkeiten immer noch unterhalten kann. Ein Zauberkünstler auf seiner Abschiedstournee.

Ich muss also die Gewährleistung haben, dass auf allen vier Etagen wirklich eine Liege oder ein Sitzkissen vorhanden ist.

Ist garantiert.

Und eine Erwartungspause muss zwischen den einzelnen Phasen liegen – und zwar zehn Minuten.

In einer guten Dreiviertelstunde wärst du dann oben.

Ich möchte nur vermeiden, dass ich die Treppe runterkullere und dann bewusstlos in der Ecke liege. Dass die ganze Sache also als Desaster endet und dann in der Zeitung steht: Ehemaliger Journalist fällt in den Keller.

Das verhindern wir.

Ich muss ja rauf und wieder runter.

Und nach Hause.

Ja, das auch und möglichst ohne mich zu übergeben.

Das würden wir begrüßen.

Da ich spüre, wie er sich in eine Fabulierlust hineinsteigert, aus der auch eine Spur der alten Selbstironie dringt, begegne auch ich ihm immer wieder testweise ironisch und staune, dass er trotz seines Zustands offenbar sehr wohl erkennt, wenn ich den Erzählmodus verändere. So haben wir große Freude daran, die Situation, die ihn natürlich wirklich beschäftigt, zusätzlich zu überhöhen. Auch von seiner Seite im Bewusstsein oder zumindest einer Ahnung davon, dass man nun die Ebene des Rumspinnens betritt. Jedenfalls lacht er zwischendurch und ist umso begeisterter, je irrealer meine Vorschläge werden. Ich sage also, dass ihm beim Aufstieg selbstverständlich auf jedem Stockwerk Häppchen und Getränke gereicht würden.

Was aber machen wir, wenn dann die Nachbarn auch Häppchen verlangen?

Man könnte für die Zeit des Aufstiegs das Haus absperren …

Ich möchte keinen großen Auflauf. Wenn sich ein kleinerer Auflauf bildet, wäre das hinzunehmen.

Wann fängst du an zu trainieren?

Ich beginne heute Abend bereits mit der Treppe.

Und warum gehst du nicht gern mit der Mama raus?

Ja, vielleicht weil sie mir zu langsam geht.

Am selben Abend noch erkundigt er sich bei meiner Mutter, mit wem er vorhin so ausgiebig über »diese Aufstiegssache« geredet habe. »Mit Andreas«, sagt sie. Natürlich, seinem Sohn, mit wem sonst? Lag ihm ja förmlich schon auf der Zunge. Fehlte nur der Gedanke, der sie zum Sprechen bringt. Diese Ausfälle eben. Egal, nur nicht ablenken lassen vom eigentlichen Thema. Der Aufstieg muss angegangen werden. Und minutiös geplant. Das letzte Mal, als er etwas vorhersehbar Unrealistisches unbedingt wollte (vor einigen Jahren war er spektakulär daran gescheitert, seine elektrische Schreibmaschine durch einen Computer zu ersetzen), hatte er mit Depressionen reagiert. Diesmal hat er sie schon und will deshalb versuchen, den ehrgeizigen Plan ein wenig von seinem Selbstbewusstsein zu entkoppeln. Jedenfalls rate ich ihm das. Die Sache entspannt zu betrachten – egal wie sie endet.

Drei Wochen später, er hat seine Meinung darüber, ob er den Aufstieg in die Wohnung schaffen kann, je nach Tagesform mindestens 14 Mal geändert, ist es dann tatsächlich so weit. Die Eltern fahren unten mit dem Taxi vor, ich stürze die Treppe herunter und hake ihn unter. Ich sage, wir hätten jede Menge Zeit, es gebe keinen Grund, sich zu beeilen. Wie versprochen, habe ich auf jeder Etage in die Ecke vor den farbigen Jugendstil-Glasfenstern im Treppenhaus Stühle aufgestellt. Und Wasserflaschen auf den Fensterbänken. Dreimal setzt er sich, einen Stuhl lässt er aus, dann ist er oben. Mit weniger Schwierigkeiten als angenommen. Er strahlt übers ganze Gesicht, als er in unserer Wohnung sitzt. Es hat ihn angestrengt, aber es war machbar, und er hat etwas geschafft, was sein ausgehöhltes Selbstbewusstsein stärkt. Und ihn seine Leistungsgrenzen ein Stück optimistischer sehen lässt. Er hat den begrenzten Radius seines Lichterfelder Auslaufs, der ihn höchstens 200 Meter von seinem Wohnzimmer entfernt, für einen Nachmittag durchbrochen. »Du kannst stolz auf dich sein«, sage ich zu ihm.

Nachdem er sich eine Weile auf dem Sofa ausgeruht und die lose an der Decke hängende Glühbirne mit den Worten »Das sieht so russisch aus« kommentiert hat, weil die Nachkriegsrussen in seiner Erinnerung niemals Lampen, sondern immer nur kahle Glühbirnen verwendeten, will er den Rest der Wohnung inspizieren. Sie erscheint ihm »so groß, dass man sich darin verlaufen kann, beinahe schlossartig«, womit er vor allem die für ihn ungewohnte Deckenhöhe meint. Da ich seinen Mantel über einen Sessel gelegt habe, drängt sich ihm ganz übermächtig die Frage auf: »Was geschieht hier eigentlich garderobial?«

Ich weise ihn auf den alten Fernseher hin, den ich vor einigen Jahren einmal von ihm übernommen habe, und er sagt: »Offenbar sehr solide.« Er erkundigt sich, was ihn dort dreitausendfach aus den Regalen anschaut, und als ich sage »Schallplatten«, überlegt er einen Moment, fragt »Schellack?« und hat die viel längere Phase des Vinyls bereits übersprungen. Schellackplatten haben sie damals im Langebrücker Waldbad auf dem transportablen Grammofon mit der Handkurbel abgespielt, sie haben dabei geraucht und mit Mädchen geschäkert. Schellack ist das Material seiner Jugend. Und damit für ihn präsenter als alles, was danach kommen sollte.

Er entdeckt nun, dass mein Musikzimmer den eigenartigen Gesetzmäßigkeiten audiophilen Perfektionswahns folgt. »Was sind das für komische Sachen?« Die Wände sind mit Schaumstoff-Absorbern ausgekleidet, kleine mysteriöse Klangschalen sorgen für Obertöne, die Lautsprecher nehmen einen nicht unbeträchtlichen Anteil an der Gesamtzimmergröße ein. Die Stromkabel erscheinen ihm seltsam dick, und der Hörplatz vor einer akustisch verkleideten Wand befindet sich exakt im gleichschenkligen Dreieck vor den Boxen. Mein Vater ignoriert die Bemerkung seines Sohnes, dass sich die Endstufe zunächst mindestens eine Stunde warmlaufen müsse, bevor man überhaupt ans Musikhören denken könne, und sagt: »Schmeiß doch die Sache mal an!« Ich lege eine Sinatra-Scheibe auf den Plattenteller, und Frankie swingt sich durchs Zimmer direkt ins Herz meines alten Vaters, der ihn immer geliebt hat und der, wenn ich entsprechende Bemerkungen richtig deute, wohl auch nicht selten zu seiner Musik geliebt hat. So ist er schon wieder in einer Zeit angekommen, an der sich das Leben für ihn verheißungsvoll öffnete. An der es noch ein Versprechen war und nicht eine Kriegserklärung. Mein Vater sagt: »Wunderbar.« Und will noch ein paar andere Scheiben hören.

Weißt du, was ich sehr vermisse?

Was denn?

Die Reisen mit meinen Eltern. Die hätte ich gerne mit dir gemacht.

Mit mir?

Ja, wenn die Zeit damals gewesen wäre. Nicht wie heute, die HiFi-Zeit, sondern wo man maximal 70 fuhr und wo ich sehr viele schöne Dinge gesehen habe. Zum Beispiel in Regensburg.

Als kleiner Junge war er dort mit seinen Eltern in einem Hotel. Weil ihm die Kirchenglocken zu laut schlugen, rief er, als seine Eltern aus waren, an der Rezeption an und bat darum, man möge sein Fenster schließen. Diese Geschichte erzählt er sehr gerne.

Nach dem Essen (»Ich fühle mich richtig aufgemampft«) und einige Anekdoten später wird er müde und drängt zum Aufbruch. Sein letzter Satz, bevor er an diesem Abend zu Hause einschläft: »Was für ein schöner Tag!« Wir freuen uns über dieses Zwischenhoch, denn auch nur Ähnliches hat er seit mehr als einem Jahr nicht mehr von sich gegeben.

WELTENFLUCHT

»Ich beginne nun die Reise,
die mich zum Sonnenuntergang
meines Lebens führt …«

Ronald Reagan, 1994

»Die Tante ist immer noch nicht da«, sagt mein Vater und meint die Morgenschwester. Da liegt er gerade gewaschen im Bett und freut sich auf einen einigermaßen ruhigen Lauf der Dinge, dann klingeln sie und wollen ihm die Spritze geben, dank der er so viel Marmelade essen darf, wie er will. Jedenfalls hat er das so verstanden. Auch hat er aufgeschnappt, dass meine Mutter neulich monierte, dass das Bett oft nicht gemacht würde – was ihrer Meinung nach ja eigentlich ein bisschen dazugehört. Deshalb sieht er sich berechtigt festzustellen: »Faule Luder.«

Es ist Donnerstag, ein Tag mit vielen Terminen. Bofrost wird neue Tiefkühlkost liefern, und Frau Stuck, die Podologin, kommt, die ihm die Füße pflegt. Und Monika, die Friseurin, von der er auch nicht genau weiß, was er von ihr halten soll. »Ich kenn die Damen nicht alle«, sagt mein Vater, der sie vor allem als Störung empfindet. Als Menschen, die ihm Mühen bereiten, die ihm Veränderungen seiner Körperhaltungen abverlangen oder noch schlimmer, ihn in Gespräche zwingen, die er nicht führen will. Nur weil jemand kommt, heißt das ja noch lange nicht, dass dies in seinem Sinne ist. Ruhe möchte er. Und vor allem nicht ständig neue Gesichter. Gerade glaubt er sich an eines gewöhnt zu haben, da hält ihm schon die Nächste ihre Visage hin. Er kommt kaum noch nach. Und zu welchen Zeiten sie sich erdreisten, ihn zu stören. Um 14 Uhr ist schon der nächste Termin, jetzt ist es neun und mein Vater der Überzeugung: »Da hat man ja kaum Zeit zum Frühstücken.« Er stört sich wie immer ein bisschen daran, dass meine Mutter so viel in der Küche herumläuft. »Das schränkt mich ein.« Noch eingeschränkter wäre er allerdings, liefe sie nicht in der Küche rum: Denn dann bekäme er kein Frühstück.

Am Nachmittag, seine Haare sind gekürzt, die Friseurin ist weg, badet sich mein Vater in einem Gefühl der Abneigung gegenüber sich selbst. Und allen anderen.

Ich weiß nicht einmal, wie die Frau heißt.

Die Frau Monika, die Friseurin.

Ich kann hier nicht 'ne fremde Frau umarmen.

Du sollst die auch nicht umarmen.

Das ging auch ruckzuck, man kann nicht sagen, dass dort besondere Sorgfalt waltete.

Es ist sehr sorgfältig geschnitten.

Das kann ich nicht beurteilen.

Deshalb bin ich ja dabei.

Jedenfalls hatte sie's sehr eilig. Das ist die schnellste Friseurin der Welt, die guckt dich an, und schon ist sie wieder draußen.

Sie hat ja auch noch mehr Kunden als dich.

Ein Handspiegel hat 'ne Friseurin doch wohl normalerweise dabei, das ist doch ganz klar, 'n bisschen hab ich auch Ahnung … Aber der erübrigt sich bei mir, das hat se schon gesehen.

Auch der Masseur habe sich ihm nicht vorgestellt, bemängelt mein Vater, da er ja gerade dabei ist, sich einzuschießen. Das mache er natürlich nicht jedes Mal, sagt die Mutter. Jedenfalls ist er meinem Vater zunächst nicht sympathisch. »Du ihm vielleicht auch nicht«, bemerkt meine Mutter, denn so wie er dasitzt, mit runterhängendem Mundwinkeln, zugleich abweisend, aber auch eine latente Aggressivität versprühend, ist er ja keiner, den man sofort ins Herz schließen würde. Eher im Gegenteil. »Du kommst gar nicht auf die Idee, wie mich das fertigmacht.«

»Ich begeistere mich eben nicht so für den wie du«, verteidigt mein Vater seinen Standpunkt. »Genügt ja, wenn du ihn umjubelst.« Und dass dieser Mensch immer etwas am Rezept auszusetzen habe, passe ihm auch nicht. Allerdings muss ja vernünftigerweise geklärt werden, ob er nun zehn Behandlungen bekommt oder nicht. »Umsonst kann er ja nun nicht für dich arbeiten, weil du so schön bist«, sagt meine Mutter, und mein Vater, der merkt, dass er leicht überzogen hat: »Es geht doch nicht gegen dich!«

Sie sei dankbar, jene Hilfen zu haben. »Hauptsache, die kommen und machen was.« »Egal, wie sie's machen«, frotzelt mein Vater, der in dieser Sache doch gern das letzte Wort behalten möchte. Aber auch meine Mutter mag nicht zurückstecken. »Die helfen doch dir!«, erklärt sie mit lauter werdender Stimme. »Aber doch nicht um jeden Preis«, antwortet mein Vater, weil er sich in der Widerrede lebendig fühlt. »Was hattest du denn darunter zu leiden, dass der Masseur kam? Was ist denn das für'n Preis, den du dafür bezahlst?«, sagt meine Mutter. Und dann, endlich, schweigt er.

Du liegst ja sowieso den ganzen Tag.

Weil mir schlecht ist, Viola. Ich würde auch gern herumspringen, heiter, aber mir ist nicht danach. Bin kein Mensch mehr, nur noch ein Abzug, bin am Ende.

Ich bin auch nicht am Anfang ... und trotzdem freundlich.

Jeden Tag werde ich gehetzt.

Von wem denn, du schläfst doch den ganzen Tag?

Ja, hoffentlich schlaf ich demnächst 24 Stunden.

Viel anders ist es ja beinahe nicht.

Ach, wenn ich doch umfallen würde, tot.

Mit ausgefranstem Hirn sitzt er da und wartet darauf, dass er den Geist aufgibt.

Natürlich ist er nicht aus Prinzip mäkelig, eher weil es so viel anstrengender ist, die eigene schlechte Befindlichkeit für einen Moment zu verlassen. Dass ihm selbst dies zuverlässig zugutekäme, will sich ihm nicht erschließen. Er hat ja durchaus etwas davon, wenn er das Essen lobt, weil es der Zeit, die er damit verbringt, einen Wert gibt. Einen Sinn. »Heute hat es mir wieder so gut geschmeckt«, sagt er also und wie um zu zeigen, dass es im Leben von Dementen natürlich doch etwas Zukunft gibt. »Was gibt es denn morgen zu essen?« Meine Mutter hat noch nicht geantwortet, als er präzisiert: »Aber nur verraten, wenn es etwas Besonderes ist.«

Weil er dann doch nicht sicher ist, ob dies ein guter Vorschlag war, oder er sich mit diesem eingrenzenden Wunsch möglicherweise einer, wenn auch bescheidenen Erkenntnis beraubt, fügt er noch an: »Oder auch nicht.« Und kommt, weil dies ja kein Schlusssatz sein kann, noch einmal auf seine Angst, verlassen zu sein, zurück. »Dass du nur nicht wieder wegläufst und irgendwelche Zwiebeln kaufst oder so.« Aber ab und zu muss sie natürlich einkaufen gehen.

Mein Vater sitzt auf dem Sofa und liest Zeitung, die Beine hat er hochgelegt. »Hab Probleme mit den Buchstaben«, sagt er. »Wenn ich die Lesebrille trag, tritt folgender Effekt ein: Die Buchstaben sind einzeln gut zu lesen, aber sie sind plötzlich fast ineinandergerückt.« Außerdem ist es gar nicht so einfach, sie sich alle zu merken. Also erfasst er lieber das Ganze, die Stimmung eines Artikels, dabei gehen zwar die Details verloren, aber irgendwas bleibt immer hängen. Und wenn er sich daran erinnert, dass er den Artikel gelesen hat, ist dies ja auch schon ein kleiner Erfolg.

Aber schon stört wieder die Putzfrau, zu der er ein besonderes Verhältnis hat. »Die verwickelt die Leute in ihre Themen, und die sind nicht von Belang.« Er müsse ihr dringend entgehen, was schwierig ist, denn sie ist ja jedes Mal stundenlang da. »Die Tante regiert hier, und man fühlt sich vertrieben. Ich hasse sie.« Auf die Frage, ob er das wirklich tue, zieht er zurück. »Natürlich nicht, sie ist mir so gleichgültig wie der Dreck auf der Erde.« Was die Sache aber auch nicht ganz trifft. Es sei nichts Spezielles an ihr, was ihn ärgere, eher »der ganze Mensch«. Er wisse wohl, dass sie in diesem Haushalt, wenigstens zurzeit, unentbehrlich sei, und deshalb versuche er, seiner inneren Überzeugung zum Trotz, eine gewisse Höflichkeit an den Tag zu legen. Was ihm allerdings schwerfalle. Ärgert sie ihn? »Nein, das ist ein Thema, das ich gar nicht mehr behandle.«

Und dann doch wieder.

Die Putzfrau, die überdies bei verschiedenen anderen Tätigkeiten im Haus hilfreich zur Hand geht, kommt nun zweimal die Woche. Auch deshalb, weil meine Mutter in diesen Stunden hofft, mehr Zeit für Erledigungen (und ein bisschen für sich) zu gewinnen. Denn allein kann und möchte sie den Vater nicht lassen. Doch ist er nicht gern allein mit jener Person, die ihm unheimlich ist, weil sie sich einzumischen scheint in Dinge, die sie seiner Meinung nach nichts angehen. Die zu einer Art Machtfaktor im Hause geworden sei. Oder sich zumindest so aufführe. Dabei solle sie doch nur »Weisungen entgegennehmen« und still ihre Arbeit machen. Aber sie agiere oft eigenmächtig und bestimme selbst, wo etwas zu tun ist. Er hat den Eindruck, dass sie ihn nicht für voll nimmt, ihm über den Mund fährt und in etwa so feinfühlig ist wie dieser große Betonträger über der Essecke, den er auch seit einiger Zeit als bedrohlich empfindet.

Er hält sie mit einem Wort für eine laute Person (meist nennt er sie nur »die Stimme«) und weiß, dass er ungerecht ist (sie bringt ihm oft Schokolade mit oder Kalender und andere Kleinigkeiten, um ihm eine Freude zu bereiten). Dass er dankbar sein müsste, dass jene Frau da ist und ihnen hilft. An einsichtigen Tagen sagt er: »Sie müsste erfunden werden, wenn wir sie nicht hätten.« Dennoch darf er ja wohl seine Zweifel formulieren, ob es sinnvoll war, sie mit mehr Rechten (sie darf ihn jetzt statt einmal sogar zweimal in der Woche stören) auszustatten. »Frau Dings«, sagt er zu meiner Mutter, habe jetzt hier das Sagen. »Wem du hier Rechte in dem Haus eingeräumt hast, hat der heutige Tag gezeigt.« Mit »Händen und Füßen« habe sie den Vorschlag aufgenommen. Der in einem Moment der Einsicht ja von ihm selbst gemacht worden sei, wirft die Mutter zurück. Damit sie zum Beispiel mal zur Bank gehen und ein bisschen Geld holen kann. »Na hoffentlich bleibt dir dann das Geld noch«, sagt mein Vater, ganz so, als wolle sie es sowieso nur verjubeln. Auf den Hinweis, dass sie ja auch die Rente für *ihn* hole, reagiert er mit unverhohlenem Argwohn.

Wahrscheinlich bin ich absichtlich über alle diese Informationen hinweggetäuscht worden, ich habe keine Ahnung, wie viel Rente ich bekomme, nicht so viel weiß ich.

Horstl!

Das hält man geheim.

Das ist doch auf den Auszügen, die du jahrzehntelang selbst bearbeitet hast.

Na, dann wundert mich aber, dass du 100 Jahre dazu brauchst …

Ich muss es doch jetzt machen. Ich notiere doch alles.

Wenn ich tot bin, gibt's ne Einnahme. Selbstverständlich, wenn einer sich umbringt. Wahrscheinlich nicht viel, aber man begnügt sich ja auch mit wenigem.

Ach Horst, was du sagst.

Ich bin eben nicht so naiv wie die meisten Menschen. Die sich jeden Tag freuen auf den nächsten, als würde der etwas anderes bringen als die Scheiße des Vortages.

Das hat nichts mit Naivität zu tun, sondern mit innerer Einstellung. Morgen kommt ein anderer Tag, das hat doch schon Fontane gesagt.

Fontane-Zitate, das hat ihm grad noch gefehlt! Den hat er ja nun mal nachweislich mehr gelesen als sie. Nur, dass er jetzt das meiste davon vergessen hat. Will sie ihm das etwa unter die Nase reiben? Will sie ihn auf seinem eigenen Feld schlagen? Und hat sie Fontane überhaupt richtig zitiert? Trumpft sie auf, weil er abbaut? »Das ist ein weites Feld«, antwortet er ebenfalls mit Fontane (genau genommen mit Effi Briests Vater), damit sie auch merkt, dass er durchaus noch mitreden kann. Dabei hatte sie aus dem Trost-Gedicht Fontanes zitiert, das dieser sich selbst, als er merkte, dass es mit ihm bergab ging, einmal auf ein Stück Pappe geschrieben hatte: »Tröste dich, die Stunden eilen, und was all dich drücken mag, auch die schlimmste kann nicht weilen, und es kommt ein andrer Tag.«

Aber dann purzeln seine Gedanken bereits in eine neue Ecke. Er wechselt die Themen schnell. Weil er manchmal ja gar nicht weiß, dass er sie angerissen hat. Jetzt hat ihn ganz übermächtig die Leere des Fernsehers angeschaut und ihn ein bisschen an seine eigene erinnert. Er sagt also: »Seit Monaten benutzen wir den nicht.« Dass er als jemand, der immer gern den Bildern folgte, nie gedacht habe, dass eine solche Wandlung weg von den eigenen Interessen überhaupt möglich sei. Und dann, nachdem er den ausgeschalteten Fernseher lange genug aufmerksam betrachtet hat, stellt er eine Parallele fest. »Der hat auch null Programm.«

Die Mutter sagt, es sei doch legitim, wenn ihn das Fernsehen anstrenge und er lieber schlafe. »Es ist legitim zu verblöden?«, fragt mein Vater und lässt sich zurückfallen in einen Sessel, der keine Antworten gibt. »Das Leben bedeutet für mich nichts mehr«, sagt er und pustet es symbolisch, um seine Wertlosigkeit zu unterstreichen, aus der hohlen Hand. »Man pustet, wenn kleine Kinder Aua haben«, erklärt meine Mutter und wechselt den Ton. Der Vater nimmt die Kinderrolle an und antwortet: »Ich hab ein großes Aua!«

Die Tage sind ihm entglitten. Wie ein Blatt im Wind treibt er in seinen Stimmungen umher. »Es ist doch erst Viertel nach fünf und da weiß einer nicht, was er tun soll?« Weil er seine Gestaltungskraft verloren hat, vermag er die Tage nicht mehr zu füllen. Weder kann er ihnen Ordnung verleihen noch ihren Verlauf beeinflussen. Er schaut ihnen nur zu. Sie geschehen ihm. Weitgehend überraschungsfrei, meist freudlos und mit den immer gleichen Abläufen. Er würde gern etwas tun, aber er hat verlernt, wie man das macht. Inmitten der warmen Raumluft, die ihn träge macht wie alles, das nun andere für ihn tun, möchte er schreien, um erhört zu werden. Aber er dringt nicht durch diese dick wattierten Schichten, die sich vor seinem Kopf auftürmen. Ihm den Mund verschließen und sein Herz.

»Nichts hab ich gemacht, ich habe ein Blatt Papier gesucht, habe darauf herumgekritzelt und vergeblich versucht, meinem Tagwerk irgendeine Struktur zu geben. Ich habe über eine Stunde auf ein leeres Blatt Papier gestarrt, und es ist nicht so viel herausgekommen. Nichts, null. Ich bin erloschen, ich bin schon nicht mehr da. Was soll ich denn mit dem ganzen Tag machen? Er klebt mir im Mund … er ist ohne Bedeutung, und mir kann niemand dabei helfen. Ich taumle nur durch die Welt.«

Die Sonne scheint am Himmel, aber sie scheint nur für die anderen. Denn durch seinen Kopf ziehen Wolken, die aussehen wie schmutzige Wattefetzen. »Die Sonne weg! Furchtbar!« Mein Vater dirigiert vom Bett aus die Einstellung der elektrischen Jalousie, die ihm die Sonne aus dem Gesicht nehmen soll. Nach seinen Anweisungen wird sie zentimetergenau heruntergelassen. »So, stopp, das genügt.«

Es ist paradox: Sonnentage deprimieren ihn, der Sonne am hellblauen Himmel könnte er permanent ins Gesicht schlagen. Einerseits langweilt sie ihn, aber natürlich verhöhnt sie ihn auch. Spiegelt sich die scheinbar statische Ruhe seines eigenen Lebens im Wetter wider, fühlt er sich unschön an sich selbst erinnert; nur »bewegtes« Wetter vermag ihn zu bewegen. Der Himmel muss aussehen, als wäre er zu allem fähig. Wenn der Regen an die Scheiben trommelt: »Donner und Blitz, das moppt mich auf.«

»Eingekestert« in einem Wohnzimmer, das zur Pflegestation umgebaut ist, fühlt er sich zurückgeworfen auf wenige Quadratmeter einer Welt, die ihm entglitten ist. Hin und wieder schaut er aus dem Fenster auf den Wagen, den er schon lange nicht mehr fahren darf. Mit dem Auto hat man ihm die Bewegungsfreiheit genommen. Teilhabe am Leben verbaut. Wir erschrecken, als wir ihn eines Tages im Inneren des Wagens entdecken. Die Vorstellung, er könnte damit losfahren, ist wenig beruhigend. Aber auch unbegründet. Er sitzt nur auf dem Beifahrersitz und schaut sich die Instrumente und Zeiger an, an deren Bedeutung er sich nicht mehr erinnert. Er fährt mit dem Handrücken über das Armaturenbrett und den RIAS-Bigband-Aufkleber und ist plötzlich in einer Welt, in der er noch im Berufsleben steht.

Meine Mutter spricht ihn an, weil sie denkt, dass das Auto kein guter Platz für ihn ist. Er sagt: »Draußen geht die Welt vorbei, und ich sitze drin und bin so groß mit Hut.« Wenn er sich raussetze in die Sonne, sagt meine Mutter, dann laufe die Welt nicht vorbei, dann sei er mittendrin. Aber möchte er dort überhaupt sein? Mittendrin? Er hat ihr doch schon den Rücken gekehrt. Und überlegt, wie er sich möglichst schmerzfrei aus ihr herausziehen kann.

Ich hab oben gelegen in dem Bett und habe mir überlegt, wie könntest du es denn machen mit deinem Selbstmord. Und dann hab ich's beiseitegelegt, weil ich wusste, dass ich es nie kann. Du hast einen schweren Gang mit mir.

Ja, den hab ich.

Du hätt'st auch 'n jungen Mann haben können.

Will ich aber nicht.

Noch nie hab ich so viel geheult wie an dieser Stelle, wo angeblich mein Haus gebaut worden ist.

Das haben wir doch zusammen gemacht.

Ich war nicht dabei! Du weißt ja, dass ich krank bin hier oben. Ich bin stark geschädigt. Kein Mensch würde mir mehr irgendeinen verantwortungsvollen Posten geben.

Musst du auch mit 88 nicht mehr.

Aber wäre es dann nicht besser, man wäre tot?

Meine Mutter versucht ihn zu beruhigen, sagt, er könne dankbar sein, dass es ihm so lange gut ergangen sei. Mein Vater, der sich nicht nur aus der Vergangenheit nähren kann, möchte jedoch, dass es ihm *jetzt* gut geht. »Ich habe keine Eltern mehr und niemand.« Die Mutter erklärt, dass niemand in seinem Alter noch Eltern hat und sie auch nicht mehr haben muss. Aber doch wenigstens einen Sinn, insistiert er. Oder einen Nutzen für andere. Er aber könne weder das eine noch das andere bieten. »Man hat mich ausgeschaltet. Ich liefere nichts mehr.« »Du lieferst ganz viel Liebe und Gegenwart und Wärme«, versucht ihm die Mutter eine Brücke zu bauen. »Und Tränen«, ergänzt mein Vater und fängt an zu weinen.

»Ich tröste dich«, sagt meine Mutter, die es in diesem Moment nicht kann. Er fragt, wozu sie noch kochen und essen, wofür der ganze Aufstand, da es sich doch nicht lohnt. Man muss viel tun und bekommt doch keine Qualität. Mehr als ein zweifelhaftes Geschäft. »Willst du verhungern?«, fragt ihn die Mutter. Nein, das sei nicht sein Ziel, aber er fühle sich verlassen. Auf ihre Versicherung, dass er gerade das keinesfalls sei, da er geliebt werde, antwortet er: »Gerede.« Und zitiert, um die Mauer zwischen uns und ihm noch ein bisschen höher zu ziehen, für alle Fälle Bertolt Brecht: »In mir habt ihr Einen, auf den ihr nicht bauen könnt!« Wenig später ist die Todessehnsucht wieder da.

Ein Mensch, der keinen Sinn mehr in seiner Existenz sieht, der muss weg.

Der muss überhaupt nicht weg.

… und dass er nicht mal dazu den Mumm hat … deswegen gibt's ja so wenig Selbstmörder, relativ.

Na, es gibt schon eine ganze Menge Selbstmörder. Sei doch nicht so traurig, das belastet mich doch. Ich brauch doch meine Kraft für dich.

Ja, für mich braucht man nur Kraft. Ein Feigling sitzt vor dir, der nicht versteht, mit seinem Leben endlich Schluss zu machen.

Das musst du auch nicht, bleib doch noch ein bisschen bei mir, ich bin sonst so allein.

Ja, das ist'n Grund!

Manchmal wird es mir zu viel. Es ist ja beileibe nicht so, dass alles andere in meinem Leben nur erbaulich wäre. Ich habe in letzter Zeit ein bisschen mehr mit Ärzten zu tun, als ich es sollte. Und die Zeitungen, für die ich arbeite, machen mir fast täglich klar, dass immer weniger Geld für das vorhanden ist, was ich ihnen biete. Mein Konto ist ebenso überzogen wie Alexandras Geduld mit mir. Oft wenn ich von meinen Eltern komme, haben wir Streit, weil ich ihr die Aufmerksamkeit enthalte, die sie verdient. Nach den Besuchen an der elterlichen Heimatfront versuche ich mich in langen Spaziergängen, gehe zum Sport oder mache irgendwas, um mich aus der Verzweiflung meines Vaters zu lösen. Manchmal möchte ich schreien.

EIN AUSWEG?

»Noch eine Weile kann ich das alles aufschreiben und sagen.
Aber es wird ein Tag kommen, da meine Hand weit von mir
sein wird, und wenn ich sie schreiben heißen werde,
wird sie Worte schreiben, die ich nicht meine.
Die Zeit der anderen Auslegung wird anbrechen,
und es wird kein Wort auf dem anderen bleiben,
und jeder Sinn wird wie Wolken sich auflösen
und wie Wasser niedergehen.«

Rainer Maria Rilke: Die Aufzeichnungen des Malte Laurids Brigge

An einem klaren, wolkenlosen Frühlingsmorgen besuche ich in der Mitte Berlins einen Demenzforscher, der einen bislang noch nicht beachteten Aspekt der Krankheit untersucht. An der Wand ein Bild, das er zum Geburtstag von seinen Doktoranden geschenkt bekommen hat. Er selbst in der Mitte, dargestellt als große rote Neurone, umgeben von anderen Nervenzellen, die die Köpfe seiner meist weiblichen Mitarbeiter tragen. »Bringt hier son' bisschen Farbe rein«, sagt Harald Prüß und lässt seinen Blick über das kleine quadratische Büro schweifen. Rechts neben dem Fenster ein Kleiderständer, auf dem Fensterbrett eine kleinblättrige Topfpflanze. Dahinter: 700 Züge am Tag. Und, hoch aufragend, das Bundesministerium für Bildung und Forschung, das eine Nähe zu allen relevanten Gremien suggeriert, ihm aber vor allem die Sicht nimmt, die er früher einmal auf das Kanzleramt und den Hauptbahnhof hatte.

Aber im Grunde hat er andere Probleme. Harald Prüß ist Gruppenleiter am Deutschen Zentrum für Neurodegenerative Erkrankungen an der Charité und würde es weit von sich weisen, einer der führenden Demenzforscher in Deutschland zu sein (tatsächlich ist er es bereits). Seit einigen Jahren schon arbeitet er an nichts Geringerem als einer neuen Sicht auf die Krankheit. Oder zumindest auf einige ihrer bisher verborgenen Details. Die allerdings so gewichtig sind, dass man bestimmte Demenzpatienten damit unter Umständen erstmals heilen könnte.

Bisher werden kleine Schlaganfälle als Ursache der vaskulären Demenz angenommen, aber Prüß geht davon aus, dass es noch einen sekundären Mechanismus gibt, der möglicherweise über das Immunsystem wirkt. Patienten, die Schlaganfälle hatten, so hat er in Studien nachgewiesen, entwickeln Antikörper gegen neuronales Gewebe. Gerade bei älteren Patienten nehmen solche Antikörpermechanismen generell zu, normalerweise erkennt das Immunsystem körpereigenes Gewebe, unter besonderen Bedingungen aber offenbar nicht. »Unser Verdacht ist, dass es bei Schlaganfallpatienten in einem Viertel bis zu einem Drittel der Fälle zu solchen Autoimmunreaktionen kommt.« Die Antikörper steigen dabei im Gehirn massiv an und führen dort mit hoher Wahrscheinlichkeit zu Zellschädigungen. »Wenn das so wäre, wäre das ein Mechanismus, in den man reingrätschen könnte«, sagt Prüß.

Aber seine Erkenntnisse gehen noch viel weiter.

In einer Studienreihe mit 700 Demenzpatienten hat Prüß 20 Fälle identifiziert, die offenbar unter einer besonderen, bislang nicht bekannten Demenzform leiden. Eine, die relativ akut beginnt, schnell verläuft und fast immer mit neuropsychiatrischen Auffälligkeiten wie Halluzinationen einhergeht. Und wieder scheinen Antikörper in einem fehlgeleiteten Angriff auf das Gehirn die entscheidende Rolle zu spielen: Im Unterschied zur Post-Stroke-Demenz würden sie hierbei jedoch nicht im Gehirn selbst, sondern im Blut, mit großer Wahrscheinlichkeit im Darm gebildet. Prüß konnte nachweisen, dass diese IgA-Antikörper bei Demenzpatienten wesentlich häufiger vorkommen als bei gesunden Vergleichspersonen im selben Alter: 20 Prozent der Patienten mit Parkinson-Demenz und Lewy-Körper-Demenz haben sie, bei Alzheimer sind es zehn Prozent, bei der vaskulären Demenz weniger als die Hälfte. »Selbst wenn davon nur ein bis fünf Prozent einen klaren Bezug zur Krankheit haben«, sagt Prüß, »ist dies immer noch eine riesige Anzahl von Patienten, denen man potenziell helfen kann.«

Bevor diese Antikörper hirneigenes Gewebe (sehr wahrscheinlich zerstören sie die Glutamat-Rezeptoren auf den Synapsen) angreifen können, müssen sie zunächst einmal die physiologische Barriere zwischen dem Blutkreislauf und dem Zentralnervensystem, die sogenannte Bluthirnschranke, durchbrechen. Diese wird mit zunehmendem Alter jedoch durchlässiger, was den Risikofaktor Alter für Demenzerkrankungen zumindest miterklären könnte. Bei einem 50-Jährigen gerät nur etwa jedes 500ste Antikörpermolekül ins Gehirn, mit zunehmendem Alter nimmt dieser Anteil jedoch massiv zu. Prüß vermutet: »Ab einer gewissen Antikörperkonzentration im Gehirn setzt die Zellschädigung ein.«

Und dann sagt er: »Ich habe den Verdacht, dass Ihr Vater eher zu dieser Gruppe gehört als zu den klassischen Demenzen.«

Er bietet mir an, ihm ein Röhrchen mit dem Blutserum meines Vaters zu schicken. Sollten die Titer, also die Konzentrationen, sehr hoch sein, würde er in Abwägung der Nebenwirkungen in jedem Fall zur Behandlung raten. Diese besteht bisher in einer aggressiven Immuntherapie: einer Kombination aus erweiterter Blutwäsche und leichter Chemotherapie (zurzeit arbeiten die Wissenschaftler um Prüß daran, herauszufinden, wie man ganz spezifisch nur die Schaden verursachenden Antikörper entfernen könnte – ohne das gesamte Immunsystem runterfahren zu müssen). Noch ist dies keine zugelassene Behandlung, die Patienten müssen unterschreiben, dass ein sogenannter individueller Heilversuch gemacht wird. Bislang wurden weltweit erst zwölf Patienten mit unterschiedlich hoher Antikörperkonzentration auf diese Weise behandelt. Bei allen, die einen Antikörperspiegel von mindestens 1 zu 1 000 aufwiesen, konnte der Gesamtzustand jedoch dramatisch verbessert werden. »Wir sollten es in jedem Fall testen«, rät Prüß. Entscheiden könne man später.

Ich bin wie elektrisiert von dem Gedanken, dass man vielleicht doch etwas tun kann. Dass ich an diesem Nachmittag vielleicht ein bisschen mehr weiß als die meisten Ärzte auf dieser Welt. Zwei Tage später sitze ich mit meinen Eltern im Wartezimmer seiner Hausärztin, die zu seinem neuen CT mit gedämpfter Stimme sagt: »Das Gehirn schwindet.« Sie spricht leicht zur Seite, ein bisschen an ihm vorbei, eher in Richtung meiner Mutter und mir; da er seine Hörgeräte vergessen hat, ist unklar, inwieweit die Information bei ihm ankommt. Etwas lauter spricht sie, als es um einen weniger prekären Nebenbefund geht: Eine Entzündung der Nasennebenhöhlen sei entdeckt worden. Mein Vater fragt, ob dies in einem Zusammenhang mit seinen Gehirnfunktionen stehe, und ist beruhigt, als die Ärztin erwartungsgemäß das Gegenteil bestätigt und ein Nasenspray verordnet. Auf meine Bitte hin nimmt sie ihm Blut ab, das ich noch am gleichen Abend in die Charité bringe.

Eine Woche später liegt das Ergebnis vor: negativ. Die gesuchten Antikörper wurden nicht festgestellt. Damit ist einerseits die Hoffnung zerstört, dass er einer der vergleichsweise wenigen Demenzpatienten ist, denen man helfen kann. Allerdings muss man auch nicht bedauern, dass man nicht rechtzeitig therapiert hat – eineinhalb Jahre nach dem kräftigen Ausbruch wären natürlich so oder so schon sehr viele Gehirnzellen zerstört worden. Wir können uns nicht vorwerfen, etwas versäumt zu haben. Und ich bin keineswegs sicher, ob mein Vater sich auf eine sicherlich auch belastende Therapie in ungewohnter Krankenhausumgebung eingelassen hätte. Zumindest diese Entscheidung hat uns die Untersuchung nun abgenommen.

Als ich meinem Vater von dem Befund erzähle, nimmt er dies als positive Nachricht – denn sie erspart ihm allerlei

Unbequemlichkeiten. Dass es im Sinne seiner Krankheit eine Art letzter Chance gewesen wäre, erfasst er nicht. Da die sehr wahrscheinlich zu erwartenden Nebenwirkungen auf seiner in Unordnung geratenen Zeitskala weit vor einer erhofften Verbesserung liegen würden, dominieren sie seine Vorstellung von der Behandlung. Das »Gute« liegt viel zu weit weg, um ihn zu erreichen. »Dieses Ergebnis stimmt mich sehr froh«, sagt er deshalb und bedankt sich für meine Bemühungen. Ich versuche nicht, ihn vom Gegenteil zu überzeugen.

Gute und schlechte Phasen wechseln bei ihm nun in rascher Folge. Er kann tagelang über massive körperliche Beschwerden klagen, um am nächsten Tag festzustellen, dass er »zum Glück keinerlei körperliche Schmerzen« empfinde. Will ihm etwas nicht einleuchten, sagt er häufig: »Ich bin unter Irren.« Zwischendurch immer wieder verblüffend klare Gespräche. An manchen Tagen tritt er so gut auf, dass Außenstehende seine Demenz gar nicht mitbekommen. Er beherrscht immer noch die Täuschungsmanöver, mit denen er seine Krankheit kurzfristig verdecken kann. Nur hin und wieder stellt er Fragen, die deutliche Hinweise auf seinen inneren Zustand geben: »Gehört diese Lampe eigentlich auch uns?«

Er hat den Wunsch, etwas zu tun, weiß nur nicht genau, was es sein könnte. Manchmal schreibt er, obwohl es ihn größte Mühe kostet, mehrere Briefe am Tag (»Wem könnte ich denn noch schreiben?«) und streicht als Ausdruck seines neu erwachten Interesses an der Welt im Fernsehprogramm wieder Sendungen an, die er mit meiner Mutter abstimmen möchte. Auch lässt er sich wiederholt von mir die Funktionen seines CD-Players erklären, und eines Tages ruft er selbstständig beim *Tagesspiegel* an, weil er sich einen Artikel über Demenz schicken lassen möchte. »Ist ja schließlich 'ne interessante Krankheit, unter der auch andere leiden.« Sie schicken ihm ein ganzes Bulletin, das er mir weiterreicht mit den Worten: »Vielleicht interessiert dich ja, was dein Vater hat …«

Seine Rundgänge auf der Terrasse hat er auf einmal verdoppelt. 20 Mal habe er den Tisch heute umrundet, verkündet er stolz. Ob er dann nicht lieber mal auf die Straße gehen wolle, versuche ich ihn dazu zu ermuntern, seinen Radius zu erweitern. »Da siehst du doch mehr!« »Ja, genau daran hapert es«, gesteht er ein. Aber auch, dass er gar nicht neugierig sei. Es ist ihm nämlich schnurzegal, was auf der Straße passiert. Die Terrasse scheint ihm viel übersichtlicher. Leichter zu erfassen als die Straße mit ihren ständig wechselnden Passanten, die sich dazu noch alle in unterschiedlicher Geschwindigkeit bewegen. Fußgänger, Radfahrer, Autos, da finde sich einer zurecht.

Die Terrasse hingegen ist immer dieselbe: ein angenehm ruhiger und überraschungsfreier Ort, an dem man ungestört seine Schritte üben darf. Ohne die Gefahr, von Wildfremden angesprochen zu werden, die so tun, als würden sie einen gut kennen. Immer wollen sie ihn in irgendwas verwickeln, als wäre er mit sich selbst nicht bereits verwickelt genug. Dabei weiß er weder, wie er ihnen entgegentreten soll, noch wer sie sind. Er spürt schon, wenn sie sich interessiert zeigen, fragen, wie es ihm gehe, aber meist fragen sie ja nicht ihn, sondern seine Frau. Und dann ist immer viel von Krankheiten die Rede, und alle machen betroffene Gesichter. Weil er meist die Hörgeräte nicht dabeihat, versteht er zum Glück nur die Hälfte, aber ein bisschen hat er schon den Verdacht, sie reden über ihn.

Und dann ziehen die schmutzig grauen Wolken in ihm wieder auf; gedrückt von zentnerschweren Gedanken, sackt er ein in sumpfigen Grund, aus dem er sich nicht aus eigener Kraft herausziehen kann. Gefangen in bleierner Müdigkeit, den ganzen Tag schläfrig, obwohl er nicht weiß, wovon. Wieder bringt er Ursachen und Wirkung durcheinander und ist tief verzweifelt, dass er nicht mehr Auto fahren darf. Obwohl er es sich durchaus noch zutraut. Eine Wut, die alles wegbrennen möchte, übermannt ihn und das Bedürfnis nach Auslöschung seiner selbst. Wieder redet er vom Tod, den man ihm schenken möge und der Sinnlosigkeit eines Daseins, aus dem niemand schöpfen kann. »Ich bin so überflüssig. Du hast nie einen nutzloseren Menschen gesehen als mich. Zu gar nichts mehr fähig. Nicht mal dazu, nett zu sein. Ich bin zu alt geworden, Viola. Ich hätte früher sterben müssen. Ich wusste nicht, dass ich so ungeeignet bin.«

Und dann kommt der Tag, an dem er sich ausmalt, wie es wäre, wenn …

In der Stille des Morgengrauens würde er das große Pflegebett so vor das Sofa schieben, dass er, wenn er aus dem Stand beschleunigt, einen günstigen Winkel hätte, der ihm den nötigen Schwung verschaffte. Genau wie bei einer Sprungschanze. Er würde sich seine Schiebermütze lässig in die Stirn ziehen und den roten Schal umwickeln, das Bett würde röhren und unter ihm vibrieren. In dem Moment, wenn die Schwester am Gartentor klingelte, gäbe er Vollgas und würde durch die Scheibe fliegen. Das Glas splitterte, aber er wäre unverwundbar. Würde über die Hecke rauschen und die Steuerung hochreißen, sodass er noch vor dem Giebel des Nachbarhauses schnell an Höhe gewänne. Er spürte die kühle Morgenluft weich auf der Haut, sähe Häuser und Felder vorbeifliegen, die Menschen ganz klein und unbedeutend. Auch ich stünde dort unten mit meiner Mutter und winkte ihm – zwei winzige Punkte auf der Terrasse vor seinem Haus, dem er entwachsen wäre. Die Welt läge ihm zu Füßen und sein ganzes Leben noch vor ihm. Er fühlte sich unendlich frei und lebendig. Beinahe wie neugeboren.

LITERATUR

Anonymus: Wohin mit Vater? Ein Sohn verzweifelt am Pflegesystem. Frankfurt am Main, 2008

Ariès, Philippe: Geschichte des Todes. München, 2009

Bakewell, Sarah: Das Leben Montaignes – in einer Frage und zwanzig Antworten. München, 2012

Bayley, John: Elegie für Iris. München, 2000

Bode, Sabine: Frieden schließen mit Demenz. Stuttgart, 2014

Brahm, Stella: »Ich habe Alzheimer.« Wie die Krankheit sich anfühlt. Weinheim, 2010

Bruhns, Annette; Lakotta, Beate; Pieper, Dietmar (Hrsg.): Demenz. Was wir darüber wissen, wie wir damit leben. München, 2010

Huub Buijssen: Demenz und Alzheimer verstehen. Erleben, Hilfe, Pflege: Ein praktischer Ratgeber. Weinheim, 2013

Frantzen, Jonathan: Die Korrekturen. Reinbek, 2003

Geiger, Arno: Der alte König in seinem Exil. München, 2011

Greffrath, Mathias: Montaigne heute. Leben in Zwischenzeiten. Zürich, 1998

Heuser, Isabella: Alzheimer und Demenz. Basiswissen für Betroffene und Angehörige. Freiburg, 2013

Jäger, Willigis: Das Leben endet nie. Über das Ankommen im Jetzt. Stuttgart, 2005

Jens, Tilman: Demenz. Abschied von meinem Vater. München, 2010

Jürgs, Michael: Alzheimer. Spurensuche im Niemandsland. Bielefeld, 2006

Keil, Annelie: Auf brüchigem Boden Land gewinnen. Biografische Antworten auf Krankheit und Krisen. München, 2012

Lewis, Clive S.: Über die Trauer. Der Begleiter für schwere Stunden. Frankfurt am Main, 2014

García Márquez, Gabriel: Die Liebe in den Zeiten der Cholera. Köln, 2006

Roth, Philip: Mein Leben als Sohn. Eine wahre Geschichte. München, 1992

Sacks, Oliver: Der einarmige Pianist. Über Musik und das Gehirn. Reinbek, 2009

Schirrmacher, Frank: Das Methusalem-Komplott. München, 2004

Suter, Martin: Small World. Zürich, 1999